W0395261

GOLDMANN
Lesen erleben

Buch

Das Paradox der modernen Beziehung: omnipräsenter Sex und eine nie gekannte Tabulosigkeit einerseits, aber fast völlige Flaute im eigenen Schlafzimmer andererseits. Sex ist zweifellos nicht alles in einer Beziehung, aber ohne (guten) Sex gerät selbst die beste Beziehung in eine schwere Krise. Schließlich ist gerade die Sexualität ein sehr sensibler Seismograf für Probleme auf ganz anderen Gebieten.

Die Paartherapeutin Felicitas Heyne zeigt einen Ausweg aus dem Dilemma und gibt Antworten auf die Fragen: Warum scheint eine erfüllte Sexualität in einer Langzeitbeziehung ähnlich schwierig zu erreichen zu sein wie die viel zitierte Quadratur des Kreises? Was können Paare tun, um sich aus den Schützengräben heraus und wieder aufeinander zuzubewegen – und das nicht nur im Schlafzimmer? Wo lauern versteckte Gefahren für die Partnerschaft, und wie kann man sie umgehen, damit die Liebe auf Dauer funktioniert?

Autorin

Felicitas Heyne, geb. 1966 in Heidelberg, arbeitete zunächst einige Jahre in der Wirtschaft, ehe sie Psychologie studierte und sich als systemische Einzel-, Paar- und Familientherapeutin selbstständig machte. Heute ist sie eine der bekanntesten Psychologinnen Deutschlands und erfolgreiche Buchautorin. Sie ist International Affiliate der American Psychological Association (APA) und Mitglied des Bundesverbandes Deutscher Psychologen (BDP). Regelmäßig hält sie Seminare und Vorträge zu unterschiedlichen psychologischen Themen. Felicitas Heyne lebt auf Gran Canaria.

Felicitas Heyne

Fremdenverkehr

Warum wir so viel über Sex reden
und trotzdem keinen mehr haben

GOLDMANN

Alle Ratschläge in diesem Buch wurden von der Autorin und vom Verlag sorgfältig erwogen und geprüft. Eine Garantie kann dennoch nicht übernommen werden. Eine Haftung der Autorin beziehungsweise des Verlags und seiner Beauftragten für Personen-, Sach- und Vermögensschäden ist daher ausgeschlossen.

MIX
Papier aus verantwortungsvollen Quellen
FSC® C014496

Verlagsgruppe Random House FSC-DEU-0100
Das für dieses Buch verwendete FSC®-zertifizierte Papier *Classic 95* liefert Stora Enso, Finnland.

1. Auflage
Originalausgabe Mai 2012
Wilhelm Goldmann Verlag, München,
in der Verlagsgruppe Random House GmbH
© 2012 Wilhelm Goldmann Verlag, München,
in der Verlagsgruppe Random House GmbH
Umschlaggestaltung: Uno Werbeagentur, München
Umschlagmotiv: Getty Images/Image Source
Redaktion: Vera Serafin
Satz: Buch-Werkstatt GmbH, Bad Aibling
Druck und Bindung: GGP Media GmbH, Pößneck
KW · Herstellung: IH
Printed in Germany
ISBN 978-3-442-17298-6

www.goldmann-verlag.de

Inhalt

Einleitung 7

Oversexed and underfucked: Was die Liebe heute schwierig macht 11
Zwei Fremde im Bett 11
Der sexuelle Lebenszyklus in der Langzeitbeziehung 23
Modern Love 49

Das Beziehungsmonopoly 75
Spielregel 1: Kriegst du die Schlossallee, will ich die Parkstraße 76
Spielregel 2: Der geheime Deal 85
Spielregel 3: Das Gefangenendilemma in der Langzeitbeziehung 92
Spielregel 4: Die Währung Sex 99
Ein Bett im Schlachtfeld oder Tausche dreimal Spülmaschine-Ausräumen gegen einmal Sex! 107

Die Liebe stirbt in guten Zeiten 117
Fallstrick 1: Der Partner als Großbaustelle 120
Fallstrick 2: Herzdame liebt Kreuzkönig 127
Fallstrick 3: Babylonische (Liebes-) Sprachverwirrung 143
Fallstrick 4: Kinder, Küche, Karriere, Kollaps! 153

Fallstrick 5: Verpasste Chancen ... 161
Fallstrick 6: Die apokalyptischen Reiter ... 173

Alte Liebe, neues Glück ... 179
Bestandsaufnahme: Wo hab ich bloß die rosa Brille hingelegt? ... 179
Ungebetene Gäste verabschieden ... 182
Spare in der Zeit, dann hast du in der Not – Investitionen ins Beziehungskonto ... 195
Ich Tarzan, du Jane ... 206
Danke für deine Macken, Schatz! ... 217
Verhandlungen am Küchentisch – Konflikte konstruktiv lösen ... 227
There is no I in T-E-A-M! – miteinander statt gegeneinander ... 243
Erotische (Neu-)Entdeckungen ... 253
Make love, not war! – Sexmythen ade! ... 264
Sexual Wellness ... 276
Ich schenk' dir täglich rote Rosen – Wertschätzung im Alltag ... 294

So gut war's noch nie! ... 305

Literatur zum Nach- und Weiterlesen ... 307

Register ... 312

Einleitung

Frauen und Männer sind einander fremd. Weltbestseller wie *Warum Männer nicht zuhören und Frauen schlecht einparken* oder *Männer sind anders. Frauen auch.* lassen keinen Zweifel daran. Zwar rücken, neueren Erkenntnissen der Geschlechterforschung zufolge, zunehmend auch Gemeinsamkeiten in den Vordergrund – aber etwas scheint doch dran zu sein an all den Thesen, die die Unterschiede betonen, den Geschlechterkrieg postulieren oder sogar scherzhaft behaupten, Männer und Frauen müssten von ganz unterschiedlichen Planeten stammen. Warum sonst würden wir in gar so herzlichem Einvernehmen über entsprechende Sketche und Bonmots von Loriot bis Mario Barth lachen? Unsere Alltagserfahrung bestätigt uns immer wieder, dass in (Langzeit-)Beziehungen tatsächlich oft unterschiedliche Welten aufeinanderzuprallen scheinen. Sobald die Wogen der ersten Leidenschaft abebben, treten meist reichlich schroffe Klippen darunter in Erscheinung: Die Kommunikation gestaltet sich zunehmend schwieriger als auf einem UNO-Gipfel ohne Dolmetscher, die Ansprüche an den anderen und die Vorstellungen hinsichtlich eines Lebens zu zweit erweisen sich viel zu oft als kaum miteinander vereinbar. »Was bist du nur für ein seltsames, mir so oft unverständliches und unbekanntes Wesen, du, mit dem ich jeden Tag Tisch und Bett teile? Warum denkst du nicht, wie ich denke, fühlst nicht, wie ich fühle, und wieso zum Teufel verhältst du dich nicht so, wie ich es von dir erwarte? Du bist wie ein Fremder für mich!«

In Sachen Sexualität trifft diese Feststellung leider gleich in doppelter Hinsicht zu: Es ist nicht nur so, dass sich männliche und weibliche Sexualität tatsächlich fundamental voneinander unterscheiden (worin gerade in Langzeitbeziehungen zusätzliches Potenzial für Missverständnisse und Frustrationen verborgen liegt, mehr als sonst im gemeinsamen Alltag), sie wird auch oft als stärkstes Druckmittel eingesetzt und fordert deshalb erste Opfer auf dem Beziehungsschlachtfeld. Irgendwann findet man sich plötzlich statt als liebende Partner, die im selben Team spielen, als einander fremde und unversöhnliche Kontrahenten in feindlichen Schützengräben wieder: »Gibst du mir nicht, was ich von dir will, dann gebe ich dir auch nicht, was du von mir willst – und schlafen werde ich ganz bestimmt nicht mit dir!« – Willkommen im Teufelskreis des Beziehungsmonopoly … und mittendrin im »Fremdenverkehr«.

In diesem Buch werden wir uns mit einer merkwürdigen Diskrepanz beschäftigen, unter der viele Partnerschaften heutzutage leiden: einerseits omnipräsenter Sex in Medien und Gesellschaft und eine nie gekannte Tabulosigkeit hinsichtlich des Themas Sexualität – dabei aber nahezu völlige Flaute im eigenen Schlafzimmer andererseits. (Guter) Sex ist zweifellos nicht alles in einer Beziehung, aber ohne ihn gerät früher oder später beinahe immer selbst die beste Beziehung in eine schwere Krise. Laut einer aktuellen Studie ist in Deutschland nicht einmal die Hälfte der Befragten wirklich zufrieden mit ihrem Liebesleben. Jede zweite Ehe wird hierzulande mittlerweile geschieden; Unzufriedenheit mit dem Sex ist dabei einer der häufigsten Trennungsgründe. Logisch, denn da in unseren modernen Zeiten kaum mehr wirtschaftliche und noch weniger gesellschaftlich-moralische Zwänge Paare zusammenhalten – weshalb sollte man da auch auf Dauer in einer Beziehung verharren, in der ein so elementares menschliches Bedürfnis wie das nach Sexualität nicht (mehr) gestillt wird?

Machen wir uns auf die Suche nach einer Lösung des Dilemmas! Warum scheint eine befriedigende Sexualität in einer Langzeitbeziehung eigentlich ähnlich schwierig erreichbar zu sein wie die viel zitierte Quadratur des Kreises? Und was können wir als Paar tun, um uns aus unseren Schützengräben wieder heraus- und aufeinander zuzubewegen – nicht nur im Schlafzimmer, sondern auch in den anderen Lebensbereichen?

Oversexed and underfucked: Was die Liebe heute schwierig macht

Die Autorin Ariadne von Schirach war es, die das eingangs beschriebene Beziehungsdilemma – einerseits genüsslich zelebrierter Sex, wohin man in den Medien auch schaut, andererseits aber bei den meisten Menschen die ständig sinkende Zufriedenheit mit dem eigenen Liebesleben – mit der Beschreibung »oversexed and underfucked« sehr treffend auf den Punkt gebracht hat. Aber woran liegt es eigentlich, dass wir uns trotz (oder wegen?) all der sexuellen Freiheiten, die wir heutzutage haben, in unseren Partnerschaften mit diesem Thema offensichtlich schwerer tun als jemals zuvor?

Zwei Fremde im Bett

Dass es zwischen Mann und Frau in Sachen Sexualität mehr als einen kleinen Unterschied gibt, wissen wir alle lange nach unserer überraschten Feststellung in der Badewanne, dass Brüderchen zwar ein Zipfelchen hat, Schwesterchen aber nicht. Seit damals sind unsere Erkenntnisse über den kleinen Unterschied vermutlich in verschiedener Hinsicht gewachsen und gereift. Dennoch – manchmal scheint die Kluft zwischen Mann und Frau in Sachen Sex fast unüberbrückbar. Selbst der große Psychoanalytiker Sigmund Freud fragte sich einst verzweifelt: »Was will das Weib?«

Eine häufig zitierte satirische Antwort darauf – ohne Zweifel von einem erfahrenen Beziehungsveteranen verfasst (der leider unbekannt, doch meines Erachtens ganz sicher männlich ist!) – lautet wie folgt:

Wie man als Mann eine Frau immer und überall zufriedenstellt:

Man muss sie liebkosen, loben, verhätscheln, massieren, ihre Sachen reparieren, sich in sie hineinversetzen, ihr ein Ständchen bringen, ihr Komplimente machen, sie unterstützen, ernähren, beruhigen, reizen, ihr ihren Willen lassen, sie beschwichtigen, anregen, streicheln, trösten, in den Arm nehmen, überflüssige Pfunde ignorieren, mit ihr kuscheln, sie erregen, ihr beruhigende Worte zuflüstern, sie beschützen, sie anrufen, ihr jeden Wunsch von den Augen ablesen, mit ihr rumknutschen, sich an sie schmiegen, ihr verzeihen, ihr nette Kleinigkeiten mitbringen, sie unterhalten, bezaubern, ihr die Einkaufstasche tragen, gefällig sein, sie faszinieren, sich um sie kümmern, ihr vertrauen, sie verteidigen, sie einkleiden, mit ihr angeben, sie heiligen, anerkennen, verwöhnen, umarmen, für sie sterben, von ihr träumen, sie necken, ihr Befriedigung verschaffen, sie drücken, mit ihr nachsichtig sein, sie zum Idol erheben, den Boden unter ihren Füßen verehren.

Wie man als Frau einen Mann immer und überall zufriedenstellt:

Erscheinen Sie nackt.

Der Verfasser dieser Zeilen bringt den essenziellen Unterschied zwischen weiblicher und männlicher Sexualität sehr treffend auf den Punkt: Die weibliche Sexualität ist ein hochkomplexer und sehr störanfälliger Prozess. Damit verglichen ist die männliche eher simpel und – wenn man organische Probleme und Erkrankungen einmal ausklammert – in ihren Abläufen auch weitaus weniger leicht irritierbar. In einer Studie des Informationszentrums für Sexualität und Gesundheit von 2010 gaben beispielsweise weit über 80 Prozent (!) der befragten Frauen an, Probleme mit dem Sex zu haben. Und nur jede vierte Frau bezeichnete ihr Sexualleben überhaupt als »zufriedenstellend«.

Die Sexualität der Frau ist komplizierter als die des Mannes, wie sich anhand zahlreicher Untersuchungen belegen lässt – und böte durchaus ausreichend Stoff für ein weiteres Buch. Deshalb greife ich hier nur einige der zahlreichen vermuteten Ursachen dafür heraus.

Grundsätzlich lässt sich feststellen, dass der Sexualtrieb des Mannes tatsächlich meist stärker ausgeprägt ist als derjenige der Frau. Das konnten viele verschiedene wissenschaftliche Studien nachweisen. Dazu wurden Indikatoren wie die Häufigkeit sexueller Fantasien, die bevorzugte Frequenz des Geschlechtsverkehrs, die Häufigkeit von Masturbation, die Bereitschaft auf Sex zu verzichten, usw. erhoben. In sämtlichen Untersuchungen zu diesem Thema zeigte sich bei Männern eine stärker ausgeprägte Libido als bei Frauen.

Übrigens – wenn wir schon dabei sind: Männer werden täglich mehrmals, bereits optisch an das Thema Sex erinnert, nämlich jedes Mal, wenn sie sich ausziehen, umziehen oder nur zur Toilette gehen. Bei jeder dieser Gelegenheiten springt ihnen ihr »bestes Stück« sozusagen ins Auge und mit ihm die Frage: »Wann hatten wir zwei eigentlich das letzte Mal Sex?« – Bei Frauen ist das nicht der Fall. Diese müssten – wenn sie sich denn mal mit ihren Sexualorganen auseinandersetzen wollten – die Toilettentür abschließen und einen Handspiegel zu Hilfe nehmen. Also nichts, was frau ohnehin ständig täte. Die schiere Präsenz des männlichen Geschlechtsorgans im Alltag lässt seinem Träger also eigentlich gar keine Chance, das Thema Sex für längere Zeit aus den Augen zu verlieren.

Daneben war, evolutionär betrachtet, der männliche Orgasmus schon immer eine zwingende Voraussetzung für die Fortpflanzung. Ein Mann, der während des Geschlechtsverkehrs mit einer Frau ejakuliert, kann Nachkommen zeugen – ein Mann, der dabei *keinen* Orgasmus erlebt, dagegen nicht. Männer, die leicht zum Höhepunkt kamen, hatten damit bei unseren Vorfahren einen Selektionsvorteil und gaben ihre Gene eher weiter. Die Evolutionsgeschichte *begünstigte* also bei der Entwicklung der männlichen Sexualität eine kurze, steil ansteigende und wenig störanfällige Erregungskurve ebenso wie einen schnellen, unkompliziert zu erreichenden Orgasmus.

So viel Glück hatten wir Frauen leider nicht: Da wir, auch ohne sexuell erregt zu sein, während unserer fruchtbaren Tage problemlos schwanger werden können, stellte der Orgasmus für uns keinen Selektionsvorteil dar, sondern war eher so etwas wie ein Sahnehäubchen – *nice to have*, aber nicht wirklich notwendig für den Erhalt der Art. Es gibt zwar Theorien darüber, dass der weibliche Orgasmus eine Empfängnis etwas begünstigt – zum einen, weil die dadurch ausgelösten Muskelkontraktionen die Spermien auf ihrem Weg zum Ei beim Vorankommen unterstützen, zum anderen, weil dabei ein Schleimpfropf ausgestoßen wird, der im Normalfall die Gebärmutter zum Schutz vor Keimen verschließt. Aber einen wirklich entscheidenden Unterschied bewirkt beides nicht. Frauen, die beim Geschlechtsverkehr leicht einen Höhepunkt erlebten, gaben ihre Gene in der Entwicklungsgeschichte deshalb nicht erfolgreicher weiter als Frauen, die sich mit einem Orgasmus eher schwertaten. Salopp formuliert, könnte man sagen: Die Evolution hatte einfach keinen Grund, den Frauen den Spaß am Sex so leicht zu machen wie den Männern.

Dieses Missverhältnis zwischen den Geschlechtern spiegelt sich unter anderem auch in den Ergebnissen einer Studie der amerikanischen Psychologin Elisabeth Lloyd: Darin gaben fast 90 Prozent der befragten Frauen an, bei entsprechender sexueller Stimulation einen Orgasmus zu erleben – die wenigsten davon allerdings erreichten diesen ausschließlich durch Geschlechtsverkehr. Viele gaben sogar an, allein dadurch niemals einen Höhepunkt erleben zu können. Und etwa 10 Prozent der Frauen kommen nie zum Orgasmus. Im Gegenzug berichteten fast 100 Prozent (!) der befragten Männer, nur durch Geschlechtsverkehr problemlos einen Orgasmus zu bekommen. Sie sind durchaus offen für andere Formen der Stimulation, aber diese sind – anders als bei der überwiegenden Mehrheit der Frauen – nicht unbedingt notwendig, damit sie auf ihre Kosten kommen.

Über die genauen Ursachen dieser eklatanten Unterschiede zwischen dem weiblichen und dem männlichen Erleben beim Geschlechtsverkehr wird noch spekuliert. Mit Sicherheit spielt der schon erwähnte Evolutionsdruck eine Rolle. Möglicherweise wird die Situation noch verstärkt durch soziale und psychologische Faktoren. (Um die dazugehörige Theorie kurz zusammenzufassen: Für Frauen ist es auch heute noch gesellschaftlich gesehen einfach ein bisschen weniger okay, Spaß am Sex zu haben, als für Männer.) Sehr wahrscheinlich trägt auch die Anatomie der Sexualorgane zu der Problematik bei: Während die Stimulation der empfindlichen Penisspitze durch die Vagina beim normalen Geschlechtsverkehr zwangsläufig erfolgt, ist das bei der weiblichen Klitoris keineswegs zwangsläufig der Fall. Ihre Lage kann nämlich je nach Frau ganz unterschiedlich sein (zwischen 1,6 und 4,5 cm von der Vagina entfernt). Davon hängt es ab, ob sie während der Penetration vom Penisschaft stimuliert wird – oder eben nicht. Bei Letzterem ist es für eine Frau schwierig bis unmöglich, ohne zusätzliche Stimulation, allein durch den Geschlechtsverkehr zum Orgasmus zu kommen.

Das aber nur der Vollständigkeit halber – im Grunde

genommen ist für unsere Überlegung die Ursache dieses »kleinen Unterschieds« zwischen Männern und Frauen an dieser Stelle gar nicht ausschlaggebend. Wichtig ist nur festzuhalten: So wie im satirischen Text eingangs behauptet, ist es für Frauen tatsächlich oft auch von der Anatomie her schwieriger und mit mehr Aufwand verbunden, Spaß am Sex zu haben, als für Männer. Behalten Sie das auf jeden Fall im Kopf – diesem Punkt kommt nämlich später eine wichtige strategische Bedeutung im Kampf der Geschlechter zu!

Die weibliche Sexualität ist auch in anderer Hinsicht anspruchsvoller und störanfälliger als die des Mannes. Alfred Kinsey stellte bereits 1953 in seinem *Kinsey Report* lakonisch fest: »Käsestückchen, die man vor einem kopulierenden Rattenpaar ausstreut, stören möglicherweise die Konzentration des Weibchens – aber niemals die des Männchens.« Leider trifft das bei uns Menschen nicht nur bezogen auf Käsestückchen, sondern auch auf weniger nette Ablenkungen wie Stress, Alltagsprobleme, Müdigkeit und andere psychische und physische Missempfindungen zu. Auch sie beeinträchtigen eher die Libido und Orgasmusfähigkeit der Frauen als die der Männer. Dazu kommen zyklusbedingte Schwankungen, die hormonell ausgelöst werden und die ebenfalls das weibliche sexuelle Verlangen beeinflussen. Ganz zu schweigen natürlich von noch schwerer wiegenden körperlichen und seelischen Veränderungen in Lebensphasen wie Schwangerschaft, Stillzeit oder Wechseljahre. Wenn man bedenkt, wie viele Faktoren (negativ) auf die weibliche Lust einwirken und diese stören können, drängt sich einem die Frage auf, wie wir Frauen eigentlich überhaupt *zu irgendeinem Zeitpunkt* wirklich aktiv Interesse an Sex entwickeln können!

Untersuchungen haben darüber hinaus gezeigt, dass wir Frauen – im Gegensatz zu Männern – unsere sexuelle Erregung oft nicht einmal richtig einschätzen können, ja, dass wir sie gar nicht so selten überhaupt nicht wahrnehmen! Ein Mann, der eine Erektion (oder auch nur eine Teilerektion) bekommt, registriert diese sofort und fühlt sich dann auch erregt. Bei einer Frau ist der Erregungsprozess subtiler und buchstäblich weniger augenfällig: Wird sie durch irgendetwas sexuell stimuliert, löst das eine verstärkte Durchblutung der Genitalorgane und das Feuchtwerden der Vagina aus. Rein physiologisch betrachtet, ist die Frau zu diesem Zeitpunkt erregt – das bedeutet aber noch lange nicht, dass sie sich auch erregt fühlt! Umgekehrt lässt sich genauso wenig aus einer trockenen Vagina auf eine nicht erregte Frau schließen. Studien haben festgestellt, dass manche Frauen sogar mehrere Orgasmen erleben können, ohne dass ihre Vagina dabei überhaupt feucht wird.

Erstaunliche Resultate, die in eine ähnliche Richtung weisen, liefert die Forschung auch bezüglich der Wirkung von Pornografie auf Frauen. Die kanadische Forscherin Meredith Chivers maß in einem Aufsehen erregenden Experiment die körperlichen Veränderungen bei Frauen, während sie sie pornografisches Bildmaterial betrachten ließ. Die Frauen reagierten – unabhängig von ihrer eigenen sexuellen Orientierung – mit ansteigender Durchblutung und Lubrikation ihrer Genitalregionen sowohl auf Bilder von lesbischen und schwulen wie von heterosexuellen Paaren. Sogar Bilder kopulierender Bonobo-Affen genügten, um eine messbare Erregungsreaktion bei Frauen auszulösen, auch wenn diese dann etwas schwächer ausfiel. Im Gegensatz dazu sprachen Männer im gleichen Experiment nur auf Bilder an, die ihrer sexuellen Orientierung entsprachen: heterosexuelle Männer also nur auf Hetero-Sex (und auf lesbische Darstellungen, weil an diesen zwei nackte Frauen beteiligt sind), homosexuelle Männer nur auf homosexuellen Sex. Befragte man die Frauen jedoch danach, ob sie sich beim Betrachten der Bilder erregt *gefühlt* hätten, verneinten sie dies. Bei den Männern waren sich Kopf und Körper dagegen einig: Wenn sie angaben, sich erregt zu fühlen, dann wiesen auch die Messgeräte entsprechende Ausschläge auf und umgekehrt. Chivers schloss aus diesen Ergebnissen, dass eine rein physiologische Erregung bei Frauen nicht gleichbedeutend mit dem tatsächlichen Empfinden von Lust ist. Frauen definierten Lust sehr viel stärker über den Kopf als über den Körper, meint sie, und fügt scherzhaft hinzu: »Ansonsten müsste ich glauben, dass Frauen Sex mit Bonobos haben möchten.« Möglicherweise, so ihre Vermutung, reagiert die weibliche Vagina auf die Wahrnehmung sexueller Reize in jeder Form sozusagen sicherheitshalber, damit sie – sollte es tatsächlich zum Sex kommen – vor Verletzungen geschützt bleibt. Vielleicht ist dies ein altes evolutionäres Erbe aus jenen Zeiten, in denen gewalttätiger oder zumindest nicht hundertprozentig einvernehmlicher Sex vermutlich eher an der Tagesordnung war. Die wenigsten Steinzeitmänner werden sich schließlich so viel Zeit genommen haben, derart aufwendig um eine Steinzeitfrau zu werben wie eingangs satirisch beschrieben!

Offensichtlich besteht bei uns Frauen also ein weit geringerer Zusammenhang zwischen wahrgenommener sexueller Erregung und tatsächlich messbaren körperlichen Veränderungen als bei Männern. Es ist gut möglich, dass wir unsere Erregung gar nicht bewusst registrieren. Und selbst wenn wir sie spüren und Sex haben, fällt es uns schwer, die Aufmerksamkeit (nur) darauf zu fokussieren. Dabei wäre das eine wesentliche Voraussetzung für den vollen Spaß an der Sache. Die Wissenschaftsjournalistin Mary Roach berichtet in ihrem überaus amüsanten Buch *Bonk. Alles über Sex – von der Wissenschaft erforscht* von Ärzten in den USA, welche Frauen, die über mangelnde sexuelle Lust klagen, deshalb tatsächlich niedrige Dosen von Ritalin verabreichen. Ritalin ist ein Medikament, das Kindern verschrieben wird, die unter einer Aufmerksamkeitsdefizit-/Hyperaktivitätsstörung (ADHS) leiden. Es soll den Frauen dabei helfen, die eigene Erregung besser wahrzunehmen und dann aber auch bei der Sache zu bleiben. Salopp gesagt: sich anständig auf das zu konzentrieren, was da im Bett und im eigenen Körper vorgeht, und sich nicht ständig wie die Rattenweibchen von Käsestückchen oder anderem ablenken zu lassen. Auch sollten Frauen endlich aufhören, sich ständig darüber zu sorgen, ob ihr Partner beim Sex vielleicht ihren Hintern zu dick finden könnte. Eine Studie von Natalie Dove und Michael Wiederman zeigte, dass Frauen, die sich häufig solche und ähnliche Sorgen machten – Überraschung! –, sexuell unzufriedener waren und häufiger einen Orgasmus vortäuschten als jene, die sich einen Teufel darum scherten, ob sie beim Sex gerade fotogen wirkten und ob ihr Partner wohl mit ihrer Performance zufrieden war. (Wie wir wissen, ist dies ein Zustand, der Frauen im heutigen Medienzeitalter und im Griff eines gnadenlosen Schönheitsterrors nicht gerade leicht gemacht wird.)

Einen nicht unwesentlichen Erkenntnisgewinn hinsichtlich der Andersartigkeit des weiblichen und männlichen Begehrens lieferte übrigens auch die Potenzpille Viagra. 1998 als Medikament zugelassen, bescherte sie der Pharmaindustrie quasi über Nacht derartige Rekordumsätze, dass Forscher fieberhaft nach einem Pendant für das weibliche Geschlecht zu suchen begannen in der Annahme, dieses werde sich ebenso gut verkaufen. Sie mussten feststellen, dass sie sich geirrt hatten. Ein entsprechendes Medikament, das zu einer verstärkten Durchblutung der weiblichen Sexualorgane führte – und somit, physiologisch betrachtet, eigentlich für Erregung hätte sorgen müssen –, löste bei den Frauen keineswegs den erwarteten Sturm der Leidenschaft aus. Weibliche Erregung, so schlossen viele Forscher auch hieraus, entsteht vor allem im Kopf, nicht in den Genitalien. Und kommt es zu einer Differenz zwischen dem, was der Kopf sagt, und dem, was die Vagina meint, dann setzt sich der Kopf durch.

Wahrscheinlich liegt eine Ursache für dieses merkwürdige Missverhältnis hinsichtlich weiblicher Lust, wie bereits erwähnt, auch in einer jahrtausendealten Form der Sozialisation, der Mädchen weltweit immer noch in puncto Sex unterworfen werden. Lustvolle weibliche Sexualität war in den allermeisten Kulturen, Religionen und Epochen ausgesprochen angst- und schambesetzt; sie wurde abgelehnt, bekämpft und – teilweise auch heute noch! – drakonisch bestraft oder gar vollständig zerstört. Als Beispiele sollen hier nur die Burka-Tradition einiger muslimischer Gruppen und die auch heute noch jährlich tausendfach stattfindende Genitalverstümmelung junger Mädchen in vielen Ländern genannt sein. Sexuelle Lust zu erfahren, sie selbstbewusst und selbstbestimmt auszuleben, war für uns Frauen von jeher problematisch, oft gefährlich und manchmal sogar tödlich. (Noch heute droht zum Beispiel im Iran beim Ehebruch ertappten Frauen der Tod durch Steinigung.) Fünfzig Jahre sexueller Revolution und ein paar Jahrzehnte Feminismus löschen derart tief eingeschliffene Strukturen nicht einfach aus. »Das, was sich über Jahrhunderte an Moral, an Scham, an Verboten, an Frauenbildern – was man als Frau tun darf und was nicht – zutiefst in jede Körperzelle eingegraben hat, macht uns eng und taub, vor allem auch in unseren sexuellen Bedürfnissen und Empfindungen«, schreibt Claudia Haarmann in ihrem Buch *»Unten 'rum …« – Die Scham ist nicht vorbei* über dieses Phänomen. Es ist leicht verständlich, dass ein Geschlecht wie das unsere, dem der Zugang zur eigenen Sexualität so lange so schwer gemacht wurde, notgedrungen gelernt hat, Seele und Körper voneinander abzuspalten, wenn es um das Thema Sex geht. Männer hatten Derartiges nie nötig.

Eine Anekdote am Rande: Als der Konzern Unilever seinerzeit 1000 Frauen die folgende Frage stellte: »Wie lange würden Sie auf Sex verzichten, wenn Sie dafür einen

Schrank voll mit neuen Klamotten bekämen?«, entschied sich die Mehrheit für 15 Monate. Stellen Sie sich mal vor, man hätte 1000 Männern dieselbe Frage gestellt …

Halten wir also als erstes Resümee fest, dass bei uns Frauen Körper und Geist in Sachen Sex – aus welchen Gründen letztendlich auch immer – sehr viel unabhängiger voneinander zu ticken scheinen als bei Männern. Was Wunder, dass die Momente sexueller Erregung, in denen wir sie als Einheit erleben, vergleichsweise dünn gesät sind? Ganz im Gegensatz zu unseren Partnern, die es da sehr viel einfacher haben. Wir können also mit Fug und Recht von einem asymmetrischen Verhältnis zwischen männlicher und weiblicher Lust in der Partnerschaft ausgehen. Dieser Punkt wird später ebenfalls eine wichtige Rolle im Kalten (Sex-)Krieg der Geschlechter spielen.

Bevor wir uns aber aufs Schlachtfeld begeben, betrachten wir doch einmal den klassischen Verlauf einer Beziehung vom ersten Date bis zur goldenen Hochzeit.

Der sexuelle Lebenszyklus in der Langzeitbeziehung

Natürlich. Jede Liebesbeziehung ist einzigartig, individuell, unwiederholbar! Besonders in den ersten drei Tagen. Oder drei Monaten. Doch dann, irgendwann, steht man zu zweit vor der ersten (Alltags-)Hürde und stellt fest, dass es anderen auch nicht besser geht und es wohl doch einige Merkmale gibt, die all diese einzigartigen Beziehungen gemeinsam haben. Auch wenn sie von Fall zu Fall etwas variieren, so handelt es sich doch im Großen und Ganzen um ganz ähnliche Themen, sodass es sich lohnt, sie einmal genauer unter die Lupe zu nehmen.

Hürde Nr. 1: Der Tod der Schmetterlinge

Kennen Sie den Coolidge-Effekt? Wenn Sie je in einer Langzeitbeziehung gelebt haben, wird er Ihnen ganz sicher schon mal in irgendeiner Form begegnet sein. Dahinter verbirgt sich die Beobachtung, dass bei Männern die Lust auf ein und dieselbe Frau mit der Zeit abnimmt. Trifft der Mann jedoch auf eine neue Frau, erwacht der eingeschlafene Trieb schlagartig aufs Neue. Die Namensgebung wird auf folgende Anekdote zurückgeführt: Calvin Coolidge, ein nüchterner, selbstbeherrschter und prosaischer Geselle, war in den zwanziger Jahren des letzten Jahrhunderts Präsident der USA. Der Überlieferung nach besuchte er eines Tages mit seiner Gattin eine Hühnerfarm, wo man der First Lady stolz einen Hahn zeigte, der gerade eine Henne bestieg. Bis zu zwölfmal am Tag erledige er diese angenehme Pflicht, informierte man sie auf Nachfrage. Mrs Coolidge soll daraufhin kurz angebunden erwidert haben: »Sagen Sie das mal meinem Mann!« Der Präsident erkundigte sich daraufhin: »Und immer mit derselben Henne?« – »Nein, natürlich nicht, Mr. President – jedes Mal eine andere Henne!«, bekam er zur Antwort. Woraufhin er trocken entgegnete: »Sagen Sie das mal meiner Frau!«

Der Coolidge-Effekt zeigt sich bei nahezu allen Tierarten. Er verschont offensichtlich auch uns Menschen nicht, und er betrifft durchaus nicht nur Männer, sondern lässt sich – in etwas abgeschwächter Form – auch bei Frauen beobachten. Der Psychologieprofessor Gunter Schmidt hat in einer Studie herausgefunden, dass bei der Frage, wie oft Paare miteinander schlafen, nicht Alter oder Geschlecht der beteiligten Personen eine Rolle spielen, sondern lediglich die Dauer der jeweiligen Beziehung. »60-Jährige in kurzen Beziehungen haben eine höhere Sexualfrequenz als 30-Jährige in etablierten Partnerschaften«, stellte er fest. Soll das heißen, dass wir nur eines von beidem haben können – leidenschaftlichen Sex oder eine langfristige Partnerschaft?

Ein paar Dinge sprechen für diese Annahme. Eine ganze Fraktion Wissenschaftler vertritt die Auffassung, dass man richtig leidenschaftlichen Sex nicht in langjährigen Beziehungen haben kann. Den gibt es nur, behaupten sie, wenn man sich frisch kennengelernt hat. Erinnern Sie sich noch an damals, ganz an den Anfang Ihrer Verliebtheit? Als Sie die Finger nicht voneinander lassen konnten und bei jeder passenden und unpassenden Gelegenheit übereinander hergefallen sind? Schauen wir uns doch mal kurz an, was in diesem Stadium der Liebe im Körper eigentlich genau passiert.

Wenn wir frisch verliebt sind, schwimmen wir sozusagen im »Drogenrausch« der Neurotransmitter. Unser Gehirn schüttet dann vermehrt die Hormone Adrenalin, Noradrenalin und Dopamin aus. Dopamin macht uns euphorisch und glücklich, sodass wir sogar so lebenswichtige Dinge wie Essen und Schlafen manchmal einfach vergessen. Noradrenalin wirkt stimmungsaufhellend, lust- und antriebssteigernd. Ein Traum für jeden Psychiater – eigentlich genau das Wirkungsprinzip vieler Antidepressiva! (Dumm daran ist vielleicht nur, dass dieser Glückshormon-Cocktail gleichzeitig das logische Denken erschwert, aber wer wird sich schon an derlei Dingen stören in dieser Phase!) Adrenalin schließlich – auch bekannt als Stresshormon – schütten Sie immer dann vermehrt aus, wenn das Objekt Ihrer Begierde plötzlich vor Ihnen steht: Ihr Herz schlägt dann schneller, Ihre Hände werden feucht, Ihr Immunsystem funktioniert auf Hochtouren. Ist Ihnen schon einmal aufgefallen, dass man in dieser Phase einfach nicht krank wird, selbst wenn gerade die schlimmste Grippewelle wütet? Verliebtheit fördert tatsächlich die Gesundheit.

Parallel zu diesen Veränderungen sinkt bei Frischverliebten der Serotoninspiegel im Gehirn. Serotonin ist ein Transmitter, der für die Übertragung elektrischer Impulse von einer Nervenzelle zur anderen unabdingbar ist. Zwischen zwei Nervenzellen befindet sich nämlich ein sogenannter synaptischer Spalt, eine kleine Lücke, die ein Impuls nur mithilfe dieses Botenstoffes überwinden kann. Sinkt der Serotoninspiegel, beeinflusst das die Stimmung negativ und kann zu zwanghaften Gedanken führen. Ähnliche Serotoninwerte wie bei Verliebten finden sich auch bei Zwangskranken: Deren Überlegungen kreisen dann beispielsweise nur noch um die Frage, ob sie den Herd *wirklich* ausgeschaltet haben (selbst, wenn sie das schon x-mal überprüft haben). Ein ähnlich zwanghaftes Denken kennt man auch von Frischverliebten. Oder haben Sie noch nie genervt die Augen verdreht, weil Ihre beste Freundin oder Ihr bester Freund seit Wochen nur noch ein einziges Gesprächsthema kannte: IHN (bzw. SIE) und seine/ihre absolute Einzigartigkeit unter allen Menschen dieses Planeten? Unter dem Einfluss dieses zu niedrigen Serotoninspiegels neigen Verliebte dann auch gern mal zu übertriebenen Handlungen. Im besten Fall sind das Resultat dann die 100 roten Rosen, die der Blumenbote der Angebeteten überreicht – im schlechtesten der verzweifelte Romeo, der sich absolut voreilig erdolcht, anstatt in aller Ruhe abzuwarten, bis seine nur scheinbar tote Julia wieder aufwacht.

Rein aus dem Blickwinkel biochemischer Vorgänge betrachtet, könnte man Frischverliebte also durchaus als psychisch gestört bezeichnen. Aber mit diesem anfänglichen »Drogenrausch« der Liebe verhält es sich wie mit allen anderen Rauschzuständen auch: Nach einiger Zeit gewöhnt sich der Körper an die ausgeschütteten Substanzen, und allmählich, meist nach etwa einem Jahr, allerspätestens aber nach 36 Monaten, beendet das Gehirn diesen sensorischen Ausnahmezustand. Jetzt kehrt der Alltag ein; die rosarote Brille wird abgesetzt, und man beginnt, einander mit im wahrsten Sinne des Wortes nüchternem Blick zu betrachten. Dies ist der Zeitpunkt ab dem, neben allen anderen, auch sexuelle Differenzen zwischen den Partnern stärker in den Vordergrund zu treten beginnen. Irgendwann ist es nicht mehr selbstverständlich, dass man bei jeder sich bietenden Gelegenheit Sex hat. Vielleicht ist sie öfter mal zu müde, hat Kopfschmerzen oder das Gefühl, nicht abschalten zu können. Vielleicht hat er auch nach einem langen Arbeitstag keine Lust auf das halbstündige Vorspiel bei Kerzenlicht und leiser Musik, sondern würde einfach einen Quickie zur Entspannung bevorzugen. Er will aber ja nicht als egoistischer Pascha erscheinen und traut sich deshalb nicht, sie zu fragen. Vielleicht überschattet auch einfach der Alltag mit seinen Pflichten nach und nach jede gemeinsame freie Minute, sodass für Sex – auf den wirklich beide gleichzeitig Lust haben – irgendwie nie der richtige Moment gekommen zu sein scheint.

Neben individuellen Unterschieden zwischen den Partnern machen sich in dieser Phase der Beziehung oft auch die grundsätzlichen Unterschiede zwischen männlicher und weiblicher Sexualität, von denen im vorigen Kapitel bereits die Rede war, deutlicher als zuvor bemerkbar. Wurden nämlich eventuell lustbremsende Faktoren wie Ungeschick des Liebhabers, Alltagsstress und/oder seelisch-körperliche Unpässlichkeiten in der Anfangszeit noch durch den erregenden Cocktail, der durch die Adern der Frau pulsierte, ausgeglichen, fällt dieser Puffer nun zunehmend weg. Sex wird plötzlich anstrengender, Gegenstand von Verhandlungen und möglicherweise sogar zu einer Quelle der Frustration für beide Partner.

Letzten Endes ist diese Entwicklung eigentlich nicht weiter verwunderlich: Schließlich treffen hier zwei erwachsene Individuen mit unterschiedlichen Vorlieben, Abneigungen, Tagesabläufen, Prioritäten und Biorhythmen aufeinander. Eigentlich sollte man Unterschiede da doch eher *erwarten*, oder? Aber gerade beim Thema Sex scheinen wir sie nur schlecht ertragen zu können. Zu sehr ist unsere Vorstellung davon mittlerweile von Hollywood geprägt: Zwei makellos schöne Menschen treffen aufeinander, sehen sich tief in die Augen und fallen in wortlosem Einverständnis übereinander her. Am besten direkt hinter der Tür im Eingangsflur, noch stehend. Gleichzeitiger Orgasmus? Selbstverständlich, was sonst! – Die Realität in der Langzeitbeziehung sieht in aller Regel anders aus. »Gleichzeitiger Orgasmus? Nach elf Jahren Ehe bin ich schon zufrieden, wenn meine Frau und ich dabei im selben Zimmer sind!«, brachte es einer meiner Klienten einmal lapidar auf den Punkt.

Hürde Nr. 2: Sex oder Liebe?

Als wäre das nicht schon schwierig genug, wirkt sich noch ein weiterer Aspekt der Langzeitbeziehung wie eine Handbremse auf die Libido beider Partner aus: die Intimität nämlich, die sich aus dem langen Zusammenleben zwischen zwei Menschen entwickelt. Einerseits ist diese Intimität natürlich genau das, was wir uns alle von einer langfristigen Partnerschaft wünschen. Endlich ist da ein Mensch, der einen in- und auswendig kennt und (trotzdem) liebt; jemand, mit dem man sich wortlos versteht; jemand, der weiß, wie man morgens um sechs ungeschminkt und ungekämmt aussieht oder auch mit einem von einer scheußlichen Grippe gezeichneten Gesicht. Jemand, dem man vertraut und dem man sich rückhaltlos öffnet; jemand, mit dem man alles teilen kann. Einer, der einem ganz selbstverständlich den Kopf über der Kloschüssel hält, wenn man am Abend vorher zu ausgiebig gezecht hat, und eine, die fröhlich plaudernd die Toilette benutzt, während man selbst unter der Dusche steht und nichts dabei findet. Eine solche Intimität verbindet einen nicht mit einer flüchtigen Bekanntschaft oder gar einem One-Night-Stand; sie kann nur in jahrelanger Verbundenheit wachsen und reifen. Hat man sie endlich gefunden und fühlt sich rundum wohl miteinander, stellt man leider oft fest, dass man – ohne es zu merken – einen Preis für sie bezahlt hat: die Erotik nämlich. Bucherfolge von Titeln wie *Guter Sex trotz Liebe* von Ulrich Clement oder *Wild Life. Die Rückkehr der Erotik in die Liebe* von Esther Perel lassen ahnen, wie weitverbreitet diese Problematik unter Paaren ist.

»Sex lebt von Hindernissen. Und Harmonie verträgt sich nicht mit Sex.« Diese nüchterne Feststellung des Paartherapeuten Klaus Heer bringt auf den Punkt, was Paarforscher und Sexualtherapeuten bereits seit Jahrzehnten wissen: Zu viel Intimität und Nähe sind Erotikkiller par excellence. Wie oft saßen mir in der Therapie Paare gegenüber, die mir lang und breit erklärten, ihre Beziehung sei wundervoll, ganz einfach wundervoll! Sie seien ein Herz und eine Seele, teilten alle Interessen und Gedanken, und Meinungsverschiedenheiten gäbe es so gut wie nie zwischen ihnen. Nur leider, leider, liefe bei ihnen im Schlafzimmer schon seit Längerem gar nichts mehr – sie lebten wie Brüderchen und Schwesterchen einträchtig nebeneinander. Ein Leben ohne den Partner sei für sie unvorstellbar geworden – Sex mit ihm aber ebenso. Was man da wohl tun könne?

Die Gründe für diese auf den ersten Blick paradoxe Entwicklung vermuten Forscher unter anderem – mal wieder! – in der Evolutionsgeschichte: Bei der Zeugung von gesundem Nachwuchs ist es vorteilhaft, wenn sich das Erbgut von Vater und Mutter nicht allzu sehr ähnelt. Auf diese Weise bekommen die Sprösslinge ein optimales Immunsystem mit auf den Weg. Studien zufolge können Frauen sogar unbewusst treffsicher am Körpergeruch eines Mannes erkennen, wie stark sein Erbgut dem ihren ähnelt oder nicht. Sie fühlen sich dann instinktiv zu Partnern hingezogen, die gute genetische Voraussetzungen für die gemeinsamen Nachkommen mitbringen könnten. (Dem Ausspruch »Ich kann dich gut riechen!« kommt also nicht nur im übertragenen Sinne Bedeutung zu.) Umgekehrt erhöht sich das Risiko für gesundheitliche Probleme und Erbkrankheiten deutlich, wenn zu nahe Verwandte (zum Beispiel Vater und Tochter oder Geschwister) gemeinsame Kinder bekommen. Das liegt daran, dass die Gene des Kindes sich aus der Kombination mütterlichen und väterlichen Erbguts zusammensetzen. Viele Erbkrankheiten sind rezessiv, das heißt, solange nur Mutter oder Vater ein defektes Gen in sich tragen, hat das für den Nachwuchs noch keine negativen Folgen: Das kranke Gen eines Elternteils wird dann einfach durch das gesunde des anderen ausgeglichen. Das ändert sich natürlich, sobald beispielsweise Geschwister, deren Gene zur Hälfte identisch sind, miteinander ein Kind zeugen. In solch einem Fall steigt die Wahrscheinlichkeit, dass zwei kranke Gene im Erbgut des Babys aufeinandertreffen; daher treten Fehlbildungen und -geburten in solchen Fällen statistisch betrachtet häufiger auf. Professor Hans-Hilger Ropers vom Max-Planck-Institut für molekulare

Genetik in Berlin schätzt beispielsweise, dass das Risiko für solche Probleme im Iran, wo etwa 40 Prozent der Kinder aus Ehen zwischen Blutsverwandten stammen, doppelt oder dreimal so hoch ist wie in Gesellschaften, in denen solche Verbindungen verboten sind. (Fragen Sie sich eigentlich inzwischen, was dieser ganze Exkurs über Genetik und Inzest eigentlich mit Ihren Beziehungsproblemen zu tun haben soll? Geduld bitte, wir kommen gleich dazu!)

Manche Forscher vermuten tatsächlich, dass das in vielen Kulturen von alters her bestehende Inzesttabu genau diesen negativen Folgen derartiger Verbindungen entgegenwirken sollte. Ob dies nun stimmt oder nicht – die Natur hat sich auch ohne menschliche Hilfe offenbar einiges einfallen lassen, um die Gefahr von Erbschäden durch zu nah miteinander verwandte Elternteile zu minimieren: 1891 stellte der finnische Anthropologe Edvard Westermarck eine mittlerweile weitgehend anerkannte Hypothese auf, nach der Menschen im Normalfall kein sexuelles Interesse an jemandem zeigen, der ihnen von frühester Kindheit an vertraut ist (man spricht hier auch von einer erotischen Barriere). Diesen Effekt konnte man mittlerweile bei vielen Tierarten, unter anderem auch bei Schimpansen, nachweisen (bei denen ja ganz sicher kein religiös oder sozial etabliertes Inzesttabu zu erwarten ist!). Der Knackpunkt dieser Theorie, der möglicherweise auch Langzeitpaaren zu schaffen macht, ist das Kriterium »vertraut«. Denn Westermarck fand heraus, dass die erotische Barriere nichts mit biologischer Verwandtschaft, sondern sehr viel mehr mit körperlicher und seelischer Nähe und

Intimität im Alltag zu tun hatte. Der Effekt zeigte sich nämlich nicht nur bei Blutsverwandten, die zusammenlebten, sondern auch bei nicht miteinander verwandten Kindern und Jugendlichen, die in einem Kibbuz gemeinsam aufwuchsen. Salopp gesagt: Mit wem wir gemeinsam das erste Mal aufs Töpfchen gegangen sind und unser Kinderzimmer geteilt haben, mit dem verbindet uns zwar eine Menge, aber eben keine erotische Anziehung.

Der Westermarck-Effekt wurde in zahlreichen nachfolgenden Studien untersucht und bestätigt. Am stärksten zeigt er sich bei Menschen, die bereits in den ersten drei Lebensjahren zusammenlebten. Der Forscher Arthur P. Wolf studierte 1995 chinesische Familien, bei denen traditionell junge Mädchen von den Eltern eines Jungen adoptiert wurden, um diesen später zu heiraten. Die Kinder bzw. Jugendlichen wuchsen in den Familien also einige Jahre wie Geschwister zusammen auf, bevor sie in den Stand der Ehe wechselten. Wolf stellte fest, dass auf diese Weise entstandene Ehen häufiger geschieden wurden und die Paare auch weniger Kinder bekamen. Die erotische Barriere gegenüber vertrauten Personen wirkt sich – wenn auch in abgeschwächter Form – offenbar auch dann noch beziehungsschädlich aus, wenn die kritischen ersten Lebensjahre der Betroffenen schon vorbei sind. Unterschwellig läuft bei uns eine Art Anti-Sex-Programm ab, wenn uns jemand dauerhaft zu nahe ist. Der Ausdruck »wie Brüderchen und Schwesterchen« passt also bei Langzeitpaaren, zwischen denen es nicht mehr knistert, in gewisser Weise tatsächlich wie die berühmte Faust aufs Auge: Zu viel Intimität tötet die Erotik. Und, was könnte schon intimer sein, als mit einem Menschen jahrelang, tagtäglich Tisch, Bett und Badezimmer zu teilen?

Hürde Nr. 3: Die lieben Kleinen

Hurra, das Baby ist da! Gesund und kugelrund! Was für eine wunderbare Neuigkeit! Jetzt ist das Glück ja endlich perfekt – oder?

Wohl doch nicht so ganz. Oder wie sonst kam es dazu, dass auf dem Titelblatt der Zeitschrift *emotion* im August 2006 die folgende provokativ anmutende Frage prangte: »Liebeskiller Kind?« Der entsprechende Artikel befasste sich mit den Auswirkungen, die das erste Baby auf Beziehungen hat. Eine Studie hatte nämlich damals ergeben, dass auch bei Paaren, bei denen vor der Elternschaft beide Partner berufstätig waren und für Gleichberechtigung eintraten, nach der Geburt die sogenannte »Traditionalisierungsfalle« zuschnappte – sie bleibt daheim und kümmert sich um Kind und Haushalt, er schafft das Geld ran. Das passiert übrigens sogar bei Paaren, die mit den allerbesten Vorsätzen in die neue Lebensphase starten, wie eine Bamberger Langzeituntersuchung belegen konnte. Zu Beginn der Eheschließung hatte nur ein Viertel der dafür befragten Frauen angegeben, eine »traditionelle Arbeitsteilung« zu praktizieren (sprich: Kochen, Spülen, Aufräumen, Putzen, Waschen als Frauenarbeiten!). Mehr als 40 Prozent starteten mit einer »partnerschaftlichen« Aufteilung in die Ehe. Nach 14 Jahren waren bei zwei Dritteln der Paare die Aufgaben wieder so verteilt wie zu Großmutters Zeiten – unabhängig davon, ob beide Partner berufstätig waren oder nur einer von ihnen. Den wichtigsten Einschnitt hinsichtlich der Veränderung auch in dieser Studie stellte die Geburt des ersten Kindes dar. Genau ab diesem Zeitpunkt zogen sich die Männer schlagartig aus der Hausarbeit zurück, obwohl (oder weil?) diese natürlich deutlich zunahm. Einkommen oder Bildung der Partner spielten dabei übrigens keine Rolle. Der logische, längst im Rahmen zahlloser Studien bestätigte Effekt: Die Zufriedenheit mit der Ehe sinkt nach der Geburt des ersten Babys drastisch ab. Die Paare streiten häufiger, die Qualität der Kommunikation insgesamt verschlechtert sich, Zärtlichkeiten und praktizierte Sexualität werden selten.

Diese sexuell kritische Phase wird von den meisten Paaren vollkommen unterschätzt. Von einem Tag auf den anderen dreht sich alles nur noch um dieses kleine Geschöpf – der Alltag, die Gespräche, die Gedanken. Schöne gemeinsame Aktivitäten werden jäh auf ein Minimum reduziert: Ausgehen, Hobbys, Treffen mit Freunden, Urlaubsreisen. Man ist erschöpft, gereizt, vielleicht muss man sich auch finanziell einschränken. Speziell Frauen empfinden in dieser Zeit häufig kaum Lust auf Sex. Einen Grund hierfür stellen die nach der Entbindung auftretenden körperlichen Veränderungen dar: Abgesehen von den unmittelbaren kleineren und größeren Verletzungen des Vaginaltraktes während der Geburt, bremst nämlich auch die Ausschüttung des Milchhormons Prolaktin die weibliche Libido. Zum anderen spielt auch die pure Müdigkeit nach durchwachten Nächten und anstrengenden Tagen eine nicht unwesentliche Rolle. Spontaner, unbefangener und unbeschwerter sexueller Kontakt wird die Ausnahme.

Kommt es doch einmal zu sexuellen Aktivitäten, stehen die Chancen fabelhaft, dass genau in diesem Moment das Kind zu weinen beginnt. Und da wir gerade dabei sind: Die Universität Salford startete 2007 eine Internetumfrage und ließ von 1,1 Millionen Nutzern die schrecklichsten Geräusche der Welt wählen. Und was landete auf Platz 8 unter den Top Ten? Richtig: Babygeschrei. Sind es mehrere Babys, beanspruchen sie sogar Rang 3! Dagegen schaffte es der Zahnarztbohrer nur auf Platz 20 der Liste. »Babyschreien direkt am Elternohr übersteigt laut Befunden von Wahrnehmungspsychologen die akustische Schmerzgrenze«, schrieb der Psychologe Wolfgang Schmidbauer im März 2008 in der Zeitschrift *emotion.* »Es hat genau die Frequenz, die am meisten an den Nerven zerrt. Wer sich nicht zurückzieht, wird taub, als ob er ohne Hörschutz in einem lärmintensiven Betrieb gearbeitet hätte.«

Solche Dinge sagt einem aber in der Regel keiner voraus. Das gehört sich einfach nicht. Babys und Kinder sind überhaupt etwas Tolles, Punkt. Schmidbauer nennt es »ein kleines Wunder der Verleugnung, dass die meisten Eltern ihre Babys als ›durchweg süß‹ in Erinnerung haben« und plädiert für ein realistischeres Babybild: »Liebe angehende Eltern, erwarten Sie ein cholerisches, äußerst reizbares Geschöpf, das Sie ohne erkennbaren Anlass in Grund und Boden schreit. Rechnen Sie mit Ihrem Baby wie mit einem cholerischen Chef, dem Ihr Wohlergehen vollständig gleichgültig ist und der von Ihnen Überstunden fordert, ob Sie nun erschöpft sind oder nicht. Gewöhnen Sie sich an ein äußerst liebesbedürftiges Gegenüber, von dem Sie im Gegenzug kaum Zuwendung und Aufmerksamkeit erwarten dürfen. Stellen Sie sich darauf ein, dass Sie gerade als Mutter sehr viele Aggressionen und Enttäuschungen verarbeiten müssen.«

Aber auch der Vater des Babys findet sich nach der Geburt in sehr vielen Fällen, wie schon erwähnt, unerwartet in einer unschönen Situation wieder: Die symbiotische Zweisamkeit zwischen Mutter und Säugling erzeugt bei ihm ohnehin oft das Gefühl, ausgeschlossen zu werden, zu kurz zu kommen und gleichzeitig als Alleinverdiener unter Druck zu stehen. Während die Mutter durch die Verbundenheit mit dem Kind ihre Bedürfnisse nach Zärtlichkeit und Nähe weitgehend deckt, bleiben für ihn wenig Zuwendung und Energie übrig. Wo soll er jetzt hin mit seiner Sehnsucht nach Intimität, Aufmerksamkeit und Sexualität angesichts einer Partnerin, die voll und ganz auf das neue Familienmitglied fixiert ist und an Sex schon gleich gar kein Interesse hat? Von ihm wird im Sinne der *political correctness* allenthalben erwartet, dass er klaglos monate-, eventuell jahrelang seine Bedürfnisse anderweitig sublimiert oder hintanstellt. Andernfalls läuft er Gefahr, als egoistischer, rücksichtsloser Sexmaniac gebrandmarkt zu werden, der immer nur das Eine will. Angesichts dieser Situation ist es wirklich nicht verwunderlich, dass genau zu diesem Zeitpunkt die Streitfrequenz bei vielen Paaren dramatisch zunimmt. Da sich die meisten Männer dann auch noch weniger an Haushalt und Babypflege beteiligen, als die Frauen erwarten (und als im Vorfeld häufig vereinbart), fühlen sich die jungen Mütter überfordert, alleingelassen und vermissen darüber hinaus vielleicht die Bestätigung, die sie während ihrer einstigen Berufstätigkeit erfahren haben. Ein schier endloses Portfolio an neuen Konflikten fächert sich auf. Babyglück? Ja schon, aber …

Übrigens haben wir dabei noch nicht einmal ein weiteres Thema gestreift, das für immer mehr Paare im Zusammenhang mit dem Kinderwunsch und der Sexualität wichtig wird: Reproduktionsmedizin. Schätzungen zufolge bleiben derzeit etwa 10 bis 15 Prozent der deutschen Paare ungewollt kinderlos. Etwa 800 000 Paare werden pro Jahr bei Spezialisten vorstellig, um ärztliche Hilfe bei der Familiengründung in Anspruch zu nehmen. Von diesen wiederum suchen jährlich 100 000 Paare eines der in Deutschland existierenden, auf dieses Thema spezialisierten medizinischen Zentren auf, um sich dort behandeln zu lassen. Die dort angewandten Methoden sind vielfältig und unterschiedlich belastend: Hormontherapie, Insemination, In-vitro-Fertilisation, Intracytoplasmatische Spermieninjektion, um nur einige zu nennen. Egal, wofür sich ein Paar entscheidet bzw. entscheiden muss: Eine Fruchtbarkeitsbehandlung bedeutet für beide Partner in jedem Fall eine seelische Achterbahnfahrt, oft über Monate oder Jahre hinweg. Darüber hinaus greift ein Teil der Behandlungsmethoden massiv in die Abläufe des weiblichen Körpers ein. Im Schnitt muss eine Frau dabei 100 Spritzen, Dutzende Blutabnahmen und gegebenenfalls zusätzlich mehrfache Narkosen ertragen. Das geht nicht spurlos an einem Menschen vorüber. Selbst im besten Falle, wenn keine künstliche Befruchtung erforderlich ist, bildet »Sex nach Stundenplan« für lange Zeit den Normalfall. Lustvolle Sexualität und Schwangerschaft sind komplett voneinander abgekoppelt; Sex dient nicht mehr dem Vergnügen, sondern nur noch dem Befruchtungszweck. Hinzu kommen psychische Probleme, die Martina, eine Betroffene, in einem Internetforum beschreibt: »Jemand, der es selbst nicht erlebt hat, kann sich den Stress nicht vorstellen. Die Hormonspritzen, die Anspannung, das Hoffen und Bangen und die Enttäuschung, wenn es doch nicht geklappt hat.« Mit jedem gescheiterten Versuch nehmen Angst und Belastung zu. Klar, dass sich ein solcher Druck auch negativ auf die Partnerschaft im Allgemeinen auswirkt. Nicht zu unterschätzen ist auch der finanzielle Aspekt einer Fruchtbarkeitsbehandlung, der viele Paare an den Rand ihrer Möglichkeiten treibt. Seit 2004 übernehmen die Krankenkassen in Deutschland nur noch die Hälfte der Kosten, und auch dies nur für drei Reproduktionsversuche. Im Schnitt müssen die Partner deshalb 2000 Euro pro Behandlung selbst zahlen. Da der erste Versuch oft erfolglos bleibt und meist vier oder fünf Versuche erforderlich werden, stellen Beträge von 10 000 bis 20 000 Euro keine Seltenheit dar.

Die Erfolgsquote dieser Behandlung liegt in Deutschland seriösen Schätzungen zufolge bei 20 bis 30 Prozent, eher noch darunter. Das schwarze Loch, das sich für viele Paare nach dem letzten verzweifelten und doch erfolglosen Versuch auftut, ist für Außenstehende wohl kaum zu erahnen – so manche Partnerschaft zerbricht daran. Und auch bei den Paaren, die das Glück haben, am Ende der Prozedur wenigstens das ersehnte Baby in den Armen halten zu dürfen, hinterlässt die Tortur meist tiefe Spuren in der Partnerschaft und vor allem im Bereich der Erotik. Zurückzufinden zu einer unbeschwerten und lustvollen

Paarsexualität, ist für viele schwierig, oft sogar ganz unmöglich.

Hürde Nr. 4: Der Ruf der Natur

Nicht das sprichwörtliche verflixte siebte Jahr ist das Problem in Beziehungen, fand der Psychologe Ragnar Beer bei einer Umfrage des Instituts für Psychologie der Georg-August-Universität Göttingen heraus. Die Gefahr für einen Seitensprung steigt bereits im dritten Jahr rapide an. Das Trennungsrisiko bei Paaren ist – unter anderem wohl auch deshalb – im vierten gemeinsamen Jahr am höchsten. Dies konnten 2008 Psychologen der Universität Princeton in den USA nachweisen, die mehrere Tausend Männer und Frauen befragten. Auch die Scheidungsstatistiken offenbaren einen eindeutigen Trend, sich zu diesem Zeitpunkt voneinander abzuwenden.

Evolutionsbiologen nicken wissend zu solchen Zahlen und haben auch gleich wieder eine wenig erfreuliche Erklärung dafür parat: die unterschiedliche Investition von Männern und Frauen in ihre Nachkommenschaft. Es ist nämlich ein himmelweiter Unterschied, ob Sie eine Frau sind und ein Kind bekommen, oder ob Sie ein Mann sind und ein Kind zeugen. Und genauso himmelweit ist der Unterschied zwischen der männlichen und der weiblichen Strategie in Sachen Sex und Partnerschaft. Schauen wir uns das kurz etwas näher an.

Nehmen wir an, Sie sind eine Steinzeitfrau und möchten Ihre Gene weitergeben. Wenn Sie Ihre Möglichkeiten realistisch betrachten, stellen Sie Folgendes fest:

1. Sie können maximal ein Kind pro Jahr gebären.
2. Sie haben maximal 2 bis 7 fruchtbare Tage im Monat, um ein Kind zu empfangen.
3. Ihre fruchtbaren Jahre enden mit dem Eintritt in die Wechseljahre.
4. Sie tragen das alleinige Risiko von Schwangerschaft und Geburt.
5. Nach der Geburt wartet eine lange, anstrengende Periode des Stillens auf Sie.

Ihre Situation als Steinzeitmann dagegen sieht wie folgt aus:

1. Sie können bei jedem Orgasmus ein Kind zeugen.
2. Sie sind prinzipiell rund ums Jahr an jedem Tag dazu in der Lage.
3. Ihre Fruchtbarkeit reicht bis ins hohe Alter – theoretisch lebenslang.
4. Schwangerschaft und Geburt belasten Sie in keiner Weise.
5. Sie können die Überlebenschancen Ihres Nachwuchses eventuell erhöhen, wenn Sie die Mutter Ihres Kindes während der Brutpflege gut versorgen. Sie können sich aber auch darauf verlassen, dass Mutter und Kind schon zurechtkommen werden und Ihres Weges gehen.

Bereits auf den ersten Blick ist ersichtlich, dass die Investitionen von Mann und Frau in den Nachwuchs kaum unterschiedlicher sein könnten – ebenso wie das logischerweise daraus resultierende Interesse beider, dass selbiger

Nachwuchs überlebt, das Erwachsenenalter erreicht, sich wiederum fortpflanzt und somit die Gene seiner Eltern weitergibt. Für den Mann lautet die Gleichung im Extremfall: fünf Minuten Zeit plus eine Portion Sperma. Für die Frau dagegen: fünf Minuten Zeit plus eine von wenigen, begrenzten Eizellen plus neun Monate plus Stillzeit plus weitere Betreuung (denn ein abgestilltes Kind ist ja noch lange kein Selbstversorger). Da für den Mann die Investition so gering und seine Fortpflanzungsfähigkeit theoretisch unbegrenzt ist, muss er sich auch keine besonderen Sorgen um einen einzelnen Nachkommen machen. Kommt dieser durch, wunderbar, wenn nicht – macht nichts, der Mann wird im Laufe seines Lebens einfach so viele zeugen, dass ein paar davon auf jeden Fall überleben. Für die Frau dagegen sieht die Sache ganz anders aus. Befragt man das *Guinness-Buch der Rekorde,* geht der Preis für die meisten Kinder an eine Bäuerin in Russland. Sie gebar – im Verlauf von 27 Schwangerschaften, darunter 16 Zwillinge, 7 Drillinge und 4 Vierlinge – insgesamt 69 Kinder. Aktenkundig wurde der Fall im Jahr 1782. Als ihr männliches Pendant gilt derselben Quelle zufolge der letzte Kaiser von Marokko, Moulay Ismail (1646–1727). Ihm werden 342 Töchter und 525 Söhne zugeschrieben. Der Rückschluss liegt auf der Hand: Wer nur maximal 69 Kinder ins Rennen schicken kann, ist gegenüber 867 Genträgern, evolutionär betrachtet, doch sehr im Nachteil …

Bevor Sie sich jetzt empören, dass Eltern doch wohl selbstverständlich zu gleichen Teilen ein Interesse am Überleben ihrer Kinder haben – beruhigen Sie sich! Natürlich will ich Ihnen (falls Sie ein Mann sind) bzw. Ihrem

Partner keineswegs bewusste Gleichgültigkeit gegenüber Ihrem potenziellen gemeinsamen Nachwuchs unterstellen. Es geht nur darum, dass Sie die grundlegenden evolutionären »Programme« verstehen, die wir seit der Steinzeit mit uns herumtragen – und die sich von den paar Jahrzehnten, seit denen sichere Verhütungsmittel existieren, natürlich nicht die Bohne beeindrucken lassen. (Auch, wenn wir uns gerne einreden, dass wir vom Steinzeitmenschen entwicklungsgeschichtlich ja ach so weit entfernt sind.) Also bitte, lassen Sie sich noch ein paar Minuten auf diese Sichtweise ein, und folgen Sie mir weiter auf der Reise in die Vergangenheit.

Wir hatten schon festgestellt, dass es für Frauen evolutionär betrachtet keinen großen Sinn macht, mit möglichst vielen Männern möglichst oft Sex zu haben, da unter dem Strich die Zahl der Kinder, die sie im Laufe ihrer fruchtbaren Jahre zu bekommen imstande sind, so oder so begrenzt ist. Wichtig für eine Frau ist dagegen, dass die – vergleichsweise wenigen – Kinder, die sie bekommt, in maximaler Sicherheit auch das fortpflanzungsfähige Alter erleben. Das kann sie am besten dadurch erreichen, indem sie einen Partner auswählt, der sie und die Kinder möglichst gut versorgt. Sie tut also gut daran, ihren Partner sehr, sehr sorgfältig, und nicht nur nach seinem knackigen Hintern auszuwählen. Je mehr Ressourcen dieser Partner mitbringt, je höher sein Status, umso besser. Dass diese Vorliebe von Frauen sich bis heute – aller Gleichberechtigung zum Trotz – hält, konnte der Psychologe David M. Buss von der University of Texas in einer weltweiten Studie nachweisen. Er befragte über 10000 Männer und

Frauen aus 37 Ländern und Kulturen nach ihren Wunschpartnern. Die Top-3-Eigenschaften bei Männern, die *alle* Frauen nannten, waren: Status, Ehrgeiz und Fleiß. Und: Frauen reagierten auf emotionale Untreue ihres Partners heftiger, als auf einen bloßen Seitensprung. Denn die eigentliche Gefahr für sie und ihren Nachwuchs bestand ja darin, dass der Partner sich in eine andere Frau verliebte und sie deswegen unversorgt zurückließ. Ein kleiner, unverbindlicher One-Night-Stand des Hauptversorgers hie und da ohne feste Bindung an eine andere wurde dagegen als weit weniger bedrohlich empfunden.

Betrachten wir nun die Situation des Mannes. Eins ist schon mal klar: Mit möglichst vielen Frauen möglichst oft Sex zu haben, erhöht seine Chancen auf zahlreiche Nachkommen enorm. Ebenfalls dem Psychologen David M. Buss verdanken wir eine Studie, in der er amerikanische Studenten und Studentinnen befragte, wie lange sie einen neuen Partner kennen müssten, um mit ihm zu schlafen. Die weiblichen Probandinnen gaben ein halbes bis ein ganzes Jahr dafür an – die männlichen im Schnitt eine Woche; viele sogar nur eine Stunde –, kürzere Zeiten erfasste Buss' Skala nicht. Seine Chancen auf Nachwuchs noch weiter steigern kann ein Mann, indem er vorzugsweise mit jungen, attraktiven Frauen schläft. Junge Frauen sind fruchtbarer als ältere, und die Körpermerkmale, die Männer gemeinhin bei Frauen als attraktiv empfinden, stehen überwiegend in direkter Relation zur Fruchtbarkeit (etwa eine bestimmte Figur). Und tatsächlich zeigte sich in der schon erwähnten Studie von Buss, dass Männer weltweit vor allem auf Schönheit und Jugend ihrer Wunschpartnerinnen Wert legten.

Wenn man diese Gegebenheiten betrachtet, springt einem ins Auge, dass eine monogame Langzeitbeziehung rein evolutionär betrachtet also zwar sehr wohl im Interesse einer Frau liegen musste, aber ganz und gar nicht in dem eines Mannes! Für diesen wäre es prinzipiell eigentlich sinnvoller, sich zehn Minuten nach dem Orgasmus mit einem liebevollen Küsschen zu verabschieden und seiner Wege zu gehen – zur nächsten Dame. Allerdings haben wir Frauen im Laufe der Jahrtausende einen Trumpf aus dem Ärmel gezaubert, der den Mann in ein Dilemma bringt: unseren verdeckten Eisprung nämlich. Dadurch sind wir dem Mann gegenüber in einer strategisch günstigeren Position als die Weibchen bei unseren nächsten Verwandten, den Primaten, und vielen anderen Säugetieren. Bei diesen zeigt sich bei den Weibchen nämlich an deutlich erkennbaren äußerlichen Merkmalen – zum Beispiel einem leuchtend roten, anschwellenden Hinterteil –, wann sie empfängnisbereit sind. Ein Schimpansenmännchen weiß also, wann es sich im Idealfall mit einem bestimmten Weibchen paaren muss, um Nachkommen zu zeugen. Solche Merkmale finden Männer an uns nicht – sie können nur hoffen, dass ihre Bemühungen jeweils auf fruchtbaren Boden fallen. Ein Steinzeitmann, der sich einer monogamen Bindung ganz entzogen und wahllos mit unterschiedlichen Frauen Sex hatte, lief deshalb Gefahr, dabei unter Umständen nie Nachkommen zu zeugen – wenn er das Pech hatte, die Frauen jeweils an ihren unfruchtbaren Tagen zu erwischen. Und wir erinnern uns, dass diese deutlich zahlreicher sind als die fruchtbaren. Außerdem riskierte er natürlich in dem Fall, dass er doch

Vater eines Kindes wurde und dass dieses nicht überlebte, weil die Mutter allein es nicht versorgen konnte.

Dieser »Trick« unserer menschlichen Urahninnen ließ eine monogame Langzeitbeziehung für einen Steinzeitmann als Fortpflanzungsstrategie plötzlich deutlich attraktiver erscheinen als zuvor: Suchte er sich nämlich eine möglichst junge, fruchtbare Gefährtin, mit der er so häufig wie möglich Sex hatte und anschließend als Versorger so lange mit ihr zusammenblieb, bis der gemeinsame Nachwuchs aus dem Gröbsten heraus war, konnte er mit ziemlicher Sicherheit davon ausgehen, dass seine Gene ihn überleben würden. Vorausgesetzt natürlich, die Partnerin blieb ihm treu und jubelte ihm kein Kuckuckskind unter. Das wäre der evolutionäre Super-GAU für ihn gewesen – all seine schönen Ressourcen in die Gene eines anderen Mannes zu investieren! Tatsächlich zeigte sich in der oben bereits mehrfach zitierten Studie auch, dass Männer – ganz anders als Frauen – sehr viel empfindlicher auf eine sexuelle Untreue ihrer Partnerinnen reagierten als auf eine emotionale. Einen außerehelichen Seelenfreund durfte die Frau schon haben, kein Problem. Aber wehe, es bestand die Gefahr, dass dabei ein Baby gezeugt wurde – das durfte auf gar keinen Fall passieren!

»Aber was hat das mit dem Seitensprung im dritten Jahr und dem verflixten vierten Beziehungsjahr zu tun?«, werden Sie jetzt zu Recht fragen. Ganz einfach: Erstens konnte der Mann – wenn er sich denn schon auf eine Partnerin festlegen musste – seine Chancen auf möglichst viel Nachwuchs natürlich schon noch steigern, indem er heimlich hin und wieder auf gut Glück mit einer anderen

Frau im gebärfähigen Alter Sex hatte. Vielleicht entstand dadurch ja noch ein weiterer Abkömmling, und vielleicht kam dieser ja auch ohne seine tatkräftige Unterstützung irgendwie durch – am Ende sogar, weil ein anderer Mann ihn irrtümlich für seinen Nachwuchs hielt und mit versorgte! Ein kleiner Schritt abseits des monogamen Weges von Zeit zu Zeit war für den Mann also – Langzeitbindung hin oder her – weiterhin durchaus interessant. Zweitens ist das verflixte vierte Jahr genau jenes, in dem ein Baby seine kritischsten ersten Jahre hinter sich hat und zunehmend weniger abhängig von seiner Mutter wird. Natürlich ist es dann noch kein Selbstversorger – aber ab diesem Zeitpunkt kann der Vater mit ziemlicher Sicherheit davon ausgehen, dass das Kleine irgendwie auch ohne ihn über die Runden kommen wird. Die Motivation, bei Mutter und Kind zu bleiben, sinkt dramatisch. Wozu noch? Sie ist vier Jahre älter und damit vier Jahre weniger fruchtbar, und das Kind wird jetzt auch ohne seine weitere Mithilfe höchstwahrscheinlich das fortpflanzungsfähige Alter erreichen. Die Mission Genweitergabe ist damit für ihn erfüllt – auf zu neuen Ufern!

Noch einmal: Selbstverständlich sind wir keine willenlosen Opfer unserer genetischen Programmierungen. Jeder von uns kann seine eigenen Entscheidungen treffen und sich über das, was die Evolution uns einflüstert, hinwegsetzen. Wir müssen heute überhaupt nicht mehr zwangsläufig Kinder bekommen, ebenso wenig, wie wir uns in vielen Fällen mit Unfruchtbarkeit abfinden müssen, die noch vor wenigen Jahrzehnten schicksalhaft gewesen wäre. Und genauso wenig müssen wir uns als Frau einen ressourcenstarken Versorger suchen, den wir dann mit allen Mitteln an uns binden, oder als Mann zwanghaft fremdgehen oder eine Partnerin verlassen, nachdem der Nachwuchs anständig laufen gelernt hat. Aber Tatsache ist, dass sich diese so unterschiedlichen männlichen und weiblichen Strategien der Partnerwahl und -bindung in knapp zwei Millionen Jahren der Evolution in die Gene unserer Vorfahren eingeschliffen haben. Anzunehmen, dass die dünne Lackschicht unserer modernen Zivilisation oder ein paar Jahrzehnte Emanzipation daran etwas Grundlegendes ändern können, ist unsinnig. Langzeitbeziehungen zwischen Mann und Frau, die Jahrzehnte überdauern sollen und darüber hinaus noch nicht einmal unbedingt durch gemeinsamen Nachwuchs zusammengehalten werden, sind eine Erfindung der Neuzeit und von der Natur sicher nicht vorgesehen. Wir können also nicht damit rechnen, dass sie »einfach so« funktionieren.

Wie lässt sich nun dieser Abschnitt am besten zusammenfassen? Wahrscheinlich mit der Binsenweisheit, die jeder Paartherapeut gerne zitiert: Auch gute Beziehungen werden im Laufe der Zeit von selbst schlecht(er). Dafür muss man nichts tun. Will man dagegen eine gute Beziehung auch auf Dauer gut erhalten, ist einiges an Anstrengung und Investition erforderlich. Heute vielleicht mehr denn je. Denn Paare kämpfen heutzutage tatsächlich nicht nur miteinander (wie sie das in gewisser Weise seit Jahrtausenden tun), sondern auch gegen unzählige äußere Einflüsse und Störfaktoren, mit denen sich frühere Generationen nicht herumschlagen mussten. Und sie sind sich oft nicht einmal dieses Kampfes bewusst, was wir aber im nachfolgenden Kapitel schleunigst ändern werden!

Modern Love

Bis ins 19. Jahrhundert hinein vertrat niemand ernsthaft die Auffassung, dass Ehe und Liebe zwangsläufig zusammengehörten, und zwar möglichst auch noch ein ganzes Menschenleben (mit immer weiter steigender Lebenserwartung) lang. Der Paartherapeut Hans Jellouschek stellt nüchtern fest: »Früher war das Leben als Paar keine Kunst, sondern eher ein Schicksal, dem man sich zu fügen hatte. Über die Verliebtheitsphase hinaus, die dazu noch keineswegs als Voraussetzung der Ehe angesehen wurde, spielte die Zweierbeziehung kaum eine Rolle. Sie war eingebettet in die Familie. Paarbeziehung als eigene Lebensform gab es als Regelfall nicht.«

Konsequenterweise war auch die Wahl des Partners keineswegs eine Privat-, sondern eine Familienangelegenheit. Man heiratete in der Regel nicht aus Liebe und erwartete auch vom Partner weder den Himmel auf Erden noch die Erfüllung persönlicher Bedürfnisse, sondern man heiratete aufgrund praktischer und/oder wirtschaftlicher Überlegungen: Der Bauer brauchte eine Bäuerin, die ihm einen Teil der Arbeit abnahm und die im günstigsten Falle noch die Tochter des Nachbarbauern war – als einfachste Art, seinen Landbesitz zu vermehren. Auch die Frau des Schusters arbeitete ganz selbstverständlich in der heimischen Werkstatt im Rahmen ihrer Möglichkeiten mit – ideal, wenn sie selbst die Tochter eines Schusters war und das Handwerk schon von klein auf kannte. Wenn nicht, musste sie eben lernen, was zu tun war, und wenigstens eine ordentliche Mitgift mit in die Ehe bringen, die das Paar wirtschaftlich ein Stück weiterbrachte. Das Ideal der romantischen Liebe existierte zwar bereits – dank der mittelalterlichen Minnesänger –, aber im Alltag der meisten Erwerbstätigen dürfte es eine eher untergeordnete Rolle gespielt haben. Über Familienplanung dachte man zu dieser Zeit ohnehin nicht nach, Kinder bekam man einfach, das war der Lauf der Dinge, denn sichere Verhütungsmethoden gab es ja noch nicht. Kinder spielten eine wichtige Rolle im Hinblick auf die Alterssicherung. Beide Partner teilten sich Haus- und Erwerbsarbeit so, wie es gerade anfiel und sinnvoll war, meist unterstützt durch weitere Familienmitglieder aus anderen Generationen. Fragen wie die nach Selbstverwirklichung oder nach Romantik in der Partnerschaft stellten sich gar nicht erst.

Anfang des 20. Jahrhunderts kam es zu einem gesellschaftlichen Wandel in Deutschland und damit auch zu veränderten Vorstellungen von Familie, Beruf und Partnerschaft. Aus einem bis dahin stark agrarisch geprägten Land entstand der moderne Industriestaat, und Großbetriebe sowie Unternehmenskonzerne lösten die bisher vorherrschenden Familien- und Kleinbetriebe ab. Damals entstand das »moderne« Familienmodell: Der Mann ging außer Haus zur Arbeit, während die Frau zu Hause blieb, um Haushalt und Kinder zu versorgen. Diese Entwicklung wurde strukturell auch von den damaligen Regierungen stark unterstützt und gefördert. Die Hausfrauenehe wurde zum Zeichen materiellen Wohlstands: »Meine Frau muss nicht arbeiten!« Und die Mobilität der Arbeitnehmer wurde zunehmend wichtiger. Dadurch verschwand nach und nach auch die klassische Großfamilie, bei der mehrere Generationen unter einem Dach lebten. Die Kleinfamilie, bestehend aus Eltern und Kindern, wurde nun zur Regel. Man trennte Arbeitsplatz und Familie schärfer: hier der Beruf, vor allem dazu da, um die Existenz zu sichern, ausgeübt durch den Mann. Dort die Familie, zuständig für die Erfüllung der emotionalen Bedürfnisse ihrer Mitglieder, verwaltet und organisiert von der Frau, der mehr und mehr auch die alleinigen Fähigkeiten speziell hierfür attestiert wurden. Es entwickelte sich eine Art »Expertentum« für Familie und eins für Arbeit – Jellouschek spricht von »Arbeitsmann« versus »Familienfrau«. Die Folgen sind eine starke Polarisierung und natürlich auch eine Hierarchisierung innerhalb der Familie und Partnerschaft.

Heute – nach all den Bemühungen der Emanzipationsbewegung – sind wir auf eine gewisse Weise wieder zurückgekehrt zu dem vormodernen Familienmodell, zumindest in unseren Köpfen. Mal abgesehen von unverbesserlichen Mythenanhängerinnen wie Eva Herman, hat doch bei den meisten Menschen die Erkenntnis Einzug gehalten, dass Frauen in der Arbeitswelt ebenso gute Ergebnisse erzielen können wie Männer, und dass umgekehrt ein Kind nicht automatisch verwahrlost und emotional verarmt, weil es von seinem Vater anstatt von seiner Mutter betreut wird. Ermöglicht wurde diese Wende durch zahlreiche Entwicklungen in den letzten Jahrzehnten. An dieser Stelle seien nur die Geburtenkontrolle sowie gleiche Bildungschancen und -möglichkeiten für Jungen und Mädchen genannt. Die Idee, dass man Familie in partnerschaftlicher Rollenaufteilung leben kann, dass ein Vater nicht nur jemand sein sollte, der am Wochenende Hosenböden stramm zieht und ansonsten durch Abwesenheit glänzt, und dass auch eine Frau Erfolge und Herausforderungen des Berufslebens genießen darf, hat ein neues Idealbild von Familie und Beziehung entstehen lassen.

Gleichzeitig verschwanden gesellschaftlich-moralische ebenso wie wirtschaftliche Zwänge in wunderbarer Selbstverständlichkeit von der Bühne. Wussten Sie, dass noch bis 1977 die Zustimmung des Ehemanns erforderlich war, wenn eine verheiratete Frau ein Erwerbsarbeitsverhältnis aufnehmen wollte? Seit Frauen ihr eigenes Geld verdienen, sind sie nicht mehr auf die materielle Absicherung durch ihren Partner angewiesen. Der stabilisierende Faktor der Ehe als Wirtschaftsgemeinschaft entfällt zunehmend. Auch das kirchlich-religiöse Dogma von der Unauflöslichkeit der Ehe verlor zunehmend an Wirksamkeit. Verharrte man früher in unglücklichen Beziehungen, weil dies nun einmal »Gottes Wille« entsprach, ist heute kaum noch jemand dazu bereit. Viele Paare heiraten gar nicht erst kirchlich, weil sie keiner Glaubensgemeinschaft angehören. Juristisch betrachtet, stellt eine Scheidung heutzutage auch kein größeres Problem mehr dar. Ebenso wenig bedeutet sie noch ein gesellschaftliches Stigma, ein Umstand, der noch wenige Jahrzehnte zuvor viele Menschen vor einer Trennung zurückscheuen ließ. In einer Zeit, in der fast die Hälfte aller Ehen vor dem

Scheidungsrichter enden, wird der Umstand, geschieden zu sein, zu etwas ebenso Normalem wie der, alleinerziehend zu sein. Mehr und mehr breitet sich Toleranz für jede nur denkbare Liebes- und Lebensform aus: Homo- und heterosexuelle Partnerschaften werden rechtlich immer mehr gleichgestellt, und wenn jemand beschließt, seine Tage als ewiger Single zu verbringen, so ist auch das kein Makel mehr, sondern gilt vielmehr als »stylish« und Ausdruck des modernen Zeitgeists.

Moderne Liebende stehen also ziemlich allein und verlassen auf weiter Flur. Wenn es all die guten Gründe für eine dauerhafte Paarbindung, die generationenlang zuverlässig für den Zusammenhalt von Partnern gesorgt hatten, nicht mehr gibt, warum dann überhaupt noch langfristig mit einem Partner zusammenbleiben? Aber halt – da war doch noch was! Richtig: Die Romantik brachte doch diese Idee der Liebesehe und mit ihr die Vorstellung von einem einzig wahren Partner für das ganze Leben hervor? Die »andere Hälfte« des eigenen Ichs, der Seelenverwandte, Mr bzw. Mrs Perfect? Ein Ideal war geboren, und zwar eins, das noch heute die Bilder in unseren Köpfen prägt. Seither ringen Generationen von Partnern darum, diesem Ideal gerecht zu werden. Und sie tun es unter immer schwieriger werdenden äußeren Bedingungen. Denn mindestens im gleichen Maße, wie beziehungs*stabilisierende* äußere Faktoren in den letzten Jahrzehnten wegbrachen, tauchten zusätzliche beziehungs*destabilisierende* Faktoren auf. Und zwar ohne dass irgendjemand diese von Anfang an als solche erkannt hätte. Die meisten davon halten wir irrtümlicherweise heute noch für weitgehend harmlos, obwohl sie längst und zwar täglich ihre ganze Zerstörungskraft in Beziehungen entfalten. Um die Effekte einiger dieser Faktoren soll es nachfolgend gehen.

Beziehungskiller Nr. 1: Omnipräsenter Sex

Unter diesem Begriff fassen wir nun der Einfachheit halber die Entwicklung zusammen, die das Thema Sex in den letzten 60 Jahren medial durchlaufen hat. Ob in Printmedien, Fernsehen, Internet oder natürlich den Hollywoodproduktionen: »Sex sells«, lautet das Motto. Dabei liegen die Zeiten, in denen Sex reine Privatsache, das heißt ein nicht gesellschaftsfähiges Thema war, im Grunde gar nicht so lange zurück: William Masters und Virgina Johnson betrieben ihre Forschungen zum Thema Sexualität in den späten 1950er-Jahren des vorigen Jahrhunderts lange Zeit *undercover*, weil es andernfalls unmöglich gewesen wäre, Forschungsgelder für ein derart »schmutziges« Thema zu erhalten. In den Angaben zu ihren Untersuchungen sprachen sie deshalb immer beschönigend ganz allgemein von »physiologischen Prozessen«. »Wir Wissenschaftler sind nach wie vor von Angst beherrscht,« gaben sie damals zu. »Angst vor der öffentlichen Meinung, der religiösen Intoleranz, dem politischen Druck.« In der Ausgabe des Buches *Essential Medical Physiology* (wohlgemerkt: ein medizinisches Physiologie-Lehrbuch!) aus den 1960er-Jahren finden sich folgerichtig keine Einträge für Begriffe wie Penis, Vagina, Koitus, Erektion oder Ejakulation. Pornografische Zeitschriften oder Bilder gab es zwar, jedoch wurden diese verschämt unter der Ladentheke durchgereicht und dann vom Kunden eilig versteckt. Als im Dezember 1953 der damals 27-jährige Hugh Hefner die Erstausgabe des *Playboy* mit farbigen Aktfotos der damals noch unbekannten Marilyn Monroe herausbrachte, löste das einen unglaublichen Skandal aus. Zwei Jahre zuvor, im Januar 1951, empörte sich ganz Deutschland, als Hildegard Knef in einer kurzen Szene des Willi Forst-Films »Die Sünderin« nackt zu sehen war. Unerhört! Die Kirchen riefen zum Boykott des Films auf. Noch 1976 wurde Nagisa Oshimas Streifen »Im Reich der Sinne«, der erstmals echten Sex außerhalb eines Pornofilms zeigte, auf der Berlinale beschlagnahmt; Henry Millers Roman *Wendekreis des Krebses* war sogar noch 1979 ein Aufreger.

Doch diese Zeiten sind vorbei. Heutzutage kann kein Schulkind mehr am Zeitschriftenkiosk vorbeigehen, ohne über die barbusige Titelschönheit der *BILD* zu stolpern. Spärlich bekleidete Models schmücken alle möglichen Werbeanzeigen. In Talkshows breiten echte oder gecastete Gäste ausführlich ihre sexuellen Vorlieben aus, seit 1996 feiern die *Vagina-Monologe* der New Yorker Theaterautorin Eve Ensler Erfolge auf den Bühnen der Welt. Nackt- und Sexszenen in Filmen fallen uns schon fast nur noch auf, wenn sie fehlen. Bücher wie *Das sexuelle Leben der Catherine M.* von Catherine Millet oder Charlotte Roches *Feuchtgebiete*, die keine Fragen offenlassen, stürmen die Bestsellerlisten. 2004 kam als Ergebnis einer Studie des Medienpädagogischen Forschungsverbunds heraus, dass 45 Prozent der 12- bis 19-jährigen Jugendlichen in Deutschland schon einmal pornografische Inhalte im Internet konsumiert haben. »Während die wachsende öffentliche Lust immer bizarrere Formen annimmt, schrumpft die private Lust zu zweit«, konstatiert der Aachener Psychoanalytiker Micha Hilgers. Der österreichische Sexualtherapeut und Kabarettist Bernhard Ludwig hat als Erklärung für diese Diskrepanz eine schöne Formel gefunden: »Sexuelle Lustlosigkeit entsteht dann, wenn das Erwartete durch das Erreichte geteilt wird.« Bedeutet im Klartext: Je höher die Erwartungen, desto mickriger wirkt das Erreichte, und desto größer wird die sexuelle Lustlosigkeit. Die Erwartungen an die Sexualität sind heute höher denn je, sind wir doch »umzingelt von perfektem Sex«, wie Ludwig es treffend beschreibt: »Die Medien unterstützen uns massiv dabei, unsere Erwartungen hinaufzuschrauben: die Porno-Kanäle im Privatfernsehen, die vielen Exhibitionisten in den Talkshows, die dort ihr Sexleben ausbreiten und lügen, dass die Fetzen fliegen. Die Zeitschriften – Papier ist geduldig! Die Frauen, die von den Plakatwänden herunterlachen, die schauen oft so wild und so geil aus, als ob sie aus dem Plakat herausspringen und einen als Mann an Ort und Stelle verwöhnen und verführen wollten. Dann kommt man heim – nicht nur, dass *sie* nicht so ausschaut, *sie* reißt einen auch nicht nieder.«

Ludwig hat das nun sehr einseitig formuliert – natürlich kann man das Ganze auch mit umgekehrten Vorzeichen lesen. Schon im Jahr 2000 präsentierte die Hongkonger Medizinerin Judith Mackay, Vertreterin der Weltgesundheitsorganisation (WHO), eine Studie, die ein grelles Licht auf die weibliche Lustlosigkeit weltweit warf: Frauen aus 21 Ländern erklärten darin, ihr jeweiliger Partner sei keineswegs ihr Traumtyp; 46 Prozent der Amerikanerinnen gaben freimütig zu, eine ungestörte Nachtruhe dem Sex vorzuziehen. Die traurigen Zahlen aus Deutschland haben Sie bereits im Kapitel »Zwei Fremde im Bett« kennengelernt. Bei den Männern sieht es nicht viel besser aus. 50 Millionen in Europa und den USA seien sexuell frustriert, erklärt Mackay. Sex mit dem (Langzeit-) Partner reizt viele überhaupt nicht mehr. »Scharfe Kontraste tun sich auf zwischen Hochglanz-Erotik und der vermeintlichen eigenen Einöde. (…) Kein Mensch kann die Erwartungen erfüllen, die öffentlichen Mythen zerstören die Sexualität«, fasste Ingrid Müller die Situation 2001 in einem Artikel für das Internetmagazin *netdoktor* treffend zusammen. Kein Wunder, dass wir uns in unserer Verzweiflung einbilden, dieser Frustration durch den Wechsel zu einem neuen – dem endlich *richtigen!* – Partner vielleicht doch entkommen zu können.

Beziehungskiller Nr. 2: Das Internet

Als 1969 erstmals der Vorläufer des Internets, das sogenannte Arpanet, zur Vernetzung von Universitäten und Forschungseinrichtungen eingesetzt wurde, ahnte wohl niemand, dass damit eine Entwicklung ihren Anfang nahm, die schließlich auch auf Liebesbeziehungen rund um den Globus entscheidenden Einfluss nehmen würde. 1990 beschloss die US-amerikanische National Science Foundation, das Internet für kommerzielle Zwecke nutzbar zu machen. Ab diesem Zeitpunkt wurde es für die Öffentlichkeit zugänglich – eine Entwicklung, die durch die

Marktreife des ersten grafikfähigen Webbrowsers rasant beschleunigt wurde. In der Folge stiegen die kommerziellen Angebote in dem neuen Medium ebenso explosionsartig an wie dessen Nutzerzahlen. Die digitale Revolution war in vollem Gange. Seit dem Jahr 2000 machte die zunehmende Verbreitung von Breitbandanschlüssen mit hoher Datenübertragungsrate das Netz auch für die Übermittlung von Filmdateien interessant … und was für Filmdateien!

In den Jahren 2003 bis 2009 feierte das Musical »Avenue Q« am Broadway Erfolge. Ein populärer Songtitel daraus lautet: »The Internet is for Porn.« Dieses lapidare Statement fasst treffend zusammen, in welcher Form sich die ursprünglich für Wissenschaft und Forschung gedachte Einrichtung bis heute weiterentwickelt hat. »Sex« und »Porno« sind Jahr für Jahr diejenigen Begriffe, die am häufigsten in Suchmaschinen eingetippt werden. (Aus gutem Grund klammert Google deshalb diese und verwandte Worte aus, bevor die *offizielle* Statistik an die Medien gegeben wird.) Die schiere Menge an Pornoseiten im Internet und die Umsätze, die damit erzielt werden, verschlagen einem den Atem: Gab es 1997 noch etwa 900 pornografische Websites, hatte sich die Zahl bis 2010 auf knapp 25 000 erhöht. 12 Prozent aller derzeit existierenden Webseiten sind Pornoseiten. Bereits in den späten 90er-Jahren des vergangenen Jahrhunderts wurden mit Cyberpornografie 700 Millionen US-Dollar jährlich erwirtschaftet – mittlerweile, schätzen Statistiker, sind es rund 4,9 Milliarden (!) US-Dollar pro Jahr. Den Löwenanteil der Nutzer stellen Männer. Einer GEWIS-Umfrage von 2011 zufolge klicken sie siebenmal häufiger auf pornografische Online-Inhalte als Frauen. Vor allem Männer zwischen 18 und 24 Jahren sind hier aktiv, wie eine Studie der US-Internetseite Online MBA ergab. 70 Prozent von ihnen geben an, mindestens einmal im Monat auf entsprechenden Seiten unterwegs zu sein; 20 Prozent nutzen diese auch am Arbeitsplatz gelegentlich. Pro Sekunde sind der Untersuchung zufolge 28 258 Menschen mit dem Konsum von Internetpornografie beschäftigt. Der beliebteste Tag hierfür ist übrigens der Sonntag.

Den durchschlagenden Erfolg der Cyberpornografie führen Experten meist auf die »drei A« zurück: *accessability, affordability, anonymity* – einfacher, kostengünstiger und anonymer Zugang. Das pornografische Material wurde durch das Internet plötzlich für jedermann leicht erhältlich – man(n) muss dafür nicht einmal mehr das Haus verlassen, sondern hat vom heimischen Computer jederzeit rund um die Uhr bequemen Zugriff darauf. Gleichzeitig wurde Pornografie billiger – obgleich die Branche insgesamt solch schwindelerregende Umsätze erzielt, ist ein Großteil der pornografischen Inhalte im Netz auch heute noch sogar kostenfrei. Und natürlich war der Zugang mit einem Mal völlig anonym möglich – vorbei waren die Zeiten, als man(n) sich schamrot mit dem Schmuddelheft unter dem Arm in der Kioskschlange einreihen oder in der Videothek in den durch einen Vorhang abgetrennten Bereich schlüpfen musste, immer in der Hoffnung, nur nicht gerade jetzt einem Bekannten über den Weg zu laufen. Damit entfielen drei wesentliche Hemmschwellen, die den Konsum von Pornografie bis dahin zumindest etwas gebremst hatten. Für die Deutschen stellt dies offenbar eine unwiderstehliche Verlockung dar: Einer Umfrage der Universität Padua zufolge sind sie mit 34,5 Prozent internationale Spitzenreiter, was den Besuch von Pornoseiten im Web angeht. Auf Platz 2 liegen die Franzosen, gefolgt von den Spaniern und Italienern.

Mit den Problemen, die der regelmäßige Konsum pornografischen Materials in realen Beziehungen verursachen kann, haben viele Paartherapeuten im letzten Jahrzehnt vermehrt zu kämpfen: überzogene Erwartungen (an sich selbst, den Partner sowie den Sex als solchen), Frustration angesichts vermeintlicher oder tatsächlicher eigener körperlicher Mängel und/oder nicht »ausreichender« Leistungsfähigkeit, ein unrealistisches Frauen- und Männerbild (allzeit bereit!) und eine zunehmende Unfähigkeit und/oder Unwilligkeit, sich auf die Bedürfnisse eines realen Partners einzustellen. Wer regelmäßig Pornografie konsumiert, erhöht dadurch auch kontinuierlich die Reizschwelle für seine Erregung. »Normaler« Sex, noch dazu mit einem vertrauten Partner, kann da bald nicht mehr mithalten. Ein fortschreitender Libido- bzw. Potenzverlust stellt sich ein und führt in einen Teufelskreis: Weil der Alltagssex keine oder nicht genug Befriedigung bringt, wird vermehrt auf immer härtere Pornografie zurückgegriffen, was wiederum den realen Sex innerhalb der Partnerschaft noch weniger reizvoll erscheinen lässt. In einer Studie der Universität Padua befragten Wissenschaftler rund 28 000 Italiener. Dabei stellten sie fest, dass 70 Prozent der jungen Männer unter 25 Jahren, die wegen Potenzproblemen oder sexueller Lustlosigkeit den Arzt aufsuchten, regelmäßig Pornoseiten im Internet besuchten. Sogar bei Männern im hinsichtlich sexueller Potenz besten Mannesalter beeinflusst also der wiederholte Reiz durch Pornos die Libido negativ. »Sexuelle Anorexie« tauften die Forscher dieses beunruhigende Phänomen.

Pornografie und Masturbation bieten sich auch zunehmend als bequeme, schnelle Alternative zum Sex mit einem möglicherweise anspruchsvollen Partner an. Der Hamburger Sexualwissenschaftler Gunter Schmidt schildert den Fall eines jungen Mannes, der zwar keine Lust mehr hatte, mit seiner Freundin zu schlafen, aber sehr regelmäßig masturbierte: »Ein junger Patient [...] schilderte mir die Vorzüge der Masturbation einmal sehr eindrücklich. Er genieße es, allein zu sein, keine Kerzen anzünden oder Rotwein auftischen zu müssen, an nichts denken und auf niemanden Rücksicht nehmen zu müssen und danach einschlafen zu dürfen, wann es ihm passe.« Beziehungsarbeit? Och nee ....

Speziell Frauen, deren Partner mehr oder weniger regelmäßig auf Pornoseiten unterwegs sind, fühlen sich häufig verunsichert und einem Vergleich ausgesetzt, dem sie nicht genügen können. Eine Studie von 1994 erbrachte übrigens den Beweis, dass diese Gefühle nicht ganz unberechtigt sind: Die Versuchsleiter baten Männer, sich zunächst Aktfotografien von entweder sehr attraktiven oder von durchschnittlich attraktiven Frauen anzusehen. Im Anschluss daran sollten sie ihre real existierende Beziehung bewerten. Die Männer, die zuvor die sehr attraktiven Frauen betrachtet hatten, bewerteten ihre echten Partnerinnen im Schnitt als weniger attraktiv, sich selbst als weniger zufrieden mit ihrer Beziehung und als weniger eng an ihre Partnerin gebunden. Bei den Männern, die nur durchschnittlich attraktive Fotos gezeigt bekamen, trat dieser Effekt nicht auf.

Aber auch auf Frauen bleibt die Bilderflut nicht ohne Wirkung: »Frauen sehen sich in Konkurrenz mit anderen Frauen, um die Bilder zu verkörpern, die sie täglich sehen – Bilder, von denen sie annehmen, dass sie den Wunschvorstellungen der Männer entsprechen,« schreibt der Psychologe David M. Buss in seinem Buch *Evolutionäre Psychologie.* »Die noch nie da gewesenen Raten von Anorexia nervosa und Schönheitsoperationen mögen ihre Ursachen teilweise in diesen Bildern haben. Die Bilder beuten die existierenden Schönheitsmaßstäbe der Männer und die konkurrierenden Partnermechanismen der Frauen in einem noch nie da gewesenen und ungesunden Maße aus.« Angesichts der omnipräsenten Verfügbarkeit pornografischer Detailaufnahmen wird nicht nur der Körper allgemein, sondern selbst seine intimsten Zonen unbarmherzig zum Vergleichs- und Konkurrenzobjekt. Es entstehen plötzlich neue Schönheitsideale auch für diesen Bereich. Der britische Gesundheitsdienst (eine der wenigen Institutionen, die über solche Zahlen Buch führen) meldete denn auch prompt eine Versechsfachung der Schamlippenkorrekturen in den Jahren 2004/05 gegenüber 1998/99. Auch andere chirurgische Eingriffe in den weiblichen Intimbereich, zum Beispiel die Verengung der Vagina, die Verdickung des G-Punkts durch Eigenfett-Injektionen, die Verkleinerung oder Aufpolsterung des Schamhügels oder die Entfernung der Klitorisvorhaut, liegen im Trend. Von Männern werden ebenfalls immer häufiger Penisvergrößerungen mit chirurgischen oder anderen Mitteln in Anspruch genommen. Nicht zu vergessen das bei Vertretern beider Geschlechter in den USA ebenfalls zunehmend beliebte »anal bleaching«. Mithilfe starker Bleichmittel wird dabei die Pigmentierung der Analrosette aufgehellt. Neben all dem wirkt die Mode, sich die Schamhaare zu rasieren, die ebenfalls erst in den letzten Jahren aus der Pornokultur in den Alltag Einzug gehalten hat, noch vergleichsweise harmlos, oder?

Aber Pornoseiten sind nicht die einzigen Websites, die heutzutage via Internet in reale Beziehungen hineinfunken. Auch andere Online-Angebote stricken fleißig mit an der Illusion maximaler Verfügbarkeit einer unendlichen Menge alternativer Partner – und untergraben damit heimlich, still und leise die reale Beziehung. Flirtbörsen, Chatrooms, Newsgroups, Online-Rollenspiele, Social Networks – wo man hinschaut, überall Alternativen zum heimischen Blümchensex. Nie war es so einfach, gleichzeitig die Sicherheit einer realen Beziehung und den Kitzel von Flirt und Seitensprung zu erleben.

Der Reiz des Ganzen liegt – Forschern zufolge – vor allem in drei Aspekten der Cyberaffäre. Den ersten beiden – Anonymität und Bequemlichkeit – sind wir schon beim Thema Online-Pornografie begegnet. Auch bei der Cyberaffäre bewegt sich der Nutzer im Schutz einer virtuellen Identität, muss nur das von sich preisgeben, was er möchte, und kann mit einem Klick wieder »verschwinden«, wenn ihm die Sache ungemütlich wird. In der realen Welt hinterlässt der Online-Seitensprung keine Spuren – die Gefahr, dass der Betrug auffliegt, ist also geringer. Und ebenso wie beim Konsum von Pornografie ist es nicht einmal mehr notwendig, das Haus zu verlassen, um virtuell fremdzugehen. Die Grenzen von Raum und Zeit sind aufgehoben. Eine heimliche Affäre zwischen einem Hamburger und einer Münchnerin wäre im wirklichen Leben mit einem ungeheuren logistischen Aufwand verbunden – nicht so im virtuellen Raum.

Aber vor allem der dritte Aspekt ist für unser Thema interessant: Studien haben nämlich gezeigt, dass es nicht oder nicht in erster Linie die sexuelle Befriedigung ist, die eine Cyberaffäre für die meisten Nutzer so reizvoll macht. Vielmehr erzeugt der virtuelle Seitensprung vor allem ein Hochgefühl, das eine emotionale und mentale Ausbruchsmöglichkeit aus der Realität darstellt – fast vergleichbar einem durch Drogen erzeugten Rausch. Statt mich mit der drögen Wirklichkeit meiner Beziehung und potenziell lästigen Konflikten auseinanderzusetzen, flüchte ich in eine Fantasiewelt, in der ich die maximale Kontrolle über das (lustvolle) Geschehen habe. Das hat natürlich hohes Suchtpotenzial! Ein Klick, und meine langweilige, anstrengende Alltagsbeziehung verblasst, während sich mir eine aufregende virtuelle Welt voll unzähliger Möglichkeiten (und Flirtchancen) eröffnet. Nur mal schnell googeln, was aus dem Ex-Freund geworden ist, mit dem man damals zu Studienzeiten eine so leidenschaftliche Beziehung hatte. Ein bisschen heißes Cybersex-Geplänkel zum Entspannen nach einem anstrengenden Arbeitstag, da ist doch nichts dabei … Oder vielleicht sogar eine ganz neue virtuelle Identität annehmen und auf diese Art einmal all das tun, was man sich im wirklichen Leben nie trauen würde? Clevere Internetbetreiber wie Yahoo bieten in den USA deshalb sogar schon Plattformen speziell für Verheiratete an, die auf der Suche nach einem unverbindlichen Flirt sind (so etwa marriedandflirtingchat.com).

Die »kleinen Fluchten« aus dem Alltag und der realen Partnerschaft mögen auf den ersten Blick harmlos wirken, sie sind es aber keineswegs. Zahlreiche Untersuchungen belegen mittlerweile, dass die virtuelle Untreue von den Betrogenen fast genauso empfunden wird wie die reale. Sie löst die gleichen Gefühle aus wie ein echter Seitensprung: Verletztheit, Zorn, Demütigung und niedriges Selbstwertgefühl. Eine australische Studie ergab 2003, dass ein Online-Seitensprung den Partner tiefer trifft als der Konsum von Pornos. Die Erkenntnis, dass der eigene Partner einen anderen Menschen mehr begehrt als einen selbst, löst tiefe Verunsicherung aus. Auch wirkt das Gegenüber »realer« und damit auch als Person greifbarer als ein anonymer Pornodarsteller. Folgerichtig zerbrach 2009 medienwirksam die Beziehung eines britischen Paares an einem virtuellen Seitensprung: Lisa erwischte ihren Freund John – im Computerspiel »Second Life« unter dem Nickname »Troy Hammerthall« unterwegs – dabei, wie er seinen Avatar Sex mit einem Mann haben ließ. Johns Beteuerungen, das Ganze sei doch nicht echt und nur ein Spiel, nützten ihm nichts. Lisa beendete die Beziehung – zu kränkend war die Frage für sie, warum John lieber virtuellen Sex mit einem Mann hatte als echten Sex mit ihr. Wie viele Beziehungen im stillen Kämmerlein ohne mediale Beteiligung an solchen oder ähnlichen Vorkommnissen scheitern, kann man nur vermuten – gesicherte Statistiken gibt es dazu bisher keine. Paartherapeuten weltweit berichten jedenfalls über eine dramatisch wachsende Aktualität der Thematik.

Ohne Zweifel ist im Moment für uns erst die Spitze des Eisbergs erkennbar. So schlug Mark Keenan, Geschäftsführer von »Divorce-Online«, einem Infoportal zum Thema Scheidungen, schon im Dezember 2009 Alarm: Bei jeder fünften Scheidung in Großbritannien wurde damals bereits ein ausufernder Facebook-Flirt als Trennungsgrund genannt – Tendenz steigend. »Die gängigste Ursache scheinen Leute zu sein, die unangemessen über Sex mit Leuten chatten, mit denen sie es eigentlich nicht tun sollten«, erklärte Keenan damals gegenüber der Zeitung *Daily Telegraph.* Andere Länder ziehen nach. 2011 erklärte ein Spitzenanwalt, auch in Österreich spielten Facebook und Konsorten bereits bei jeder zehnten Scheidung eine Rolle – will heißen: bei 1900 Scheidungen jährlich. Einen Hinweis darauf, dass die Dunkelziffer in dieser Angelegenheit enorm zu wachsen scheint, liefert auch die Tatsache, dass sich daraus bereits ein lukratives Geschäftsmodell entwickelt hat: Es existieren nämlich spezialisierte Computerfirmen, die ihr Geld mit dem Knacken des Passwortes eines Facebook- (oder anderen sozialen Netzwerks)-Accounts verdienen! Auftraggeber sind in den meisten Fällen misstrauisch gewordene Partner, die den oder die Liebste heimlicher amouröser Aktivitäten auf diesen Plattformen überführen wollen.

Cyberaffären sind eine oft unterschätzte Gefahr für Beziehungen – die Standardentschuldigung der Ertappten lautet: »Ist doch nicht wirklich was passiert!« Das stimmt so aber natürlich nicht. Mag auch in der Realität vielleicht kein (physischer) Betrug stattgefunden haben; ein virtueller Betrug verursacht in einer Partnerschaft manchmal sogar einen größeren Schaden als ein realer. Menschen, die in eine Cyberaffäre verwickelt sind, beginnen sich von ihrem realen Partner mehr und mehr zurückzuziehen. Sie sind emotional distanziert, desinteressiert und weniger bereit, in die Beziehung zu investieren. Ihr Engagement im Alltag sinkt, sie verbringen mehr und mehr Stunden online und haben immer weniger Energie und Zeit für den Partner und/oder häusliche Pflichten. Auf Nachfragen oder Vorwürfe reagieren sie abweisend oder aggressiv und mit verstärktem Rückzug. Heimlichkeiten und Lügen bestimmen mehr und mehr die Kommunikation mit dem Partner. All die Zuwendung, Wärme, Leidenschaft und Intimität, die sie ihrem virtuellen Gegenüber zukommen lassen, enthalten sie ihrem realen Partner vor. Viele der in Studien Befragten gaben an, dass sie die Dinge, die sie wirklich bewegten, nach einiger Zeit häufiger und lieber mit ihrem Online- als mit ihrem realen Partner besprachen. »Emotional Cheating« (emotionaler Betrug) ist der Begriff, den amerikanische Wissenschaftler für dieses Verhalten geprägt haben. Dies alles bleibt nicht folgenlos für die Beziehung. Heather Underwood und Bruce Findlay von der Swinburne University in Australien kamen 2004 im Rahmen einer entsprechenden Untersuchung zu dem Ergebnis, dass der überwiegende Teil derjenigen Menschen, die eine Online-Affäre unterhielten, diese als sehr viel befriedigender als ihre reale Beziehung erlebten:

weniger eingefahren, sexuell und emotional erfüllender. Die meisten Befragten stritten zwar ab, dass ihre virtuelle Beziehung eine Gefahr für ihre reale darstellen könnte, doch darf an der Objektivität dieser Einschätzung sicher einiger Zweifel bestehen.

Gelegentlich ist eine Online-Affäre in der Tat auch nur das Vorspiel für einen realen Seitensprung. Umfragen zufolge passiert dies am häufigsten, wenn der virtuelle Flirt dem Aufwärmen einer früheren Liebesbeziehung dient. Aber auch in anderen Fällen kann aus dem Geplänkel im Netz irgendwann das Bedürfnis erwachsen, den Worten Taten folgen zu lassen. Und selbstverständlich haben auch hier findige Geschäftsleute längst einen lukrativen Markt entdeckt, den es zu bedienen gilt: Seitensprung-Agenturen im Internet nämlich. Auf Websiten wie C-Date.de, meet2cheat.de oder lovepoint.de bekommen Suchende diskret national und international Kandidaten für ein schnelles, unverbindliches Abenteuer vermittelt – selbstverständlich gegen eine saftige Gebühr! C-Date beispielsweise brüstet sich aktuell mit 225 000 zahlenden Mitgliedern, die anderen beiden folgen mit immerhin noch 180 000 bzw. 140 000 Seitensprung-Willigen. Tja, das sind doch allemal deutlich mehr Optionen, als wie anno dazumal geduldig darauf zu warten, dass der Postmann zweimal klingelt, oder? Und dann darf man auch noch die eigenen erotischen Vorlieben detailliert angeben, um »passgenaue« Kandidaten vorgeschlagen zu bekommen! Ein Traum, oder? Zumal nützliche Tipps dafür, wie man das außereheliche Vergnügen am besten geheim hält, gleich frei Haus mitgeliefert werden – beispielsweise: »Speichern Sie die Nummer Ihres Seitensprungs im Handy nie unter seinem Namen, sondern immer unter unverfänglichen Bezeichnungen wie ADAC oder D1-Service!« – »Halten Sie sich immer an die Verkehrsregeln, damit Sie nicht gemeinsam mit Ihrem Seitensprung geblitzt werden!« – »Sprechen Sie Ihren Seitensprung so selten wie möglich mit dem Vornamen an, damit Ihnen beim Sex mit Ihrem festen Partner nicht versehentlich der falsche Name herausrutscht!«

Sie zögern immer noch? Okay, dann klicken Sie doch auf www.alibi-profi.de, permanentes-alibi.de oder world-of-alibi.de! Da finden Sie dann zum guten Schluss die Profis, die ihr Geld damit verdienen, Ihnen während Ihres Seitensprungs den Rücken freizuhalten. Für läppische 99 Euro schickt man Ihnen dann beispielsweise eine Einladung »mit offiziellem Erscheinungsbild« als Bestätigung dafür, dass Sie ganz dringend einen Termin wahrnehmen müssen. Die können Sie dann unauffällig daheim rumliegen lassen, damit Ihr Partner auf keine dummen Gedanken kommt. Das Sahnehäubchen: Da steht auch eine Telefonnummer drauf, die Ihr Partner – falls er Sie dringend erreichen muss – in dieser Zeit anrufen kann. Eine freundliche »Sekretärin« informiert ihn dann, dass sie Sie erst suchen muss und Sie gleich zurückrufen werden … Für den gleichen Preis können Sie gefahrlos Ihr Liebesnest buchen: Hotelbuchungen laufen dann nicht auf Ihren Namen, sondern auf die Postanschrift der Agentur; und wenn Sie im Liebestaumel Ihren Kulturbeutel in dem Etablissement vergessen, wird auch der Ihnen diskret via Agentur zugestellt. Falls Geld für Sie keine Rolle spielt und Sie die maximale Freiheit wollen, können Sie auch einfach offizielles Mitglied eines Clubs Ihrer Wahl werden. Ab dann können Sie jederzeit vorgeben, unbedingt an einem Clubtreffen teilnehmen zu müssen. Mitgliedskarte, VIP-Einladungen und regelmäßiger Infobrief des Clubs zur Unterstreichung der Glaubwürdigkeit sind natürlich inklusive. Kostet Sie monatlich nur 349 Euro, der Spaß. Und vielleicht irgendwann doch Ihre Beziehung. Aber das sind nun mal die Risiken des World Wide Web …

Beziehungskiller Nr. 3: Ablenkungen

2006 präsentierte die Psychologin und Sexualforscherin Serenella Salomoni aus Padua die Ergebnisse einer Befragung von 523 italienischen Paaren: Diejenigen unter ihnen, die einen Fernseher im Schlafzimmer stehen hatten, hatten im Schnitt nur halb so oft Sex miteinander wie diejenigen, die auf das Pantoffelkino vor dem Bett verzichteten. Vor allem Männer scheinen das Interesse an Sex zu verlieren, wenn sie vor dem Einschlafen fernsehen. Möglicherweise liegt das daran, dass Fernsehen sich generell negativ auf die Kommunikation auswirkt: Die Gruppe der Befragten, die im Schlafzimmer nicht fernsah, unterhielt sich vor dem Einschlafen im Schnitt noch 15 Minuten mit dem Partner – die andere Gruppe nur rund drei Minuten, konstatierte die Forscherin.

Dabei ist das Fernsehen natürlich nur eine von unzähligen Ablenkungen, die die moderne (Medien-)Welt für uns bereithält. Daneben gibt es ja noch das Telefon, den Computer und das unvermeidliche Smartphone, um nur einige wichtige Dinge zu nennen. »In der heutigen Welt stören Ablenkungen unsere Aufmerksamkeit pausenlos«, stellen Edward und Sue Hallowell in ihrem Buch *Liebe in Zeiten der Ablenkung* fest. Auch Tom Friedman, Kolumnist der *New York Times*, bezeichnet unsere moderne Zeit als »das Zeitalter der Unterbrechung«. Kontemplation war gestern – heute sind vor allem Information und Vernetzung gefordert, im Sekundentakt, jederzeit und überall. *Stay tuned* – bleiben Sie dran, denn gerade jetzt und hier könnten Sie sonst die Nachricht verpassen, die Ihr Leben verändert!

Zu vieles ist gleichzeitig im Auge zu behalten, zu bewerten, zu entscheiden, zu erledigen. Wir führen ein Gespräch mit dem Partner, während im Hintergrund der Fernseher läuft und wir nebenbei mit einem Blick unsere E-Mails checken. Wir chatten nach Feierabend stundenlang auf Facebook über Belanglosigkeiten, obwohl wir eigentlich nur mal schnell nach einem günstigen Hotel für den nächsten Urlaub schauen wollten und die Familie im Nebenzimmer auf uns wartet. Wir sitzen einander im Restaurant gegenüber und essen schweigend, während wir unauffällig immer wieder aufs Display unseres Smartphones schielen. Oder wir nehmen Telefonate auf unserem Handy an, lesen eintreffende SMS, während wir mit jemand anderem im Gespräch sind. Ein knappes »Entschuldigung, ich muss mal eben da drangehen.« – und schon konzentrieren wir uns auf andere Dinge.

Mal ehrlich – wann haben Sie sich Ihrem Partner das letzte Mal vollkommen aufmerksam zugewandt? Ohne mit den Gedanken wenigstens teilweise anderswo zu sein? Ohne bei dem magischen SMS-Piepsen, das aus Ihrer Handtasche tönte, sofort einen Blick auf Ihr Mobiltelefon zu werfen? Ohne nebenher in der Zeitung zu blättern, von Kanal zu Kanal zu zappen oder sehnsüchtig zu Ihrem Laptop hinüberzusehen? Wann hat einer von Ihnen den anderen das letzte Mal wütend angefaucht: »Könntest du mich bitte *ansehen*, wenn ich mit dir rede?!« – und wann hat einer von Ihnen beiden zerknirscht antworten müssen: »Tut mir leid, Schatz, ich hab nicht zugehört – kannst du das eben wiederholen?« – »Es erscheint manchmal unmöglich, die Grundvoraussetzung für Liebe – nämlich Aufmerksamkeit – zu geben oder zu erhalten«, konstatiert das Autorenpaar Hallowell. »Ohne Aufmerksamkeit ist emotionale Nähe unmöglich. Ablenkungen sind für ein intimes Gespräch das, was Wasser für Feuer ist.«

Erinnern Sie sich an das, was ich Ihnen bereits über den sexuellen Lebenszyklus in der Langzeitbeziehung sagte? Beziehungen verschlechtern sich mit der Zeit ohnehin von selbst, dafür muss man gar nichts tun. Von den zahlreichen Faktoren, die dafür verantwortlich sind, ist fehlende Aufmerksamkeit dem Partner gegenüber wahrscheinlich einer der machtvollsten und zerstörerischsten. Wenn Sie es nicht schaffen, Ihr Interesse immer wieder und ganz ausschließlich auf Ihren Partner und Ihre Beziehung zu richten, werden Ihnen beide früher oder später ganz unmerklich abhanden kommen. Um noch einmal das Ehepaar Hallowell zu zitieren: »Die Zahl der Paare, die sich auseinanderleben, ist groß, *einfach weil sie sich der Kraft des Auseinanderlebens nicht bewusst sind.* Ohne es zu merken oder zu wollen, *lassen sie es einfach geschehen* und verlieren sich an unwichtige Tätigkeiten oder Menschen, die ihnen noch nicht einmal besonders viel bedeuten. Der Strom des modernen Lebens ist nicht immer nur ein Strom; er kann eine reißende Flut sein.« Heutzutage benötigen Paare sehr viel Kraft und bewusste Anstrengung, um sich dieser reißenden Flut entgegenzustemmen. Verglichen damit, hatten die Paare früherer Jahrhunderte es nur mit einem murmelnden Bächlein an Ablenkung zu tun. Aber wenn Sie diese Anstrengung nicht jeden Tag auf sich nehmen, stehen Ihre Chancen auf eine glückliche Langzeitbeziehung leider ziemlich schlecht. »Die modernen Kommunikationsmöglichkeiten können Beziehungen sabotieren. Zeit und Aufmerksamkeit sind mittlerweile so knapp bemessen, dass die Liebe daran sterben kann«, fassen es Edward und Sue Hallowell richtig zusammen.

Wir sind am Ende des ersten Kapitels angelangt. Sie haben nun eine Menge über die evolutionsbiologischen, evolutionspsychologischen und gesellschaftlichen Gründe für die Probleme in modernen Partnerschaften erfahren. Waren Sie schon versucht, sich entspannt zurückzulehnen und die Schuld für Ihre eigene Unzufriedenheit in Liebesdingen allein im Außen und in (scheinbar) unveränderlichen Gegebenheiten zu suchen? Dann muss ich Sie leider enttäuschen. Im nächsten Kapitel wenden wir uns nämlich den Ursachen zu, die ganz allein in Ihrer eigenen Verantwortung liegen. Jetzt wird es also erst so richtig unbequem!

Das Beziehungsmonopoly

»Die Liebe ist ein seltsames Spiel«, sang Conny Francis 1960. Wie wahr, wie wahr! Würde es Sie überraschen zu erfahren, dass auch Sie mit Ihrem Partner täglich ein Spiel spielen, und zwar eines, das mit dem bekannten »Monopoly« eine ganze Menge gemeinsam hat? Höchstwahrscheinlich ohne es zu wollen, möglicherweise sogar ohne es überhaupt zu bemerken. Nichtsdestotrotz aber mit grimmiger Entschlossenheit und oft genug mit unbefriedigendem Ausgang für Sie beide. Oder vorzeitigem Spielabbruch.

Wie in jedem Spiel gibt es auch beim Beziehungsmonopoly feste Regeln, man kann zu mogeln versuchen, es wird genauestens Buch geführt über Gewinne und Verluste, und am Ende gibt es Sieger und Verlierer. So weit, so alltäglich. Das Gemeine am Beziehungsmonopoly aber ist Folgendes: Da beide Partner sich des Spiels meist überhaupt nicht bewusst sind, haben sie auch keine Ahnung, nach welchen Regeln sie jeden Tag spielen. Auch Anfang und Ende des Spiels sind nicht klar festgelegt – jedes Paar entscheidet für sich, wann das Spiel beginnt und wann es beendet ist. Eine eindeutige Zielvorgabe ist genauso wenig vorhanden. Unter diesen Voraussetzungen fällt es Partnern natürlich schwer, so etwas wie eine stringente Spielstrategie für sich zu entwickeln. Besonders fies: Sobald einer der beiden Partner einen Punkt für sich verbucht, hat die Beziehung als Ganzes einen Punkt verloren. Was auf den ersten Blick also wie ein Sieg wirkt, ist – aus der Partnerschaftsperspektive betrachtet – eine Niederlage. Ganz schön verwirrend, nicht wahr?

Zeit für eine Spielpause! Holen Sie sich einen Kaffee, dann sehen wir uns die Spielregeln für das Beziehungsmonopoly mal genauer an.

Spielregel 1: Kriegst du die Schlossallee, will ich die Parkstraße

Die erste wichtige Spielregel im Beziehungsmonopoly, die Sie kennen müssen, lautet: Wie du mir, so ich dir! Keine schöne Erkenntnis, da wir uns ja alle gerne einreden, die Liebe sei eine Himmelsmacht und stünde weit über allen praktisch-materialistischen (Be-)Rechnungen. Leider ist das glatte Gegenteil der Fall. Nie kalkulieren wir alle kleinlicher und schärfer, als wenn es um unsere engste Beziehung geht. Das glauben Sie nicht? Dann lassen Sie uns doch einmal ein kleines Experiment miteinander machen!

Übung: Bilanzcheck

Bitte beantworten Sie die nachfolgenden Fragen ganz spontan »aus dem Bauch heraus«, ohne langes Nachdenken. Die Antworten sind nur für Sie selbst gedacht, Sie können also ruhig ganz ehrlich dabei sein.

1. Wer steckt in Ihrer Beziehung öfter zurück – Sie oder Ihr Partner?
2. Wer setzt in Ihrer Beziehung häufiger seinen Kopf durch – Sie oder Ihr Partner?
3. Wer *investiert* unter dem Strich betrachtet insgesamt mehr in die Beziehung – Sie oder Ihr Partner?
4. Wer *profitiert* mehr von Ihrer Beziehung – Sie oder Ihr Partner?

Es mag Ihnen vielleicht nicht gefallen, und wahrscheinlich war es Ihnen bisher auch gar nicht bewusst, aber mit ziemlicher Sicherheit haben Sie beim Lesen jeder Frage einen Antwortimpuls in sich gespürt. (Ob Sie den dann in seiner ganzen Stärke wahrnehmen wollten/konnten oder nicht, ist eine andere Frage. Und wie Ihr Partner die gleichen Fragen für sich beantworten würde, noch einmal eine ganz andere …) Kein Grund aber, ein schlechtes Gewissen zu haben! In der Liebe sind wir nun mal alle Ellbogenschoner tragende, Erbsen zählende Buchhalter, auch wenn wir so viel lieber lässig-großzügige Bohemiens wären.

Einer derjenigen, die das in den 70er-Jahren des letzten Jahrhunderts klar erkannt und formuliert haben, war der

Psychologe Thomas Gordon. Auf ihn wird daher das schöne Modell des sogenannten Beziehungskontos zurückgeführt, das zur Beschreibung jeder zwischenmenschlichen Beziehung herangezogen werden kann: In dem Moment, in dem Sie eine Partnerschaft (oder auch eine andere Beziehung zu einem Menschen) beginnen, eröffnen Sie und der andere – ohne sich dessen bewusst zu sein natürlich! – ein imaginäres Beziehungskonto, das genauso funktioniert, wie ein normales Bankkonto es auch tut: Man kann darauf einzahlen und auch davon abheben. Und je nachdem, ob oder wie viel von beiden Partnern auf das jeweilige Konto eingezahlt und abgehoben wird, wächst es ins Plus, schrumpft gegen Null oder rutscht sogar irgendwann ins Minus. Einzahlungen und Abhebungen auf das Beziehungskonto sind dabei in den seltensten Fällen ausschließlich materieller Art – obwohl Geld durchaus auch eine Rolle dabei spielen kann, wie wir weiter unten gleich sehen werden. Grundsätzlich zahlen wir immer dann auf das Beziehungskonto unseres Partners ein, wenn wir ihm in irgendeiner Form Aufmerksamkeit schenken, ihn unterstützen, ihm etwas Gutes tun oder ihm eine Freude bereiten. Ein nettes Kompliment, ein Geschenk, eine tröstende Umarmung oder die Bereitschaft, mitzuwandern, obwohl man selbst lieber faul am Strand liegen bleiben würde: All dies macht sich auf dem Konto als Guthaben bemerkbar. Abhebungen dagegen nehmen wir vor, wenn wir die Bedürfnisse unseres Partners missachten, ihn verletzen, kränken oder etwas tun, was sein Vertrauen in uns erschüttert. Eine unfreundliche Reaktion auf eine Bitte des Partners, das sichtbar gezeigte Desinteresse, wenn der andere von einem Problem erzählen möchte, oder gar ein Seitensprung gehören in diese Kategorie.

So weit, so einleuchtend, oder? Ein bisschen komplizierter als ein normales Bankkonto ist ein Beziehungskonto allerdings, was die Währung angeht. Wenn Sie zur Bank marschieren und eine Einzahlung vornehmen, gibt es allgemein gültige Kurstabellen, die Ihnen verraten, wie viel Dollar Sie beispielsweise für einen Euro bekommen oder wie man Britische Pfund in Schweizer Franken umrechnen kann. Wenn Sie dagegen auf Ihr Beziehungskonto einzahlen (oder davon abheben), gibt es derartige Tabellen leider nicht – da ist es nämlich Ihr Partner, der darüber entscheidet, ob und in welcher Höhe das, was Sie da auf den Tresen legen, Ihrem Konto gutgeschrieben bzw. von diesem abgezogen wird. Umgekehrt muss er sich bei seinen Einzahlungen und Abhebungen natürlich auch Ihrem Urteil über Plus und Minus unterwerfen. Grundsätzlich lässt sich zwar sagen, dass es Verhaltensweisen gibt, die stets als Einzahlungen gewertet werden – wenn Sie zum Beispiel Ihren Partner liebevoll in den Arm nehmen und küssen, wird er das ganz sicher nicht als Abhebung werten! –, aber wie hoch der Plus-Wert ausfällt, den er dafür verbucht, entscheidet er allein. Etwas, was Ihrem Partner sehr wichtig ist und was er hoch schätzt, erzielt einen hohen Wert – dagegen kann es durchaus sein, dass etwas, das Sie für wertvoll halten, bei ihm nicht so nachhaltig zu Buche schlägt, wie das umgekehrt bei Ihnen der Fall wäre. Und etwas, was ein früherer Partner Ihnen immer hoch anrechnete, rangiert bei Ihrem derzeitigen Liebsten vielleicht nur unter »ferner liefen«.

Ein typisches Kurs-Missverständnis zwischen Paaren ist beispielsweise das Folgende: Der Mann arbeitet viel und hart, um seiner Familie einen hohen Lebensstandard bieten zu können. Selbstverständlich bedeutet das Überstunden für ihn, manchmal auch Wochenendarbeit. Im Gegenzug verdient er ausreichend Geld, um seiner Familie nicht nur ein gemütliches Heim, sondern auch schöne Urlaubsreisen zu ermöglichen. Er hat das Gefühl, dadurch eine Menge auf sein Beziehungskonto einzuzahlen. Bedauerlicherweise liegt er damit aber dann falsch, wenn seine Frau vor allem seine ständigen Abwesenheiten und sein emotionales Nicht-Verfügbarsein für sich und die Kinder registriert, negativ verbucht und gleichzeitig die finanzielle Sicherheit nicht so hoch schätzt, wie er annimmt. Unter Umständen fällt der arme Kerl dann eines Tages aus allen Wolken, wenn er einen Minus-Saldo auf seinem Beziehungskonto von ihr präsentiert bekommt, obwohl er doch eigentlich ein dickes Plus darauf erwartet hätte!

Es ist also wichtig, den Partner gut zu kennen, zu wissen, was ihm wirklich wichtig ist. »Es wäre«, schreibt der Paartherapeut Hans Jellouschek zu diesem Thema, »für manches Paar sehr hilfreich, wenn sie sich darüber austauschten, worin sie sich als Gebende sehen und was ihnen wichtig ist, dass sie es vom anderen bekommen. Dies könnte zu einer Neubewertung des Tuns und Lassens des Partners führen und andererseits Anstoß dafür sein, sich auch bisher ungewohnte und nicht praktizierte Formen des Gebens anzueignen.« (Mit fünf besonders wichtigen »Währungen« und der Frage, welche davon für Ihren Partner möglicherweise besonders hoch im Kurs steht, werden wir uns später deshalb auch noch detaillierter beschäftigen.)

Verlauf und Stand des Beziehungskontos geben ziemlich zuverlässig Auskunft darüber, wie es um eine Partnerschaft aktuell bestellt ist: Zahlen beide Partner – langfristig betrachtet – ungefähr gleichmäßig auf ihr Beziehungskonto ein, oder gibt es eine andauernde Schieflage, weil einer meist mehr nimmt, während der andere mehr gibt? Sammelt sich im Laufe der Zeit beziehungsspezifisches Kapital auf dem Konto an – in Form von schönen gemeinsamen Erinnerungen, wachsendem gegenseitigem Vertrauen und zuverlässiger Unterstützung? Oder rutscht das Ganze immer wieder ins Minus, weil kleine Abhebungen sich summieren oder gar große das Konto schwer belasten? Ohne deswegen ständig mit Stift und Taschenrechner durch die Gegend laufen zu müssen, können doch die meisten von uns bei den wichtigen Beziehungen in unserem Leben ganz spontan zumindest beantworten, ob deren Konto gerade ein sattes Guthaben oder ein dickes Minus aufweist. Wir spüren sehr genau, ob wir zum Beispiel bei der besten Freundin gerade in der Kreide stehen, weil wir sie in der letzten Zeit viel stärker als Problemmülleimer genutzt haben als umgekehrt sie uns, außerdem hat sie uns beim Umzug neulich tatkräftig geholfen. Instinktiv bemühen wir uns dann, diese Schieflage zu korrigieren – vielleicht durch einen Geschenkgutschein für einen Kino-und-Pizza-Abend oder indem wir unseren nächsten Samstagabend klaglos als Babysitter für ihre Kinder opfern. Wenn eine Beziehung gut funktioniert, finden solche

Ausgleichsbewegungen ganz unmerklich und selbstverständlich statt, nicht unbedingt von Tag zu Tag oder von Woche zu Woche, aber doch regelmäßig von Zeit zu Zeit. Dann fühlen wir uns wohl, und das trifft auch auf unsere Partnerschaft zu. Mit einem auf Dauer unausgeglichenen Beziehungskonto geht es uns dagegen irgendwann ziemlich schlecht – interessanterweise ist es dabei gleichgültig, ob das Konto zu weit ins Plus oder zu weit ins Minus steuert.

Die Ursache dafür, warum wir gar so kleinliche Krämerseelen sind, haben Psychologen in einer sozialen Norm ausgemacht, die weltweit in allen Kulturen zu finden ist: der sogenannten Reziprozität. Wer etwas bekommt, fühlt automatisch die Verpflichtung, dafür etwas zurückzugeben. Ein ähnliches Verhalten hat man übrigens auch bei Primaten beobachtet; es scheint sich also um ein universelles Gesetz zu handeln. Erfolgt das Nehmen und Geben einigermaßen ausgewogen und wechselseitig, entsteht das, was wir als Bindung empfinden. Findet der zu erwartende Ausgleich nicht oder nicht angemessen statt, erzeugt das eine latente Spannung, die – wenn sie ein gewisses Maß und eine gewisse Dauer übersteigt – die Beziehung nachhaltig schädigen kann. »Der eine, der immer nur nimmt«, schreibt Jellouschek dazu, »bekommt zwar zunächst sehr viel. Aber je länger er nichts zurückgibt, desto aussichtsloser gerät er in die Position des Schuldners, der dem anderen nie mehr gerecht werden kann.« Eine solche Situation ertragen wir nicht lange – irgendwann beenden wir eine Beziehung lieber, als uns ständig in der machtlosen, unterlegenen Position des Schuldners zu fühlen. »Der immer nur Gebende hingegen«, fährt Jellouschek fort, »erlebt sich auf die Dauer, je großzügiger und freigebiger er anfangs war, umso mehr als der Ausgebeutete.« Auch diese Position ist natürlich langfristig nicht auszuhalten: Irgendwann verlassen wir deshalb auch in so einem Fall türenschlagend, zornig und frustriert das Feld.

Sie sehen also: Konto-Abhebungen als solche sind kein Problem, sondern gehören zum normalen, gesunden Verlauf einer Beziehung. Genau das meint das Eheversprechen »in guten wie in schlechten Tagen«. Ein Beziehungskonto, das regelmäßig und ausreichend gefüttert wird, verträgt Abhebungen nicht nur, sondern braucht sie in gewisser Weise auch, damit der Fluss von Geben und Nehmen zwischen den Partnern lebendig bleibt. Problematisch wird die Sache – wie beim normalen Konto auch – nur dann, wenn der Saldo des Kontos dauerhaft im Minus verharrt. Dann ist das Risiko hoch, dass sich einer der beiden Partner früher oder später anderweitig orientiert. Am Anfang einer neuen Beziehung, wenn wir jemanden für uns gewinnen wollen, sind wir nämlich alle verschwenderisch großzügig mit Einzahlungen! Die Chancen stehen deshalb gut, dass irgendein anderer des Weges kommt, der mit einem kleinen Kompliment hier, einer Aufmerksamkeit da klammheimlich ein neues Beziehungskonto mit unserem Partner eröffnet. Das wächst dann blitzschnell ins Plus – und daneben wirkt das ursprüngliche Konto mit seinem mickrigen Saldo umso armseliger. Wie lange wird es dauern, bis unser Partner sich entschließt, das alte Konto ganz aufzukündigen?

Gefährlich kann es auch werden, wenn eine plötzlich auftretende Krise das Beziehungskonto mit einem Schlag stark belastet. Stellen Sie sich vor, Sie und Ihr Partner schrammen mit Ihren Beziehungskonten immer so gerade an den roten Zahlen vorbei. Sie rutschen nicht wirklich oder zumindest nicht weit ins Negative, aber Sie sparen auch kein Beziehungskapital an. Was geschieht, wenn äußere Umstände Sie dann auf einmal zu einer großen Investition ins Beziehungskonto nötigen? Nehmen wir an, Ihr Partner wird krank und benötigt dauerhafte Pflege von Ihnen. Oder er wird arbeitslos und ist verstärkt auf Ihre Unterstützung angewiesen. Vielleicht ist es ja auch nur ein Umzug, um den Ihr Partner Sie bittet, der für Sie aber mit Nachteilen verbunden wäre. Wie würden Sie sich entscheiden, angesichts eines Beziehungskontos, das mal gerade so plus/minus null aufgeht? Aller Wahrscheinlichkeit nach wohl eher gegen die Beziehung – schließlich würden Sie damit ja nicht allzu viel an Investiertem aufgeben, richtig? Ihr Partner hätte in guten Zeiten nicht genügend auf das Konto eingezahlt, um jetzt, wo es notwendig wäre, auf angespartes Kapital zurückgreifen zu können. Ihre Beziehung hätte geringe Chancen, eine solche Krise zu überstehen. Ganz anders sähe die Sache natürlich aus, wenn Ihr Konto zu einem solchen Zeitpunkt deutlich im Plus stünde: Selbst eine große Abhebung könnte die Bilanz dann ohne Weiteres verkraften, und Ihre Partnerschaft hätte trotz allem eine Zukunft.

Die Frage, wie Sie auf Ihr Beziehungskonto einzahlen können und was Sie dabei alles beachten sollten, wird uns deshalb später im Kapitel »Spare in der Zeit, dann hast du in der Not« ausführlich beschäftigen. Im Moment genügt es aber, wenn Sie das Prinzip des Beziehungskontos an sich verstanden haben. Wir haben schließlich noch mehr Regeln für das Beziehungsmonopoly genauer zu betrachten!

Spielregel 2: Der geheime Deal

Die Frage, warum sich Liebe und monogame Bindungen zwischen Partnern in der Evolution überhaupt entwickelten, beschäftigt die Forscher schon seit Langem. Sie haben im Kapitel »Oversexed and underfucked« bereits einiges zu diesem Thema erfahren. Ursächlich für diese Entwicklung des Menschen, war die Entstehung unseres vergleichsweise übergroßen Gehirns. Im Laufe der letzten zwei Millionen Jahre vergrößerte sich dieses sukzessive immer weiter, da die damit verbundene höhere Intelligenz sich als Überlebensvorteil erwies, der von der Evolution begünstigt wurde. Das Problem dabei: Irgendwann war das gute Stück leider zu groß geworden, um vollständig pränatal auszureifen. Ein fertiges Menschenhirn hätte schlicht und einfach nicht mehr durch den Geburtskanal gepasst. Die Lösung der Evolution bestand darin, aus dem Menschen das zu machen, was der Soziologe Arnold Gehlen als »physiologische Frühgeburt« bezeichnete: Im Unterschied zu anderen Primaten kommt der Mensch hilflos und lange vor dem Abschluss seiner Entwicklung zur Welt. Um zu überleben, ist er deshalb eine viel längere Zeit als andere Säugetiere vollkommen auf die Zuwendung und Fürsorge seiner Bezugspersonen angewiesen. Haben Sie schon einmal beobachtet, wie ein kleines Zebra bereits eine halbe Stunde nach seiner Geburt auf den Beinen steht und zu laufen beginnt? Meerschweinchenbabys können am Tag nach ihrer Geburt sogar schon selbstständig fressen und nutzen die Muttermilch dann nur noch als willkommene Zusatznahrung. Das sieht bei unserem Nachwuchs jedoch ganz anders aus. Anthropologen bezeichnen deshalb das erste Lebensjahr des Menschen auch gerne als »extrauterines Frühjahr« – andere Säugetierbabys durchlaufen die Entwicklung, die ein Menschenbaby in dieser Zeit macht, nämlich noch *in utero* (= in der Gebärmutter) und sind deshalb viel schneller selbstständig und damit von ihren Eltern unabhängig.

Ein derart hilfloses kleines Geschöpf wie ein Menschenbaby fordert also unverhältnismäßig viel und lange Zuwendung sowie Ressourcen von seinen Eltern – in erster Linie natürlich von der Mutter, aber seine Überlebenschancen erhöhen sich deutlich, wenn auch der Vater als Beschützer und Versorger wenigstens während der ersten Jahre zur Verfügung steht. Die Evolution stellte mithilfe von Hormonen deshalb sicher, dass zwischen Eltern und Kind, aber auch zwischen Vater und Mutter eine emotionale Beziehung entstand. Vor allem das Hormon Oxytocin, das gerne auch als »Kuschelhormon« bezeichnet wird, spielt dabei eine Rolle. Es wird im Organismus der Mutter ausgeschüttet, wenn sie ihr Baby stillt oder es weinen hört; es wird aber auch bei beiden Partnern während des Orgasmus in hohen Dosen freigesetzt. Oxytocin bringt uns in wohlig-entspannte Stimmung und sorgt dafür, dass wir uns unserem Gegenüber eng verbunden fühlen. Regungen wie (Mutter-)Liebe, Verantwortungs- und Zugehörigkeitsgefühl sind das Resultat davon. Papa bleibt bei Mama, beide kümmern sich ums Baby, und alle sind zufrieden, denn auf diese Weise existiert ein verlässliches Unterstützungssystem für alle.

Auch heutzutage geht es in langfristigen Paarbeziehungen im Großen und Ganzen vor allem um Zuverlässigkeit und Unterstützung. Angesichts der sicheren Geburtenkontrolle und zunehmenden wirtschaftlichen Unabhängigkeit der Frau allerdings, hängt davon nur noch in den seltensten Fällen das nackte Überleben der Familie ab. »Heute brauchen Partner einander meist nicht mehr zur Existenzsicherung«, konstatiert der Paartherapeut und Autor Michael Mary. »Die Hauptaufgabe moderner Dauerbeziehungen besteht in gegenseitiger emotionaler und psychischer Begleitung und in der Unterstützung persönlicher Entwicklung.« Anders gesagt: Hilfst du mir, meine Träume zu leben und zu verwirklichen, helfe ich dir auch. Um wieder auf die schnöde Ebene des Tauschhandels, über den Sie gerade schon so viel gelesen haben, zurückzukommen: Du hast etwas im Angebot, das ich gerne haben möchte, und ich kann dir im Gegenzug dafür etwas geben, was du gerne haben möchtest. Lass uns einen Deal machen, dann haben wir beide etwas davon.

Natürlich führt kein Liebespaar dieser Welt einen solchen Dialog tatsächlich. Kein Mann würde jemals sagen: »Hey, ich finde dich knackig und hätte gerne dauerhaften, exklusiven Sex mit dir, vielleicht auch ein paar hübsche, kluge Nachkommen, die meine Gene weitertragen.

Dafür kann ich dir ein Reihenhäuschen im Grünen, zwei Urlaubsreisen jährlich und eine Risikolebensversicherung im Falle meines Todes anbieten. Was hältst du davon?« Und keine Frau käme auf die Idee, hierauf zu antworten: »Also, Gleichberechtigung ist ja schön, aber bitte in Maßen. Wenn du mir finanzielle Sicherheit bietest und ich nur noch arbeiten gehen muss, falls ich Lust drauf habe, dann bügle ich dir ab sofort die Hemden, mach dir abends was Schönes zu essen und stehe keinem anderen als dir sexuell zur Verfügung. Ich glaube, wir kommen ins Geschäft!« Das wäre natürlich viel zu unromantisch. Und selbstverständlich gibt es neben Finanzen und Sex auch noch jede Menge andere »Handelsgüter«, die zwischen Paaren ausgetauscht werden können. Jede Form der gegenseitigen Unterstützung besitzt einen Wert, und dieser wird – wie überall in der freien Marktwirtschaft – durch Angebot und Nachfrage definiert. Einem Partner sind vielleicht Freiheit und Unabhängigkeit besonders wichtig, bei einem anderen stehen emotionale Zuwendung und körperliche Zärtlichkeit hoch im Kurs. Der eine möchte sich vor allem beruflich und persönlich weiterentwickeln dürfen, ein anderer empfindet Beständigkeit und Treue als besonders erstrebenswert. Welche Güter zwei Partner miteinander austauschen, ist ganz individuell und im Grunde auch gleichgültig – wichtig ist, dass beide mit dem Deal zufrieden sind und insgesamt überzeugt sind, ein gutes Geschäft gemacht zu haben. Wie beim Beziehungskonto kommt es nur darauf an, dass der Handel fair ist und nicht einer den anderen übervorteilt. Und auch hier besitzen wir alle bei diesem Handel einen sehr feinen Instinkt dafür, ob wir auch wirklich das bekommen, wofür wir bezahlt haben, oder ob wir vom anderen über den Tisch gezogen werden.

Ich nenne diese unausgesprochene Vereinbarung zwischen Partnern gerne den »geheimen Deal«. Deswegen ist der Pakt aber nicht weniger bindend. Umso gefährlicher wirkt es sich aus, dass er den wenigsten Paaren bewusst ist! Denn die Probleme sind ja dieselben, wie bei jedem anderen Handel auch: Erstens kann es natürlich sein, dass ich übers Ohr gehauen werde und der andere seinen Teil der Abmachung nicht oder nicht vollständig erfüllt. Und zweitens kann es sein, dass ein Gut, das mir zu einem Zeitpunkt X sehr wertvoll und erstrebenswert erschien, zu einem späteren Zeitpunkt Y plötzlich gar nicht mehr so interessant für mich ist. Weil sich meine Vorlieben inzwischen geändert haben, meine Lebensumstände, meine Ziele. Vielleicht möchte ich dann die Tauschvereinbarung gerne verändern oder anpassen – was aber, wenn der Partner damit nicht einverstanden ist und weiterhin hartnäckig auf die Erfüllung des geheimen Deals pocht? Oder abstreitet, dass es überhaupt je einen solchen gegeben hat? Dann nämlich kommt es zu Situationen wie den beiden folgenden:

Karen und Thomas haben sich während des Studiums kennengelernt und eine Beziehung miteinander begonnen. Thomas ist ein neugieriger, genussfreudiger Lebemensch. Er reist leidenschaftlich gerne, um neue Länder und Kulturen zu entdecken, investiert viel Geld und Zeit in seine Hobbys und entscheidet Dinge am liebsten spontan. Er hasst es, sich fest-

zulegen oder langfristige Verpflichtungen einzugehen, denn dann fühlt er sich schnell eingesperrt. In Karen hat er eine Partnerin gefunden, die seine Begeisterung für Neues und Unbekanntes teilt und die flexibel, experimentierfreudig und unkompliziert genug ist, um jede noch so ausgefallene Unternehmung mitzumachen. Mehrere Jahre lang funktioniert ihre Beziehung deshalb ausgezeichnet. Als Karen Mitte dreißig ist, ändern sich ihre Prioritäten. Sie wünscht sich jetzt Kinder, finanzielle Sicherheit und mehr Stabilität in ihrem Leben. Rucksacktouren durch das tibetanische Hochland, Paragliden oder Extremskifahren in den Rocky Mountains erscheinen ihr immer weniger reizvoll. Sie versucht, Thomas für ihre neue Lebensvision zu gewinnen, doch dieser fühlt sich betrogen: Wo ist seine abenteuerlustige Gefährtin geblieben? Er hat keine Lust auf die Rolle des Ernährers und Familienvaters, sondern möchte seine Freiheit behalten. Dauernde Konflikte sind die Folge – bis Karen sich irgendwann von ihm trennt und ein halbes Jahr später von einem anderen Mann schwanger wird.

Lukas und Lena sind seit vier Jahren miteinander verheiratet; sie haben einen einjährigen Sohn, Moritz. Vor zwei Jahren haben sie sich eine Eigentumswohnung mit einem kleinen Garten gekauft, als Geldanlage, aber auch, um ihrem Sohn ein schönes Zuhause bieten zu können. Lukas arbeitet bei einem Autohersteller am Band, Lena will in Kürze wieder als Erzieherin in Teilzeit arbeiten; Moritz soll dann eine Kinderkrippe besuchen. Kurz bevor es so weit ist, verliert Lukas seinen Job aufgrund von Rationalisierungsmaßnahmen. Zunächst können beide die Situation ganz gut meis-

tern, aber die Zeit vergeht, und Lukas findet keine neue Anstellung in räumlicher Nähe. Das einzige Angebot, das er bekommt, würde zur Folge haben, dass er die Woche über in einer anderen Stadt leben und am Wochenende nach Hause pendeln müsste. Dazu ist er nicht bereit. Zunehmend machen sich beide auch Sorgen wegen der anstehenden Hypothekenzahlungen für die Eigentumswohnung, die sie kaum noch zusammenkratzen können. Lukas wird immer apathischer und mutloser, weil er keinen Ausweg aus der Situation sieht. Lena wirft ihm vor, sich nicht genügend um einen neuen Job zu bemühen. Er dagegen kreidet ihr an, dass sie nicht bereit ist, auf eine Ganztagstätigkeit aufzustocken, obwohl die pädagogische Einrichtung, für die sie arbeitet, ihr das angeboten hat. Auch die Eigentumswohnung will Lena keinesfalls verkaufen – vor allem weil sie befürchtet, dass Lukas dann noch weniger motiviert sein könnte, wieder einen Arbeitsplatz zu finden. Die Stimmung zwischen den beiden wird immer angespannter.

Der geheime Deal zwischen zwei Partnern kann also – ohne dass dabei der böse Wille eines der beiden im Spiel wäre – im Laufe der Jahre durch innere oder äußere Veränderungen »kippen«. Schafft ein Paar es dann nicht, sich ehrlich und konstruktiv mit den stillschweigenden Vereinbarungen, die seiner Beziehung zugrunde liegen, auseinanderzusetzen, wird es schwierig. Die einzige Lösung des Dilemmas bestünde darin, sich zu Neuverhandlungen an den Tisch zu setzen und die jeweiligen Güter und Forderungen offen zu diskutieren. Im Idealfall findet das Paar dann zu einem neuen Deal, der beide Seiten zufriedenstellt. Aber wie soll man das machen, wenn man sich nicht einmal dessen bewusst ist – oder sich selbst und/oder dem anderen nicht eingestehen will –, dass überhaupt ein solcher Deal besteht?

Spielregel 3: Das Gefangenendilemma in der Langzeitbeziehung

Unterhalten sich zwei Frauen. Meint die eine: »In letzter Zeit habe ich so Sprachschwierigkeiten. Letztens wollte ich sagen: ›Ich will Wein trinken.‹ Stattdessen sagte ich: ›Ich will Trein winken.‹« Darauf die andere: »Mir ging es neulich ganz ähnlich. Beim Frühstück wollte ich zu meinem Mann sagen: ›Gib mir bitte mal den Kaffee.‹ Stattdessen sagte ich: ›Du verdammtes Arschloch hast mein ganzes Leben versaut!‹«

Vielleicht haben Sie gerade gelacht – vielleicht ist Ihnen das Lachen aber auch im Hals stecken geblieben, weil Sie dachten: »So weit weg ist das gar nicht von meiner Realität.« So ist das nämlich meistens mit guten Witzen – sie treiben die Tatsachen im Grunde nur ein wenig weiter auf die Spitze. Wenn Sie sich, wie ich, als Therapeutin ein paar Jahre schwerpunktmäßig mit Paarkonflikten beschäftigt haben, empfinden Sie den Witz nicht einmal mehr als so besonders übertrieben. Allzu oft neigen wir nämlich in Langzeitbeziehungen früher oder später dazu, unserem Partner die Schuld an allem, was uns in unserem Leben unzufrieden macht, in die Schuhe zu schieben: »Du arbeitest zu viel. Nie bist du da, wenn ich dich brauche. Du hast nur deine Karriere im Kopf. Und wenn du heimkommst, willst du in Ruhe gelassen werden oder deinen Hobbys nachgehen. Deine Kinder und ich interessieren dich überhaupt nicht.« – »Du wolltest doch unbedingt bauen und dann trotzdem wegen der Kinder nicht mehr weiterarbeiten. Ich hab dir gleich gesagt, dass das mit der Hypothek für das Haus schwierig werden wird. Glaubst du, mir macht es Spaß, jeden Tag so viele Überstunden zu schieben? Aber wir können es uns nicht leisten, dass ich meinen Job riskiere. Wenn mein Chef ruft, muss ich springen, so ist das nun mal.«

Sind Paare an einem derartigen oder vergleichbaren Punkt angelangt, hat man als Außenstehender oft den Eindruck, dass sich die beiden Beteiligten wie feindliche Kontrahenten in ihre jeweiligen Schützengräben zurückgezogen haben. Es wird mit den Auszügen des Beziehungskontos gewedelt und peinlichst aufgerechnet: Profitierst du mehr von der Beziehung oder ich? Wenn du mir nicht das gibst, was ich von dir will, dann bekommst du auch nicht, was du von mir willst. Ich kann nur gewinnen, wenn du verlierst – oder umgekehrt. Wer von uns beiden macht den nächsten Punkt?

Ein Bild, das mir in solchen Situationen immer in den Sinn kommt, ist das sogenannte Gefangenendilemma. Es ist eigentlich ein zentraler Bestandteil der Spieltheorie und geht auf Albert Tucker von der Universität Princeton zurück. Das Gefangenendilemma beschreibt folgende Situation:

Zwei Gefangene werden verdächtigt, gemeinsam eine Straftat begangen zu haben. Beide werden in getrennten Räumen verhört und haben keine Möglichkeit, sich zu beraten. Die Höchststrafe, die gegen sie für das Verbrechen verhängt werden kann, beträgt sechs Jahre. Entscheiden sich beide Gefangenen zu schweigen (einander also nicht zu verraten), werden beide wegen kleinerer Delikte zu je zwei Jahren Haft verurteilt. Gestehen beide die Tat (und verraten einander damit), werden beide wegen der Zusammenarbeit mit den Ermittlungsbehörden nicht zur Höchststrafe, sondern lediglich zu vier Jahren Haft verurteilt. Gesteht aber nur einer der beiden, während der andere schweigt, bekommt der erste als Kronzeuge eine einjährige Bewährungsstrafe – der andere aber die Höchststrafe von sechs Jahren.

Das jeweilige Ergebnis, das die beiden Ganoven für sich erzielen können, hängt somit nicht nur von ihrer eigenen, sondern auch von der Entscheidung ihres Komplizen ab. *Kollektiv* betrachtet ist es für beide vorteilhafter zu schweigen. Würden beide Gefangenen kooperieren, müsste jeder nur für zwei Jahre ins Gefängnis wandern. Beide kämen also glimpflich davon. *Individuell* betrachtet aber scheint es für beide vorteilhafter zu sein, auszusagen. Denn für den einzelnen Gefangenen stellt sich die Situation wie folgt dar: Schweigt er, während der Komplize gesteht, drohen ihm selbst sechs Jahre Haft. Verrät er seinen Kompagnon dagegen, riskiert er selbst nur vier Jahre Gefängnis, auch dann, wenn der andere ebenfalls gesteht. Falls aber der Komplize tatsächlich so vertrauensselig ist und schweigt, dann kann der Verräter seine eigene Haft mit einem Geständnis sogar auf ein Jahr reduzieren! Rein individuell gesehen ist den Gefangenen als Strategie also auf jeden

Fall »gestehen« zu empfehlen. Das (für beide) bessere Ergebnis wäre durch Kooperation erreichbar – doch beide dürfen sich ja nicht absprechen, müssten also blind darauf vertrauen, dass der andere auch kooperiert, damit sie selbst nicht mit einem wesentlich schlechteren Ergebnis abschneiden. Riskant! Kein Wunder also, dass die meisten Versuchspersonen in psychologischen Experimenten mit einer solchen Anordnung für sich die sicherere Alternative (Gestehen) wählen und den Kompagnon lieber ans Messer liefern.

Die Situation ändert sich allerdings, wenn das Spiel mehrere Runden lang gespielt wird. Denn jetzt handelt es sich ja nicht mehr um eine einmalige Situation, sondern um eine wiederkehrende. Deshalb können die Beteiligten aus dem Verhalten des jeweils anderen während früherer Runden ableiten, wie sich dieser in weiteren Runden *wahrscheinlich* verhalten wird. Darüber hinaus wird plötzlich Vergeltung möglich: Ein Vertrauensbruch in einer Runde kann im nächsten oder einem späteren Spiel vom Verratenen ebenfalls mit einem Vertrauensbruch bestraft werden. Wir sind bei der Situation »wie du mir, so ich dir!« angelangt.

Das ist genau der Punkt, wo das Gefangenendilemma für unsere Frage, wie Langzeitbeziehungen funktionieren, interessant wird. Stellen Sie sich Ihre Partnerschaft dafür doch bitte einmal als eine unendliche Abfolge solcher Spielsituationen wie die im Gefangendilemma geschilderten vor. Sie und Ihr Partner werden im Alltag nämlich auch immer wieder in Situationen geraten, bei denen Sie die Wahl zwischen den dem Dilemma zugrunde liegenden zwei Möglichkeiten haben: Sie können entweder auf Biegen und Brechen sicherstellen, dass Sie selbst das größere Stück vom Kuchen bekommen (Ihre Interessen durchsetzen) und dafür in Kauf nehmen, dass Ihr Partner im Zweifel das Nachsehen hat. Oder Sie können den Kuchen gerecht zwischen Ihnen beiden aufteilen. In diesem Fall haben Sie zwar einen zufriedeneren Partner – aber unter Umständen auch das kleinere Stück Kuchen. Von der Frage, wie Sie beide sich in solchen Situationen im Regelfall entscheiden, hängt ab, ob Sie sich in eine Negativ- oder eine Positivspirale in Sachen Beziehung hineinmanövrieren.

Betrachten wir das Ganze einmal anhand konkreter Beispiele.

Anna und Stefan sind seit zwei Jahren verheiratet. Anna wünscht sich sehnlichst ein Baby, Stefan würde lieber noch etwas warten und vorher noch ein paar kinderfreie Jahre sorgenfrei genießen. Anna erklärt sich zwar damit einverstanden, »vergisst« aber immer öfter mal die Pille und eröffnet Stefan eines Tages, dass sie schwanger ist.

Günther und Susanne führen seit einem Jahr eine Fernbeziehung zwischen Düsseldorf und Koblenz. Beiden ist klar, dass das auf Dauer nicht so weitergehen kann; beide möchten gerne zusammenziehen. Sowohl Günther als auch Susanne sind jedoch an ihren jeweiligen Wohnorten beruflich stark engagiert und wollen ihre Stellen ungern aufgeben. Nach langem Drängen von Günther gibt Susanne schließlich nach und zieht zu ihm nach Düsseldorf. Beruflich bedeutet das für sie allerdings einen empfindlichen Karriereknick.

Christine und Arno sind verheiratet und haben drei Kinder. Christine geht sehr in ihrer Mutterrolle auf; es hat lange gedauert, bis sie schwanger wurde, und sie engagiert sich daher nun mit Leib und Seele. Kein Elternabend in der Schule, kein Chauffeurdienst zu den Freizeitaktivitäten der Kinder und keine ehrenamtliche Aufgabe im Kindergarten sind ihr zu viel. Für Arno allerdings fehlt ihr abends meist die Energie – sie ist schon froh, wenn sie die Füße hochlegen und noch ein bisschen lesen kann, nachdem die Kinder im Bett sind. Zufällig entdeckt Christine eines Tages, dass Arno schon seit Monaten ein Verhältnis mit einer Kollegin hat.

Caroline und Ralf schwimmen nicht gerade im Geld, meist reicht es gerade mal so aus. Ralf macht sich darüber allerdings meist sehr viel mehr Sorgen als Caroline, die gern in den Tag hineinlebt. An einem Abend denkt er gerade über einen Wochenend-Zweitjob für sich nach, weil das gemeinsame Konto schon am 20. des Monats mal wieder rote Zahlen aufweist. Da kommt Caroline nach Hause, beladen mit Einkaufstüten. Ein neues Dessous-Geschäft hat um die Ecke eröffnet, und sie konnte einfach nicht widerstehen!

Sie benötigen nicht sehr viel Fantasie, um sich vorzustellen, wie sich die jeweiligen Paarbeziehungen in Zukunft weiterentwickeln werden. Stefan, Susanne, Christine und Ralf werden sich von ihren Partnern über den Tisch gezogen fühlen, weil diese ihre eigenen Interessen über die ihrigen bzw. über die Beziehung gestellt haben. Bei nächster Gelegenheit werden sie sich revanchieren und es ihren Partnern mit gleicher Münze zurückzahlen. Was glauben Sie, wie lange es dauern wird, bis sie sich nur noch als Gegner, die auf einen möglichen Vorteil lauern, wahrnehmen werden? Willkommen im Gefangenendilemma!

Ein Gefangenendilemma in der Beziehung entwickelt sich meist aus winzig kleinen Schritten. Die geschilderten Beispielsituationen beinhalten vergleichsweise große Vor- bzw. Nachteile für die jeweiligen Partner – sie sollten Ihnen ja vor allem das Prinzip des Ganzen deutlich machen. Bei den meisten Paaren beginnt jedoch das Schachern um den größeren Vorteil, den man aus der Beziehung zieht, weit unspektakulärer, und oft auch, ohne dass man sich dessen wirklich bewusst ist. In der Regel besteht am Anfang nur das vage Gefühl, dass der Partner unterm Strich irgendwie besser abschneidet als man selbst: sprich weniger investiert, dafür aber mehr bekommt – Zeit, Energie, Aufmerksamkeit, Zuwendung. Denken Sie an das Beziehungskonto! Aus diesem vagen Gefühl der Unzufriedenheit heraus beginnt man vielleicht, erst zu nörgeln und dann, wenn das nicht fruchtet, nach einem Ausgleich zu suchen: Wenn er schon nie da ist und dauernd Überstunden macht, dann gönne ich mir jetzt eben eine Extra-Shopping-Tour, auch wenn das Konto bereits überzogen ist. Wenn sie ständig mein sauer verdientes Geld hinauswirft, dann hab ich ja wohl auch das Recht dazu, in meiner sowieso knappen Freizeit was anderes zu machen, als Rasen zu mähen!

Worum geht es bei derartigen – bewussten oder unbewussten – »Wenn … dann …«-Überlegungen letzten Endes? Doch immer um die Frage: Wer macht den besseren Deal, du oder ich? Auf der Strecke bleibt dabei schnell das

Teamgefühl, das zwei Partner eigentlich miteinander verbinden sollte. Partner, die in einem Gefangenendilemma stecken, haben dem anderen die Loyalität bereits aufgekündigt. Aus Kooperation wird Konkurrenz. Es geht nicht mehr darum, dem anderen den Rücken freizuhalten und ihn zu unterstützen, sondern darum, den eigenen Vorteil um jeden Preis zu sichern und auszubauen. Denn man kann sich ja umgekehrt auch nicht (mehr) darauf verlassen, dass der andere kooperieren wird. Die kollektive Perspektive (»Wird es uns beiden optimal nutzen, wenn ich dies oder jenes tue?«) wird verdrängt durch die individuelle (»Wie kann ich am sichersten den maximalen Gewinn für mich erzielen?«). Und dieses Gefühl wird jedes Mal verstärkt, wenn der Partner (vermeintlich oder tatsächlich) den besseren Deal macht: »Ich hab ja gewusst, dass ich dir nicht trauen kann! Wenn es drauf ankommt, nimmst du dich selbst wichtiger als mich/uns. Na warte, das zahle ich dir heim!« Ein Teufelskreis par excellence.

Spielregel 4: Die Währung Sex

Jetzt haben Sie schon drei wichtige Spielregeln des Beziehungsmonopoly kennengelernt. Wir kommen jetzt zur vierten Regel – einer ganz entscheidenden, die auch erklärt, warum so viele Paare heutzutage »oversexed and underfucked« nebeneinander her leben. Die Regel lautet: Sex sticht immer!

Eine der Szenen aus meinen ersten Paarberatungen, die diese Regel veranschaulicht, ereignete sich wie folgt:

Herr S.: »Wir sind jetzt seit vier Jahren verheiratet, und meine Frau schläft so gut wie nie mit mir. Ich frage mich, wozu ich überhaupt verheiratet bin, wenn ich jeden Abend unbefriedigt schlafen gehen muss. Wenn sich das nicht ändert, werde ich mich scheiden lassen.«
Frau S.: »›So gut wie nie‹ stimmt schon mal gar nicht. Wir schlafen mindestens einmal im Monat miteinander. Es stimmt schon, früher war das natürlich deutlich öfter, und da hatte ich auch mehr Spaß daran als heute. Aber ich kann das ja nicht auf Knopfdruck abliefern! Wenn ich nicht in Stimmung bin, dann ist das doch nicht meine Schuld.«
Herr S.: »Aber meine, oder wie?«
Frau S.: »Ja, oft genug schon, und das weißt du auch ganz genau! Ich kann nun mal nicht mit dir schlafen, wenn ich sauer auf dich bin.«
Therapeutin: »Frau S., sind Sie oft sauer auf Ihren Mann?«
Frau S.: »Öfter als mir lieb ist.«
Herr S.: (gleichzeitig) »Das ist eigentlich ihr Dauerzustand!«
Therapeutin: »Ah, ja?«
Frau S.: »Er lässt mich mit allem allein. Er geht morgens in sein Büro, und wenn er abends wiederkommt, will er einfach nur seine Ruhe. Wenn ich ihn bitte, mir mit dem Kleinen zu helfen oder den Teil von der Hausarbeit zu übernehmen, der eigentlich seiner ist, verdreht er nur die Augen. Stundenlang sitzt er vor dem Computer oder schaut fern. Ich würde gerne mal abends ausgehen, so wie früher, oder mich einfach nur mit ihm unterhalten. Aber das ist ihm alles zu viel. Im Zweifel geht er lieber mit seinen Kumpels einen trinken oder ins Fitnesscenter. Dann kommt er irgendwann ins Bett und meint, sich über mich hermachen zu können. Da mache ich natürlich dicht.«

Herr S.: »Ich versuche sehr wohl, dir zu helfen. Aber ich kann ja machen, was ich will, es ist dir nie genug. Ich komme mir vor wie ein dummer Hund, der Kunststückchen macht, weil er auf eine Wurstscheibe als Belohnung wartet. Die er nie kriegt!«
Frau S.: »Das ist Unsinn. Wenn du ein bisschen sensibler wärst und mehr auf mich eingehen würdest, hätte ich auch wieder mehr Lust auf dich. Und wenn du mich nicht dauernd so bedrängen würdest, vielleicht auch. Ich hasse es, wenn ich das Gefühl habe, dass du Sex auf Knopfdruck von mir erwartest, gerade so, als ginge es dabei um eine selbstverständliche Dienstleistung, die ich zu erbringen habe! Aber ich bin doch keine Maschine! Wenn ich mit dir schlafe, muss ich wirklich Lust darauf haben. Und wenn du keine Rücksicht auf mich nimmst, dann habe ich eben keine Lust.«
Herr S.: »Wenn du öfter mit mir schlafen würdest, hätte ich vielleicht auch mehr Lust, auf dich Rücksicht zu nehmen! Aber wozu sollte ich? Ich kriege ja doch nie, was ich will! Außerdem sehe ich nicht ein, dass ich mir Sex erst durch Bravsein verdienen muss!«

Solche oder ähnliche Dialoge kennt wohl jeder Paartherapeut zur Genüge. Sie auch? Form und Inhalt variieren – die Grundstruktur bleibt aber dieselbe, und wenn Sie ans Gefangenendilemma zurückdenken, dann gelingt es Ihnen sicher unschwer, die beiden Beteiligten vor Ihrem inneren Auge buchstäblich in ihren Schützengräben sitzen zu sehen: Tu du gefälligst, was ich von dir will, sonst gebe ich dir nicht, was du von mir willst – in diesem Falle Sex! Jetzt sind wir so richtig auf dem Schlachtfeld angekommen. Eine ursprünglich positive Funktion von Sexualität – nämlich Paaridentität zu stiften und zu bestätigen – ist in diesem Stadium längst korrumpiert und den Bach hinunter. Stattdessen wird Sexualität als Machtinstrument und als Joker im Beziehungsmonopoly genutzt, der praktisch jede andere Karte übertrumpft.

»Wenn Sie«, so der Psychologe David Schnarch, »Ihren Partner in einer monogamen Beziehung foltern wollen, gelingt Ihnen das am besten, indem Sie Sex und Verlangen instrumentalisieren.« Er bezeichnet dieses Vorgehen als »normalen ehelichen Sadismus« – ich ziehe es in unserem Kontext aber vor, einfach von einem der möglichen Spielzüge im Beziehungsmonopoly zu sprechen. Allerdings handelt es sich um einen sehr machtvollen! Wer sich dem Partner sexuell verweigert, signalisiert Unzufriedenheit, eine Kampfansage, die dieser auf Dauer nicht negieren kann. Mag er sich auch taub stellen gegenüber verbal geäußerter Kritik oder versuchen, sich potenziellen Konflikten durch längere Abwesenheit zu entziehen – um die frustrierte Feststellung, dass im Schlafzimmer nichts mehr läuft, kommt er früher oder später nicht herum. Mit keiner Maßnahme treffen Sie Ihren Partner wirkungsvoller und schmerzhafter als mit dieser. Charla Muller stellt in ihrem Erfahrungsbericht *365 Nächte* denn auch lakonisch fest: »Sex spielt in einer Beziehung eine größere Rolle, wenn man ihn *nicht* hat.«

Fehlender Sex ist dabei wahrscheinlich in den seltensten Fällen die Ursache partnerschaftlicher Probleme, sehr viel häufiger fungiert er als Seismograf für diese. Schnarch nennt den Sex deshalb auch die »Arena« für Partnerschaftskonflikte – hier werden Wohlverhalten belohnt, Verfehlungen bestraft, Rache geübt und Verzeihung gewährt. Wenn sich die Schlafzimmertür schließt, wird abgerechnet, und wehe, Ihr Beziehungskonto weist weniger als den in den Augen Ihres Partners akzeptablen Stand auf! Dann können Sie kalt duschen gehen oder eine Runde um den Block joggen, aber das mit dem Schäferstündchen vergessen Sie besser. Fehlende Sexualität in einer Langzeitbeziehung ist deshalb keineswegs der zwangsläufig eintretende Normalzustand, sondern häufig das Zeichen für einen unter der Oberfläche erbittert schwelenden Machtkampf zwischen den Partnern (wohlgemerkt: Wir sprechen hier nicht von Menschen, deren sexuelle Lustlosigkeit physische Ursachen wie körperliche Erkrankungen, Verletzungen etc. hat!).

Dieser Mechanismus greift natürlich nur in einer auf Monogamie beruhenden Langzeitbeziehung. Erst in einer solchen Partnerschaft erreichen beide Partner die für diesen Spielzug notwendige Monopolstellung beim Sex. Solange eine Beziehung noch im unsicheren Anfangsstadium steckt – vielleicht wird es etwas Dauerhaftes werden, vielleicht aber auch nicht – und noch eher unverbindlichen Charakter hat, ist es zu gefährlich, Sex als Machtinstrument in konflikthaften Situationen einzusetzen. Das Risiko, dass der Partner, dem man sich verweigert, sich daraufhin einfach zurückzieht und anderweitig orientiert, ist zu hoch. (»Also, wenn das jetzt schon so anfängt …«) Ebenso verhält es sich, wenn eine Beziehung als offen definiert ist, das heißt beide Partner sich gegenseitig sexuelle Außenkontakte zugestehen. In einer solchen Situation würde der Joker wirkungslos verpuffen, weil beide sich jederzeit bei anderen Sexualpartnern Befriedigung und Bestätigung holen können.

Es ist natürlich vollkommen normal, dass das sexuelle Verlangen immer gewissen Schwankungen unterliegt, und nur weil ein Partner an einem Abend müde abwinkt, wenn der andere einen Annäherungsversuch startet, muss dahinter noch kein finsterer Manipulationsversuch vermutet werden. Die meisten Menschen spüren aber in der Regel sehr genau, ob die sexuell ablehnende Haltung ihres Partners tatsächlich zum Beispiel von einer vorübergehenden Unpässlichkeit oder außerhäuslichem Stress herrührt, oder ob doch etwas anderes dahintersteckt. Und oft genug wird diese Verweigerungshaltung auch ganz offen als Strafmaßnahme für den Partner etikettiert. (Damit dieser es auch ja richtig versteht!)

David Schnarch vertritt die These, dass Sexentzug in Langzeitbeziehungen gerne zu einem doppelten Zweck eingesetzt wird: Einmal, um im Partner bestimmte Gefühle hervorzurufen – vorwiegend dieselben, die man selbst verspürt. (»Ich habe mich über dich geärgert/bin wütend auf dich/frustriert deinetwegen, also sorge ich dafür, dass es dir jetzt genauso geht.«) Das passt gut zu Spielregel 1 und dem Motto: »Wie du mir, so ich dir!« Zum zweiten wird dieser Joker immer dann gerne gezogen, wenn es darum geht, den Partner zu manipulieren, ihn zu einem bestimmten Verhalten zu drängen bzw. davon abzuhalten. Ich erinnere mich an ein junges Paar aus einer meiner Beratungen. Der Mann war – sehr zum Missfallen seiner Freundin – ehrenamtlich in mehreren Vereinen stark engagiert. Für ihr Dafürhalten widmete er diesen Aktivitäten zu viel Freizeit, die eigentlich ihnen beiden als Paar hätte gehören sollen. Außerdem war sie sehr eifersüchtig und besorgt wegen der anderen Frauen, denen ihr Freund bei diesen Aktivitäten zwangsläufig begegnete. Der junge Mann erklärte im Gespräch, er gerate deshalb regelmäßig in eine Zwickmühle, wenn beispielsweise eine Vereinsversammlung oder ein Treffen zur Vorbereitung eines Fests anstünden. Wusste er doch aus Erfahrung genau, dass er – nähme er daran teil – zumindest in der darauffolgenden Woche keinerlei Chancen auf Sex mit seiner Freundin haben würde. Sie würde sich schmollend zurückziehen, Unwohlsein vorschützen und alle seine Versuche, sie zu versöhnen, abwehren. Je nach der Schwere seines Vergehens in ihren Augen, könne diese Bestrafungsperiode auch länger andauern. Seine Freundin bestritt natürlich vehement, sich sexuell zu verweigern, um ihn so zu manipulieren. In ihren Augen war ihr erotisches Embargo lediglich die zwangsläufige Folge ihrer Gefühle von Eifersucht und Gekränktheit, die sie angesichts seiner Abwesenheit entwickelte. Sie reagierte sehr empört, als ich sie vorsichtig darauf hinwies, dass sie ihn damit stark unter Druck setze. In ihren Augen war sie schließlich das *Opfer* und nicht die *Täterin*!

Klar, wer lässt sich schon gerne vorwerfen, dass er nicht einmal vor Sexentzug zurückschreckt, um seinen Kopf beim Partner durchzusetzen? Aber wenn Sie an Ihrer Beziehung wirklich etwas zum Positiven hin verändern möchten, dann ist es an der Zeit, sich auch mit den dunklen Seiten Ihrer Seele auseinanderzusetzen. »Wir alle haben eine ›böse‹ Seite – ›böse‹, wie es der Ausdruck ›kein besonders netter Mensch‹ beschreibt«, sagt David Schnarch. »In uns allen gibt es einen primitiven, engstirnigen, rachsüchtigen und strafenden Anteil – eben einen ›bösen‹.« Der Psychoanalytiker Carl Gustav Jung nannte diesen Anteil den »Schatten«. In ihm finden sich all die Anteile unseres Selbst, die wir bewusst ablehnen, ja verabscheuen und deshalb verdrängen. Wir wollen nicht wahrhaben, dass wir wirklich so sein können, und sind es eben doch. »Der Schatten ist alles das, was du auch bist, aber auf keinen Fall sein willst«, fasste Jung es zusammen. Das Tückische am Schatten ist: Je stärker wir ihn verdrängen, desto größer wird sein Einfluss auf uns. Der einzige Weg, ihm seine Macht über uns zu nehmen, besteht darin, uns mit ihm zu versöhnen. Das bedeutet, wir müssen anerkennen, dass es ihn gibt, und uns mit ihm auseinandersetzen – akzeptieren, dass wir *auch so* sind. »So gut wie jeder Mensch praktiziert normalen alltäglichen Sadismus«, konstatiert Schnarch. »In der Ehe können Sie am besten erkennen, dass Sie mit einem unbarmherzigen sadistischen Terroristen zusammenleben. Und außerdem ist da noch Ihr Partner, mit dem Sie zurechtkommen müssen!« Vielleicht tröstet es Sie ja, dass Schnarch der Überzeugung ist (und ich stimme ihm da aus vollem Herzen zu!), dass selbst Therapeuten in ihren eigenen Beziehungen kein bisschen anders ticken als ihre Klienten. Bestenfalls haben sie eine etwas größere Chance, sich diesen Mechanismus ein wenig früher bewusst zu machen …

Die Ursachen, warum Menschen mit ihrem Partner so und nicht anders umgehen, sind zu komplex und vielfältig, als dass wir sie hier im Detail betrachten könnten – natürlich liegen auch hier wieder viele Wurzeln in unserer Kindheit versteckt.(Wenn Sie sich damit näher auseinandersetzen möchten, empfehle ich Ihnen wärmstens das im Anhang genannte Buch von David Schnarch.) Wir müssen uns aus Platzgründen an dieser Stelle auf die Feststellung beschränken, dass es passiert und dass es jeden Tag passiert. Allerdings gibt es noch zwei Aspekte dieses Themas, die wir uns genauer ansehen sollten, nämlich: *Wer* setzt diesen Joker voraussichtlich *eher* ein und *warum*? Mit diesen (und noch ein paar anderen) Fragen werden wir uns im Folgenden beschäftigen.

Ein Bett im Schlachtfeld oder Tausche dreimal Spülmaschine-Ausräumen gegen einmal Sex!

»I've Got The Pussy So I Make The Rules!« (»Die Muschi gehört mir, und deshalb bestimme ich wo's langgeht!«) stand auf dem T-Shirt einer jungen Frau, die mir kürzlich in der Fußgängerzone entgegenkam. Zweifellos ist das sehr überspitzt und aggressiv formuliert, trotzdem musste ich lachen. Immerhin spielt sie im Beziehungsmonopoly mit offenen Karten, dachte ich.

Natürlich sind es – auch wenn der T-Shirt-Aufdruck etwas anderes suggeriert – keineswegs immer nur die Frauen, die den Joker Sex in der Beziehung als Machtinstrument nutzen. Wahrscheinlich kennen alle Paartherapeuten auch den umgekehrten Fall, nämlich sich verweigernde Männer. Im November 2009 widmete die Zeitschrift *Brigitte* denn auch dem Thema »Mein Mann schläft nicht mehr mit mir« ein separates Dossier – es ist also kaum anzunehmen, dass es sich um ein Randgruppenproblem handelt. Grundsätzlich lässt sich aber sagen, dass es fast immer der Partner mit dem weniger stark ausgeprägten Verlangen nach Sex ist (David Schnarch nennt ihn den »verlangensschwächeren Partner«), der das Machtspiel eröffnet.

Wenn Sie kurz an den sexuellen Lebenszyklus in der Langzeitbeziehung zurückdenken, erinnern Sie sich vielleicht, dass wir in diesem Zusammenhang bereits festgestellt haben, dass in einer Partnerschaft stets zwei erwachsene Individuen mit unterschiedlichen Bedürfnissen, Vorlieben und Abneigungen aufeinandertreffen – so auch beim Thema Sex. Das betrifft logischerweise auch die Stärke des sexuellen Verlangens ganz allgemein, die von Mensch zu Mensch unterschiedlich ausgeprägt ist. »Es gibt *immer* einen Partner mit schwächerem Verlangen, ebenso wie es *immer* einen Partner mit stärkerem Verlangen gibt«, erklärt David Schnarch. Dinge, von denen sich einer von Ihnen beiden ›mehr‹ oder ›weniger‹ als der andere wünscht, gibt es in Ihrer Partnerschaft unendlich viele. Vielleicht brauchen Sie in der Regel weniger Schlaf als Ihr Partner; ihn dagegen verlangt es häufig nach mehr Bewegung als Sie; und Sie wiederum haben ein größeres Bedürfnis nach Geselligkeit mit anderen als Ihr Partner. Genauso verhält es sich mit dem sexuellen Verlangen als solches: Einer von Ihnen beiden spürt es vermutlich stärker als der andere. Das ist völlig wertfrei gemeint – denn es gibt keine »Normalvorgabe«, wie oft am Tag, in der Woche, im Monat oder im Jahr man Lust auf Sex verspüren müsste, um als »gesund« oder »normal« zu gelten.

Hier noch ein wichtiger Punkt, auf den Schnarch in diesem Zusammenhang hinweist: »›Schwaches Verlangen‹ und ›starkes Verlangen‹ sind in einer Beziehung relative Positionen.« Das bedeutet: Nur *im Vergleich zu Ihrem aktuellen Partner* sind Sie entweder derjenige mit dem stärkeren oder umgekehrt derjenige mit dem schwächeren sexuellen Verlangen. Wenn Sie morgen den Partner wechseln, kann es sein, dass Sie sich plötzlich in der genau entgegengesetzten Position wiederfinden. Waren Sie bisher der verlangensschwächere Partner, sind Sie in der neuen Beziehung vielleicht mit einem Mal der verlangensstärkere – einfach nur, weil Ihr neuer Partner ein noch weniger stark ausgeprägtes sexuelles Verlangen hat als Sie. In dieser Hinsicht gibt es also kein »Richtig« oder »Falsch«, kein »Besser« oder »Schlechter«, ja, nicht einmal unbedingt Kontinuität während Ihres gesamten Beziehungslebens. Das ist ein Aspekt, den Sie unbedingt verinnerlichen sollten, weil er Sie vor der Versuchung bewahrt – falls Sie derjenige mit dem stärkeren Verlangen in Ihrer derzeitigen Beziehung sind –, Ihren Partner mit seinem schwächeren Verlangen zu pathologisieren und ihm dies zum Vorwurf zu machen. Das wäre so, als wollten Sie ihm das Quantum seines Schlaf- oder Bewegungsbedürfnisses oder die von ihm benötigte tägliche Kalorienzahl vorwerfen. Schwaches sexuelles Verlangen per se ist weder krankhaft noch bösartig – problematisch ist im Zweifel lediglich die Art und Weise, wie es innerhalb einer Partnerschaft eventuell instrumentalisiert wird.

Der verlangensschwächere Partner in einer Beziehung ist denn auch nur deshalb meist derjenige, der im Beziehungsmonopoly als Erster den Kein-Sex-Joker ausspielt, weil er auch derjenige ist, der bei nicht stattfindendem Sex weniger zu verlieren hat. Das Opfer, das er bringen muss, um auf den anderen Partner Druck auszuüben, ist für ihn also vergleichsweise gering. Für einen verlangensstarken Partner ist es meist schwieriger, einen solchen Verzicht durchzuhalten; er wird also zögern, zu diesem Mittel zu greifen, weil er damit im Zweifel sich selbst stärker trifft als seinen Partner. Allenfalls wird er zu einem späteren Zeitpunkt mit sexueller Verweigerung *antworten*, um es demjenigen, der das Spiel eröffnet hat, heimzuzahlen.

Wenn also per se nicht das Geschlecht, sondern die Stärke des sexuellen Verlangens darüber entscheidet, ob ein Partner eher früher oder eher später den Sex in der Beziehung instrumentalisiert, was reizt uns dann an einem T-Shirt-Aufdruck wie dem vorhin erwähnten zum Lachen? Warum gehen wir offenbar alle unwillkürlich davon aus, dass es in sehr vielen, wenn nicht den meisten Fällen doch die Frau und nicht der Mann ist, die mit dem Spielchen beginnt? Wahrscheinlich schlicht deshalb, weil es oft tatsächlich der Fall ist. Wie an vielen Klischees ist auch an diesem leider viel Wahres dran, und einen wahrscheinlichen Grund dafür kennen Sie schon aus dem ersten Kapitel: Verlangensstark oder -schwach – Frauen profitieren auf Dauer sexuell weniger (wenn überhaupt) in Beziehungen. Ich erinnere daran, dass das zum einen mit anatomischen Gegebenheiten zusammenhängt, zum anderen mit der im Vergleich komplexeren und störanfälligeren weiblichen Sexualität und zu allem Übel vermutlich auch noch mit Sozialisationseffekten. Die Chancen, dass eine Frau bei einer sexuellen Interaktion in einer Langzeitbeziehung oder spätestens dann, wenn der Hormonrausch der ersten Verliebtheit abgeklungen ist, keinen oder zumindest weniger Spaß als der Mann hat, stehen deshalb ziemlich gut. Passiert ihr das mehrere Male in Folge – wie hoch ist dann Ihrer Meinung nach die Wahrscheinlichkeit, dass sie früher oder später zu der Überzeugung gelangt, Sex im täglichen Beziehungsmonopoly brächte ihr sehr viel mehr Gewinn, wenn sie ihn verweigerte? Zeit und Energie wenden wir alle vor allem gerne dort auf, wo wir – kurz- oder langfristig – eine Belohnung dafür erwarten dürfen. Warum sollte man beides in eine Sache investieren, bei der das Resultat für einen selbst oft nur so lala oder gar völlig enttäuschend ausfällt?

Eine Anekdote am Rande: Schon die alten Griechen waren offenbar der Meinung, dass sexuelle Embargos in der Ehe vor allem Frauensache seien. 411 vor Christus wurde die Komödie *Lysistrata* des griechischen Dichters Aristophanes uraufgeführt. Der Inhalt: Auf dem Peloponnes herrscht Krieg zwischen Athen und Sparta. Die Frauen der beiden Städte wollen ihn beenden und vereinbaren deshalb miteinander, sich ihren Männern so lange sexuell zu verweigern, bis diese bereit sind, Frieden zu schließen. Wie in jeder Komödie kommt es zu Irrungen und Wirrungen, aber schließlich führt der kollektive Liebesentzug tatsächlich zum Erfolg, und die Männer geben nach.

Das Thema des Stückes wurde in späteren Jahrhunderten immer wieder von verschiedenen Autoren aufgegriffen und neu inszeniert, stets jedoch mit demselben Tenor. Es ist doch auch auf Anhieb nur schwer vorstellbar, dass das Spiel mit vertauschten Rollen stattfindet, oder? Nach dem Motto: »Also, Schatz, wenn du meine Hemden nicht endlich anständig knitterfrei gebügelt kriegst, kannst du das mit dem Sex erst mal vergessen!«

Eine immer wieder gern von Paartherapeuten hervorgebrachte Weisheit besagt, dass derjenige Partner, der weniger Lust auf Sex hat, die obere Frequenzgrenze bestimmt (wie häufig findet Sex maximal statt?), der andere Partner aber die untere Grenze (ab wann breche ich aus der Beziehung aus und suche mir Alternativen?). Bei Letzterem setzen auch Männer Sex gern als Machtmittel in Beziehungen ein. Sie sind oft diejenigen, die auf unbefriedigende oder anstrengende Situationen mit Rückzug in Richtung Masturbation, Pornografie, Prostitution oder Seitensprung antworten, das heißt, sie reagieren häufiger mit einer sexuellen Verschiebung als mit klassischem Sexentzug. Dabei ist ihnen natürlich vollkommen klar, dass sie ihre Partnerinnen damit empfindlich treffen – nicht unbedingt deswegen, weil sie ihnen Sex vorenthalten, sondern vor allem, weil sie dessen partnerschaftliche (und damit in den Augen der Frauen meist auch die emotionale) Exklusivität zur Disposition stellen. Selbstverständlich ist dies eine nicht weniger perfide Art, Sex in der Partnerschaft zu instrumentalisieren: Entweder du gibst mir das, was ich von dir will, oder ich hole es mir anderswo!

Egal, wer mit dem Spielchen beginnt – leider führt es

sehr schnell und nachhaltig in eine Abwärtsspirale, aus der viele Paare allein nicht mehr herausfinden. Es ist ohnehin – aus den im ersten Kapitel ausführlich dargelegten Gründen – heutzutage wahrscheinlich schwieriger denn je, in einer Langzeitbeziehung das sexuelle Feuer am Brennen zu halten. Wird dann auch noch der Punkt erreicht, an dem Sex seine rekreative, paaridentitätsstiftende Funktion verliert und zu einer Waffe im Beziehungskrieg verkommt, ist die Angelegenheit schnell vollkommen verfahren. Der zurückgewiesene Partner reagiert gekränkt, verletzt, mit Rückzug, im Zweifel sogar aggressiv. Das wertet der zurückweisende Partner natürlich wiederum als Bestätigung für seine Sicht der Dinge: Der andere hat nur seine eigenen Interessen im Kopf, ist rücksichtslos und egoistisch. Nicht gerade die Gefühlslage, aus der heraus man bereit wäre, dem Partner entgegenzukommen.

Irgendwann – nach einer längeren sexabstinenten Zeit kommt zusätzlich folgende Angst ins Spiel: Was, wenn ich jetzt einlenke und auf den anderen zugehe – und er zeigt mir die kalte Schulter und lässt mich abblitzen? Und noch ein Weilchen später stellt sich so etwas Ähnliches wie jenes Phänomen ein, das italienische Forscher »sexuelle Anorexie« getauft haben. Man kann sich das Verlangen nach Sex nämlich genauso abgewöhnen wie das Verlangen nach Essen, indem man es lange genug unterdrückt. Wenn Sie jemals eine Fastenwoche hinter sich gebracht haben, dann wissen Sie selbst, dass der Körper – hat man die ersten ein, zwei anstrengenden Tage erst mal hinter sich – aufhört, ein Hungergefühl zu produzieren. So ähnlich kann man auch das sexuelle Verlangen, wenn man es erst einmal eine Weile ignoriert, zum Verstummen bringen. Besonders bei Menschen, deren Verlangen ohnehin nur durchschnittlich oder schwach ausgeprägt ist, funktioniert das ausgezeichnet.

Und so schaukelt sich der Teufelskreis aus Machtausübung, Lustunterdrückung und Frustration langsam, aber sicher bis zu einem Punkt hoch, an dem ein Ausweg kaum noch möglich erscheint. Beide Partner stecken in ihren Schützengräben fest, und beide bestehen darauf, dass der andere den ersten Schritt macht, denn man selbst ist ja im Recht und tut nur, was man muss! Der zurückweisende Partner hat den Eindruck, er verrate seine wahren Gefühle und Bedürfnisse, wenn er sich auf Sex einlassen würde, obwohl er wütend auf den anderen ist. In diesem Fall, so kommt es ihm vor, lässt er sich von diesem benutzen und steckt die eigenen Interessen zurück. Der zurückgewiesene Partner wiederum fühlt sich wie ein unartiges Kind, das keinen Kuchen bekommt, sondern zur Strafe in sein Zimmer geschickt wird. Er kann sich jetzt in die Position des demütigen Bittstellers begeben, folgsam die Wünsche des Partners erfüllen und hoffen, dass ihm die »Gnade Sex« irgendwann wieder vom anderen gewährt wird. Klar, dass er sich dabei als Verlierer fühlt. Oder er kann auf die Barrikaden gehen, Druck ausüben und auf seine partnerschaftlichen Rechte pochen – ein Verhalten, das beim anderen Entrüstung, weitere Vorwürfe und vermutlich einen verstärkten Rückzug bewirken dürfte. So oder so, er steht auf verlorenem Posten.

»Aber warum musste es denn überhaupt so weit kommen?«, fragte mich eine Klientin einmal verzweifelt. »Wir haben uns doch mal geliebt! Wir haben sogar beschlossen, uns zu lieben, zu achten und zu ehren, bis der Tod uns scheidet! Sie haben ja Recht – wir stehen uns wirklich fast jeden Tag gegenüber wie Gegner auf dem Schlachtfeld. Wir spielen dieses komische Beziehungsmonopoly miteinander. Aber so war das doch ursprünglich nicht gedacht. Wieso bringt einen ausgerechnet der Mensch, mit dem man den Rest seines Lebens verbringen wollte und mit dem man ja auch mal eine tolle Zeit hatte, irgendwann an den Punkt, an dem man ihm am liebsten den Hals umdrehen möchte?«

Genau dieser Frage wenden wir uns im folgenden Kapitel zu.

Die Liebe stirbt in guten Zeiten

Auch wenn es Ihnen vielleicht schon zum Hals raushängt, ich sage es trotzdem noch einmal: *Ihre Beziehung verschlechtert sich mit der Zeit von alleine, dafür müssen Sie nichts tun!* Jede Menge Kräfte zehren an ihr, untergraben sie und erodieren ihre Substanz. Sie ist wie eine kleine Sandinsel mitten im Meer, die dauernd von Wellen umspült wird. Die Gezeiten setzen ihr zu, Wind und Regen tragen ebenfalls unmerklich immer wieder kleine Stücke von ihr ab. Diese Dinge sind auf den ersten Blick nicht zu erkennen, denn sie geschehen im Zeitlupentempo, und wir haben ja so viel anderes zu tun, dass wir meistens gar nicht genau hinsehen. Aber wenn Sie nicht sehr gut aufpassen, täglich die Befestigungsanlagen erneuern und kleine Schäden ausbessern, löst sich Ihre Beziehung früher oder später auf. Dazu braucht es keinen Tsunami, nicht einmal eine heftige Sturmflut oder einen Tornado. Der ganz normale Alltag mit seinen kleinen Ärgernissen und Belastungen reicht hierfür absolut aus.

Viele Paare sind sehr verwundert, wenn sie eines Tages aufwachen und feststellen, dass ihre Gefühle füreinander irgendwie eingeschlafen sind und ihre Beziehung in einer Krise steckt. Sie können sich nicht wirklich erklären, was passiert ist – eigentlich lief doch alles ganz okay.

Natürlich, die Himmelhochjauchzend-Phase der anfänglichen Verliebtheit liegt schon lange hinter ihnen, aber es gab auch keine echten Dramen, keine Seitensprünge oder Katastrophen im Beziehungsalltag. Sie hatten ihre Hochs und Tiefs, aber haben die nicht alle Paare? Und natürlich eine Menge Stress im Alltag, aber damit müssen ja auch andere fertigwerden. Was ist bloß passiert, dass sie einander jetzt auf einmal anschauen wie Fremde und nicht mehr wissen, ob sie überhaupt noch etwas miteinander verbindet?

Erich Kästner hat diese schleichende, gefährliche Entwicklung in seinem Gedicht »Sachliche Romanze« schöner beschrieben, als ich es je könnte. Darin stellt ein Paar nach acht gemeinsamen Jahren fassungslos fest, dass »ihre Liebe plötzlich abhanden [kam]. Wie anderen Leuten ein Stock oder Hut«. Hier wird deutlich, warum ich dieses Kapitel mit der Überschrift »Die Liebe stirbt in guten Zeiten« versehen habe: Die meisten Menschen begehen den Fehler, zu glauben, dass die Liebe in guten Zeiten wächst und blüht und in schlechten Zeiten abnimmt und irgendwann stirbt. Das stimmt aber leider nicht. Es sind die guten Zeiten, in denen die Liebe zu sterben beginnt – die Zeiten, in denen wir vielleicht nicht einmal heftig miteinander streiten, uns gegenseitig schon gar keine großen Kränkungen wie einen Seitensprung oder Ähnliches zufügen. Aber es sind doch die Zeiten, in denen wir uns nicht mit genügend Achtsamkeit und Energie umeinander kümmern, in denen wir denken: »Ach, sieht doch alles gut aus an der Inselküste, kein Sturm in Sicht, legen wir uns einfach in die Sonne und genießen den Tag!« Anstatt vorher erst einmal loszuziehen, die Wellenbrecher zu kontrollieren und das eine Schäufelchen Sand, das hinten links ins Meer gerutscht ist, zu ersetzen.

Das bedeutet nicht, dass Sie nicht genießen dürfen – natürlich sollen Sie sich intensiv an dem freuen, was in Ihrem Leben und Ihrer Beziehung gut und schön ist! Es heißt nur, dass Sie wachsam, engagiert und einander zugewandt bleiben müssen und es nie bei einem flüchtigen Blick auf den Zustand Ihrer Partnerschaft belassen dürfen. »Gute Beziehungen beruhen nicht darauf, sich angestrengt um Konstruktives zu bemühen«, schreibt der Psychologe Wolfgang Schmidbauer. »Sie entstehen von selbst, wenn es uns gelingt, das Destruktive zu vermeiden.«

Im Folgenden betrachten wir einige der destruktiven Fallstricke, die Sie im ganz normalen Beziehungsalltag besser vermeiden sollten.

Fallstrick 1: Der Partner als Großbaustelle

»Die Liebe stirbt meist an den kleinen Fehlern, die man am Anfang so entzückend fand.«

Albert Schweitzer

Erinnern Sie sich noch an die Zeit, als Sie sich kennenlernten? Wahrscheinlich haben Sie einander damals auch einmal die beliebte Frage gestellt: »Warum liebst du mich eigentlich?« Und sich vermutlich die Antwort darauf gegeben, die wir alle am liebsten darauf hören möchten: »Weil du so bist, wie du bist.« Irgendwann im Laufe einer Beziehung wird jedoch aus diesem schönen – und wahren! – Satz häufig der Folgende: »Du sollst mich lieben, wie ich bin, aber ich liebe dich nicht so, wie du bist. Ändere dich, sonst liebst du mich nicht wirklich!« Was ist zwischen diesen beiden Sätzen bloß passiert, dass es so weit kommen konnte?

Ganz vorne auf der Skala der Top-10-Trennungsgründe rangiert in psychologischen Studien nahezu immer die Aussage: »Wir waren zu unterschiedlich.« Klar, Unterschiedlichkeit erzeugt immer Spannung, gegebenenfalls auch Konflikte. Wenn einer der Partner sehr ordentlich ist, der andere aber ein Chaot, dann kann das auf Dauer ziemlich anstrengend sein. Ist der eine eher lebhaft, gesellig und am liebsten dauernd mit anderen Menschen auf Achse, der andere aber eher ein zurückgezogener, stiller Typ, der viel Zeit für sich braucht, dann ist der Ärger ebenfalls vorprogrammiert. In so einem Fall ist viel Toleranz, Kommunikation und Kompromissbereitschaft notwendig, damit das tägliche Miteinander funktioniert, ohne dass sich einer der Partner ständig zurückgesetzt fühlt.

Interessanterweise aber – davon können Paartherapeuten allerorten ein Lied singen! – zeigt sich immer wieder, dass es am Anfang einer Beziehung sehr häufig eben genau die Andersartigkeit des Partners war, die anziehend auf einen gewirkt hat. Die Quasselstrippe ist fasziniert von der Ruhe, die ihr neuer Liebster ausstrahlt, und der ewige Couch-Potato entdeckt durch die Sportbegeisterte an seiner Seite plötzlich den Spaß am Joggen. Er verliebt sich in ihre Impulsivität, Emotionalität und Wärme. Sie bewundert ihn für seinen beruflichen Erfolg und finanziellen Status. So weit, so gut. Aber irgendwann, ein paar Monate oder auch Jahre später, schwärmt die Quasselstrippe dann nicht mehr von ihrem »ruhenden Pol«, sondern beschwert sich, dass »er nie das Maul aufkriegt und nur an seine Arbeit denkt«. Der Couch-Potato dagegen fühlt sich genervt von ihren ständigen Gefühlsausbrüchen und rollt die Augen, wenn sie als Urlaubsziel schon wieder den Club mit dem umfangreichsten Sportprogramm vorschlägt.

Auch was diese Fähigkeit, den Partner für sein So-Sein zu lieben, angeht, ist eine Entwicklung zu nennen, die es Paaren heutzutage erschwert, auf einen »gemeinsamen Nenner« zu kommen: Sowohl Männer als auch Frauen sind heute bei der ersten Hochzeit nämlich deutlich älter als früher. In Deutschland heirateten Männer im Jahr 2007 im Durchschnitt mit knapp 33 Jahren, Frauen mit nicht ganz 30 Jahren – Tendenz weiter steigend. 1970 dagegen gaben sich Paare durchschnittlich deutlich früher das Jawort: Männer waren damals im Schnitt erst etwa 25, Frauen nur knapp 23 Jahre alt. Die Konsequenz: Im Unterschied zu damals treffen heute nicht mehr zwei relativ kompromissbereite, flexible und »unfertige« Anfangzwanziger aufeinander, sondern zwei gestandene, sieben Jahre ältere Individuen mit ausgeprägten Persönlichkeiten, Geschmacks-, Lebens- und sonstigen Vorstellungen. Und die können ganz schön voneinander abweichen! Gar nicht zu reden von all den Zweit- und Drittehen (und -beziehungen), die von noch deutlich älteren Partnern eingegangen werden.

Meine Mutter hat einmal einen klugen Satz zu mir gesagt. Sie meinte, über jeder Tür im Standesamt gehöre der Satz eingemeißelt: »Er wird sich kein Haarbreit ändern.« Dies trifft übrigens ebenso auf uns Frauen zu. Wir ändern uns als Erwachsene in wesentlichen Punkten nicht mehr. Ein notorischer Einzelgänger entwickelt sich niemals zum Partylöwen. Und wenn Ihre Frau einfach nicht gerne kocht, dann wird das höchstwahrscheinlich auch noch so sein, wenn Sie zwanzig Jahre lang verheiratet sind. Am heftigsten sei die Enttäuschung, meint der Paartherapeut Jürg Willi zu Recht, wenn man insgeheim schon von Anfang an mit der Idee in die Partnerschaft eingestiegen ist, dass man aus dem anderen schon das machen wird, was man sich wünscht. Aus Tarzan wird nun mal kein Gentleman à la George Clooney, auch wenn Sie noch so viel Zeit und Beziehungsarbeit investieren. Sehr deutlich auf den Punkt gebracht hat es der amerikanische Paartherapeut Daniel Wile: »Partnerwahl heißt Problemwahl.« Keiner von uns ist perfekt – Sie ebenso wenig wie

Ihr Partner. Wenn Sie sich für einen Partner entscheiden, entscheiden Sie sich für ihn als Ganzes. »In gewissem Sinne ist eine Beziehung der Versuch, mit den negativen Seiten der Münze zurechtzukommen, deren positive Seiten man liebt und bewundert«, konstatiert Wile.

Damit wir uns recht verstehen: Hier ist nicht die Rede von wirklich schwerwiegenden Partnerschaftsproblemen. Natürlich sollen Sie es nicht hinnehmen, wenn Ihr Partner beispielsweise körperliche oder seelische Gewalt gegen Sie anwendet, Sie durch andauernde Untreue verletzt oder durch sein Suchtverhalten Ihrer beider Leben ruiniert. Aber es sind erstaunlicherweise relativ selten derart drastische Verhaltensweisen, die Beziehungen zerstören. Weitaus häufiger zehren Kleinigkeiten an einer einstmals großen Liebe. Diese wurzeln, genauer betrachtet, in einer ganz einfachen Feststellung, die jedes Liebespaar früher oder später macht, nämlich in der Erkenntnis: Du bist anders als ich! Du bist weder ein Teil von mir noch eine Erweiterung meiner selbst, sondern du bist eine eigenständige Person, mit einer eigenen Geschichte, einer eigenen Identität. Deshalb magst du manche Sachen, die ich nicht mag, sind dir manche Sachen wichtig, die ich unwichtig finde – und manchmal verstehe ich dich eigentlich gar nicht wirklich und du mich genauso wenig. Bei aller Nähe sind wir uns dann plötzlich doch ganz fremd.

Sind Sie in Ihrer Beziehung an diesem Punkt angelangt, dann stehen Sie an einem wichtigen Scheideweg. Die Frage, die Sie sich jetzt stellen müssen, lautet nämlich: Werden Sie anfangen, Tarzan zu Ihrer persönlichen Großbaustelle zu deklarieren, ihn in Benimmkurse und zum Tanzunterricht zu schleifen und überhaupt alles zu tun, um ihn zu ändern? Oder können Sie Tarzan (der ja durchaus seine Qualitäten hat: stark, tapfer, aufregend, wild, sportlich) auch dann lieben, wenn Sie niemals mit ihm ins Ritz-Hotel zum Abendessen gehen können, weil Sie beide achtkantig rausfliegen würden? Können Sie es Ihrem Partner erlauben, anders als Sie zu sein? Können Sie das akzeptieren – und mehr noch, können Sie es vielleicht sogar als Bereicherung für Ihre Beziehung empfinden, dass er oder sie anders ist als Sie selbst? Oder empfinden Sie das Anderssein Ihres Partners als Bedrohung, als unbequem für Ihren Alltag, Ihre Beziehung und überhaupt schlicht und einfach als eine empörende Zumutung? Je nachdem, welche Entscheidung Sie jetzt treffen, passiert etwas mit Ihnen, mit Ihrer Sicht auf Ihren Partner und mit Ihrem Verhalten im Alltag. Wenn Sie beschließen, all das, was Sie an ihm oder ihr als störend erleben, als negativ und veränderungsbedürftig zu sehen, dann fixieren Sie sich irgendwann nur noch auf das, was Sie an Ihrem Partner stört und was Sie an ihm ändern wollen. Sie übersehen, was er an Positivem zu bieten hat. Und Sie verschenken die einzigartige Chance, aneinander und miteinander zu wachsen. Denn gerade die Andersartigkeit des Partners bietet Ihnen eine wunderbare Möglichkeit, Ihr Weltbild und Ihre Sicht auf die Dinge zu hinterfragen und positiv zu verändern.

Ein einfaches Beispiel: Nehmen wir an, Sie sind eine eher sparsame Natur; Ihr Partner dagegen ist eher großzügig gestrickt. Klar, dass es dann immer wieder mal zu Reibereien zwischen Ihnen beiden darüber kommt, wie das gemeinsame Geld ausgegeben (oder *nicht* ausgegeben) werden sollte. Wir werden später noch genauer betrachten, wie solche und andere Unterschiedlichkeiten im Alltag beziehungsfreundlich gehandhabt und Lösungen gefunden werden können. An dieser Stelle geht es mir nur um die grundsätzliche Haltung, mit der Sie einer solchen Unterschiedlichkeit begegnen: Nehmen Sie automatisch an, dass Ihre Sicht der Dinge die einzig richtige ist (frei nach dem Motto: »Jeder hat ein Recht auf meine Meinung!«)? Oder schaffen Sie es, diesen Standpunkt zu verlassen zugunsten der folgenden – weit nützlicheren – Einstellung: »Deine und meine Sicht auf den Sachverhalt mögen zwar unterschiedlich sein, aber sie sind beide in Ordnung und wertvoll«? Dann nehmen Sie nämlich mit einer vollkommen anderen inneren Haltung an den »Verhandlungen am Küchentisch« teil, um die es später noch ausführlich gehen wird. Darüber hinaus ermöglichen Sie es sich auch selbst, unter Umständen ganz neue Facetten Ihrer eigenen Persönlichkeit zu entdecken, die Sie ohne die Andersartigkeit Ihres Partners vielleicht so nie wahrgenommen hätten. Die Kunst besteht darin, die von der eigenen Sicht der Dinge abweichende des Partners nicht als *falsch* wahrzunehmen, sondern als *anders*, aber ebenso richtig. Damit unterstellt man dem anderen automatisch genauso viel Kompetenz, mit dem Leben umzugehen, wie man sich selbst zuschreibt – und das ist eine weitaus bessere Ausgangslage, um eine gemeinschaftliche Entscheidung zu treffen, in der sich beide wiederfinden können.

Es geht also tatsächlich auch darum, sich die rosarote Brille der Anfangszeit zu bewahren, selbst wenn man schon viele Jahre miteinander lebt. Positive Illusionen und eine bewusst positive Sicht auf den Partner sind nichts Schlechtes – die amerikanische Psychologin Sandra Murray stellte im Gegenteil sogar fest, dass sie der Liebe auf Dauer wunderbar zuträglich sind. Paare, die einander (in Maßen) idealisieren, sind glücklicher miteinander. Wer seinen Partner ein klein wenig positiver wahrnimmt als dieser sich selbst (oder auch als andere ihn wahrnehmen), der findet Schwächen an ihm nicht mehr so schlimm. Damit ist er zufriedener und erlebt die Beziehung als insgesamt glücklicher. Und das wiederum wirkt sich natürlich auf sein Verhalten und damit auf die Beziehung positiv aus. Unzufriedene Paare dagegen setzen ihre rosarote Brille irgendwann ab und sehen einander stattdessen durch rabenschwarze Gläser. Dem Psychologen und Paarforscher John Gottman gelang es zu zeigen, dass Paare, die kurz vor der Scheidung stehen, dazu neigen, im Rückblick selbst ihre glückliche Anfangszeit und sogar ihr erstes Rendezvous sehr negativ zu bewerten. Das ist ganz sicher keine realistische Weltsicht – warum hätten sie sonst überhaupt zueinander gefunden?

In der Tat können Ihnen allerdings bestimmte Unterschiede zwischen Ihnen und Ihrem Partner das (Alltags-)Leben besonders schwer machen – und zwar vor allem dann, wenn Sie sich ihrer nicht bewusst sind. Diesen Unterschieden wollen wir uns deshalb in den folgenden beiden Kapiteln zuwenden.

Fallstrick 2: Herzdame liebt Kreuzkönig

Herz oder Kopf?

Ein weitverbreiteter, wichtiger Unterschied zwischen beiden Partnern ist auf den ersten Blick meist nicht so leicht erkennbar wie etwa unterschiedlich stark ausgeprägte Ordnungsliebe oder unvereinbare Musikgeschmäcker. Trotzdem sorgt er meiner Erfahrung nach in sehr vielen Beziehungen für zahlreiche Missverständnisse und völlig unnötigen alltäglichen Sprengstoff. Die Rede ist von der unterschiedlichen Persönlichkeit sogenannter fühlender und logischer Menschen.

Auf den Psychoanalytiker C. G. Jung geht ein Persönlichkeitsmodell zurück, das von den Psychologinnen Myers und Briggsweiter ausdifferenziert wurde. Vereinfacht ausgedrückt, geht es davon aus, dass der Charakter eines Menschen hinreichend zutreffend beschrieben werden kann, wenn man ihn mittels eines Testverfahrens vier gegensätzlichen Eigenschaftspaaren zuordnet:

extrovertiert	⟷	introvertiert
theoretisch	⟷	praktisch
logisch	⟷	fühlend
planend	⟷	spontan

Aus der Kombination der vier Gegensatzpaare ergeben sich in diesem Modell 16 verschiedene Persönlichkeitstypen mit ganz unterschiedlichen Charakterzügen, Vorlieben und Abneigungen. Es ist an dieser Stelle natürlich nicht möglich, das Modell in seiner Gänze zu behandeln (wenn Sie hierzu gerne Näheres erfahren möchten, finden Sie weiterführende Informationen auf meiner Website www.ipersonic.de). Uns interessiert im Zusammenhang mit Ihrer Beziehung an dieser Stelle nur die Dimension »logisch« ←→ »fühlend«, und zwar aus einem ganz einfachen Grund: Weltweite Untersuchungen haben gezeigt, dass zwei Drittel aller logischen Persönlichkeiten Männer, zwei Drittel aller fühlenden Persönlichkeiten aber Frauen sind. Die Wahrscheinlichkeit, dass Sie in einer Gegensatz-Beziehung mit einem logischen und einem fühlenden Partner leben, ist rein statistisch deshalb ziemlich hoch. Und da sich aus dieser Unterschiedlichkeit jede Menge ganz bestimmter typischer Konflikte ergeben, sollten Sie sich einen Augenblick Zeit nehmen, um sich mit dieser Dimension ein wenig auseinanderzusetzen.

Wenn Sie zunächst mal herausfinden möchten, ob die am häufigsten vorkommende Polung (fühlende Frau/logischer Mann) auf Ihre Beziehung überhaupt zutrifft, dann können Sie das ganz einfach tun, indem Sie und Ihr Partner – bitte ganz spontan und ohne länger nachzudenken! – entscheiden, in welcher der beiden nachfolgenden Beschreibungen Sie sich besser wiederfinden. Dabei müssen keineswegs *alle* Aussagen der Beschreibung auf Sie zutreffen, sondern es geht um die Frage, welche der beiden Beschreibungen Ihre Persönlichkeit *insgesamt eher* widerspiegelt:

Beschreibung 1:

- Meine Entscheidungen gründen sich meistens auf logische Überlegungen.
- In meinem Job sind vor allem analytisches Denken und vernünftiges Handeln gefragt.
- Ich sage meistens ehrlich meine Meinung.
- Manche halten mich für zu streng, weil ich ihre Fehler nicht durchgehen lasse.
- In meinem Bekanntenkreis bekomme ich nicht immer sämtliche neuesten Entwicklungen mit.
- Ich kann gut damit umgehen, wenn mich jemand kritisiert oder vielleicht nicht besonders mag.
- Zwischentöne sind nicht so mein Ding; ich bevorzuge es, wenn Menschen direkt sagen, was sie wollen.
- Ich liebe es, zu diskutieren und auch mal für eine Sache zu streiten.
- Ich lasse mich vor allem von meinem Verstand leiten.
- Emotionale Ausbrüche schätze ich weder an mir noch an anderen.

Beschreibung 2:

- Entscheidungen treffe ich meistens nach meinem Gefühl.
- Ich arbeite gerne mit Menschen und habe keine Probleme, mich in sie einzufühlen und auf sie einzugehen.
- Ich versuche, andere mit meinen Worten nicht zu verletzen.

- Ich konzentriere mich eher auf die positiven Seiten von Menschen und finde Schwächen nicht so schlimm.
- Mich rufen alle Leute immer als Erste(n) an, wenn es etwas Neues zu erzählen gibt.
- Ich bin ziemlich empfindsam und fühle mich schnell verletzt.
- Ich habe ein feines Ohr für Dinge, die zwischen den Zeilen gesagt werden.
- Ich versuche, Auseinandersetzungen zu vermeiden, weil mir Harmonie sehr wichtig ist.
- Ich höre auf meine Gefühle.
- Gefühle sind wichtig und sollten immer gezeigt werden.

Haben Sie sich für Beschreibung 1 entschieden, sind Sie ein *logischer* Persönlichkeitstyp. Wenn Sie Beschreibung 2 für sich gewählt haben, gehören Sie zu den *fühlenden* Persönlichkeitstypen.

Fühlende Persönlichkeitstypen sind sympathische, warmherzige und freundliche Zeitgenossen, in deren Gesellschaft man sich einfach wohlfühlt. Harmonie und ein angenehmes Miteinander im Alltag sind ihnen sehr wichtig. Sie stellen ihre Interessen und Bedürfnisse lieber einmal zurück und übersehen Fehler oder Schwächen anderer, um niemandem wehzutun. Als geborene Diplomaten haben sie ein feines Ohr für Zwischentöne und ein ausgeprägtes Gespür für alles Zwischenmenschliche. Mit Konflikten können solche Menschen nicht besonders gut umgehen. Sehr viel lieber als Kritik teilen sie Lob und Anerkennung aus, zugleich wünschen sie sich sehr, von anderen gemocht zu werden. Deshalb reagieren sie oft sehr empfindlich und sind leicht verletzbar. Ihre Gefühle sind intensiv, leidenschaftlich und bei den meisten von ihnen leicht an ihrem Gesicht abzulesen. Himmelhoch jauchzend, zu Tode betrübt: Das ist für fühlende Persönlichkeitstypen ein vertrautes Szenario. Anderen gegenüber verhalten sie sich sehr hilfsbereit und zugewandt. Emotionale Nähe schreckt sie nicht ab, sondern sie suchen sie im Gegenteil nahezu ständig. Vor die Wahl gestellt, treffen sie meist »Bauchentscheidungen«, denn sie trauen ihrer Intuition mehr als blanken Fakten. Deshalb kann es ihnen schon einmal passieren, dass sie eine gründliche Fehlinvestition tätigen, nur weil sie den Wertpapierberater so sympathisch finden und ihn nicht kränken wollen!

Logische Persönlichkeitstypen dagegen betrachten das Leben nüchterner und mit einem kühleren Kopf. Sie lassen sich von Empfindungen wie Sympathie und Antipathie weniger stark beeinflussen, denken aufgaben-, lösungs- und zweckorientiert, sind Verstandesmenschen. Ihre Entscheidungen treffen sie nach sorgfältiger Abwägung klarer Fakten, und so, dass sie vor allem der Sache dienen. Das bedeutet nicht, dass logische Persönlichkeitstypen unbedingt über Leichen gehen, aber nur für Friede, Freude, Eierkuchen opfern sie keine in ihren Augen erforderliche Kritik. Sie sind bei Weitem nicht so harmoniebedürftig wie fühlende Typen, wenn es um das zwischenmenschliche Miteinander geht, und auch auf persönliche Anerkennung verzichten sie zur Not, wenn ihr Ziel es erfordert. Auf die Wertschätzung und Zustimmung ihrer Mitmenschen sind sie weit weniger angewiesen als die fühlenden Typen. Die Missbilligung anderer ertragen sie deshalb auch sehr viel besser als diese; sie können besser »Nein« sagen und ziehen sich auch nicht umgehend beleidigt in ihr Schneckenhaus zurück, nur weil jemand sie schief ansieht. Von außen wirken sie manchmal etwas kühl und distanziert, obwohl sie natürlich genau dieselben Emotionen kennen wie fühlende Typen – sie lassen sich nur einfach sehr ungern von diesen leiten und fortreißen, denn sie trauen ihrem Kopf mehr als ihrem Herzen.

Warum so viele Frauen zu den fühlenden Persönlichkeitstypen zählen, während die Merkmale der logischen Typen häufig auf Männer zutreffen, darüber kann man nur spekulieren. Zum Teil hat es sicher mit geschlechtsspezifischer Sozialisation und Erziehung zu tun, denn auch heute noch werden Mädchen eher als Jungen angehalten, sich mit ihren Gefühlen auseinanderzusetzen und diese auch zu zeigen. Auch lernen sie früher und nachdrücklicher, dass sie auf andere Rücksicht nehmen sollten und werden für aggressives oder aufmüpfiges Verhalten eher bestraft als ihre männlichen Altersgenossen. Zum Teil ist die Präferenz aber wahrscheinlich tatsächlich angeboren. Vermutlich dafür verantwortlich ist das Hormon Testosteron: Acht Wochen nach der Empfängnis beginnt es, das Gehirn des männlichen Embryos zu beeinflussen. Es hemmt dabei die Reifung von Strukturen der rechten Gehirnhälfte, was zu einer starken Dominanz der linken Gehirnhälfte führt. Nun sind aber in der linken Gehirnhälfte überwiegend Funktionen wie das logisch-analytische Denken, Rationalität und mathematische Fähigkeiten angesiedelt.

Beim weiblichen Embryo findet eine solche Beeinflussung in dieser Form nicht statt, was möglicherweise dazu führt, dass Frauen einen besseren Zugang zu gefühlsmäßigen Inhalten haben als Männer. So belegen verschiedene Studien denn auch, dass Frauen schneller und treffsicherer als Männer anhand von Gesichtsausdrücken zwischen verschiedenen Emotionen anderer Menschen (zum Beispiel Angst, Ekel, Freude, Überraschung) unterscheiden können. Sie erkennen auch im Alltag eher, wie sich ihr Gegenüber gerade fühlt.

Gehören Sie und Ihr Partner trotz dieser geschlechtsspezifischen Unterschiede zufälligerweise zum gleichen Persönlichkeitstypus, dann können Sie den nachfolgenden Absatz, wenn Sie möchten, auch überspringen, denn dann werden die typischen Probleme, die sich aus einem Zusammenleben auf dieser Persönlichkeitsdimension unterschiedlicher Menschen ergeben, bei Ihnen wohl kaum an der Tagesordnung sein. Zählen Sie und Ihr Partner jedoch zu der großen Mehrheit von Paaren, bei denen einer (meist der Mann) ein logischer, der andere (meist die Frau) ein fühlender Typus ist, kann diese Unterschiedlichkeit zu einer Reihe immer wiederkehrender klassischer Konflikte im Alltag führen. Schauen wir uns einige davon deshalb genauer an – erkennen Sie sich beide darin wieder?

Klaus betrachtet die Dinge des Lebens meist kühl und sachlich und bringt seine Freundin Marianne damit oft genug auf die Palme. Marianne fragt sich dann verzweifelt, ob sie eigentlich mit einem Menschen oder mit Robocop zusam-

menlebt?! Hat Klaus denn gar kein Verständnis dafür, dass es außer Fakten im Leben noch ein paar menschliche Aspekte zu berücksichtigen gilt? Seine spöttischen Bemerkungen über ihre immer unglücklich verliebte Freundin Tina oder seine nüchternen Lösungsvorschläge für Mariannes Probleme mit einem Arbeitskollegen machen sie wütend. Sie will keine Lösungsvorschläge von ihm, sie will, dass er sie in den Arm nimmt oder mit ihr über den Kollegen schimpft, Herrgott noch mal! Wenn er sich dann angesichts ihrer ihm unverständlichen Empörung kopfschüttelnd hinter seine Zeitung zurückzieht, ist sie doppelt gekränkt.

Stefan sind die dauernden Herzensentscheidungen seiner Frau Amelie oft ein ziemlicher Dorn im Auge. Er fragt sich, wie zum Teufel sie offensichtliche sachliche Gegebenheiten einfach ignorieren kann, bloß um jemand anderem nicht auf die Zehen zu treten?! Warum sagt sie nicht einfach mal Nein, wenn ihre Kollegin ihr wieder zusätzliche Arbeit aufbürdet, um selbst früher Feierabend machen zu können? Sieht sie denn nicht, dass die dumme Gans sie nur ausnutzt? Außerdem strengt ihn Amelies überschwängliche, gefühlsbetonte Art oft an. Jedes Wochenende stundenlange Beziehungsgespräche – also wirklich! Und die Rosenblätter in der Badewanne letzten Samstag bedeuteten in seinen Augen vor allem eins: unnötige zusätzliche Putzarbeit!

Marco ist sehr knauserig mit Anerkennung und lebt im Alltag den schwäbischen Grundsatz »nicht geschimpft ist genug gelobt!«. Das ist schwierig zu ertragen für Karin, die immer sehr nach Zuspruch und liebevollen Worten hungert. Sie hat oft den Eindruck, dass Marco ständig nach Möglichkeiten sucht, Kritik an ihr loszuwerden. Sie fühlt sich dann schnell angegriffen und zieht sich verletzt zurück. Marco leitet seine Kommentare zwar gerne mit den Worten: »Also, nimm das bitte nicht persönlich, aber …« ein. Aber das prallt an Karin einfach ab. Wie, bitte, soll sie es anders nehmen als persönlich? Schließlich redet er ja mit ihr, oder?

Sylvia fühlt sich von ihrem Mann Karsten oft alleingelassen: Während sie gerne gemeinsam in großen Gefühlen schwelgen würde, verzieht Karsten beim ersten Anzeichen gesteigerter Emotionalität bereits gequält das Gesicht, egal, ob sie einen romantischen Film schauen oder leidenschaftlich über ein Thema debattieren. Es gehört auch nicht zu Karstens Stärken, sich in andere Menschen hineinzuversetzen. Lässt Sylvia beispielsweise vorsichtige Andeutungen darüber fallen, worüber sie selbst sich zum Geburtstag freuen würde, überhört er diese hundertprozentig. Sie müsste ihm vermutlich die Swarovski-Ohrringe, von denen sie träumt, fertig eingepackt und mit einer Erinnerung an das Datum versehen, in die Hand drücken, um sie geschenkt zu bekommen. Für Sylvia, die sehr sensibel ist und sich immer viele Gedanken über ihre Mitmenschen macht, ist Karstens Art ein Quell ständiger Enttäuschung.

Wenn Ralf und Gaby unterschiedlicher Meinung sind, ist das für Gaby schwer zu ertragen. Sie nimmt sich in Auseinandersetzungen meist schnell zurück, weil sie es hasst, mit Ralf zu streiten. Wenn sie dann mit einem »Na gut, wenn du unbedingt willst …« das Feld räumt, lehnt sich Ralf zu-

frieden zurück und ist der Meinung, dass der Konflikt damit bereinigt ist. Gaby aber ist noch lange danach insgeheim verärgert und gekränkt, weil sie in ihren Augen wieder mal den Kürzeren gezogen hat. Irgendwann ergießt sich ihre schlechte Laune dann ohne erkennbaren Anlass über Ralf – der wiederum ganz verwundert ist, weil er keine Ahnung hat, was er nun schon wieder falsch gemacht haben soll.

Sie sehen, es gibt im Alltag zahllose Gelegenheiten, bei denen sich fühlende und logische Menschen aneinander reiben können. Oft genug empfindet man die Andersartigkeit des Partners dann als puren Affront gegen die eigene Persönlichkeit. Eine wunderbare Grundlage für hitzige Streitereien und Auseinandersetzungen, die zu nichts führen! Denn der Versuch, den Partner an dieser Stelle zu einer (größeren) Veränderung zu bewegen, ist ungefähr so Erfolg versprechend wie der berühmte Wunsch, der Leopard möge doch bitte seine Flecken ablegen – sinnlos.

Er sagt – Sie sagt

Neben der Unterschiedlichkeit zwischen fühlenden und logischen Partnern sorgt auch das unterschiedliche Kommunikationsverhalten von Männern und Frauen häufig für Beziehungsstress. In vielen Studien zu diesem Thema konnte nachgewiesen werden, dass männliche und weibliche Kommunikation sich nicht nur hinsichtlich ihrer Muster, Normen und Inhalte unterscheidet, sondern dass Männer und Frauen Kommunikation auch zu anderen Zwecken nutzen.

Ein erster »Klassiker«, der diese Unterschiede sehr schön illustriert, ist folgende, den meisten Lesern sicher aus eigener Erfahrung bekannte Situation: Ein Paar ist mit dem Auto unterwegs und hat sich verfahren. Sie möchte nach dem Weg fragen – er weigert sich und sucht lieber auf eigene Faust weiter. Dass es sich bei diesem Szenario um weit mehr als ein Klischee handelt, zeigte unter anderem 2010 eine Umfrage unter über tausend britischen Autofahrern durch das Institut Fly Research: 26 Prozent der befragten Männer gaben dabei an, mindestens eine halbe Stunde suchend herumzufahren, ehe sie sich dazu herabließen, nach dem Weg zu fragen. 41 Prozent gestanden, währenddessen so zu tun, als wüssten sie genau, wo es langginge. 12 Prozent erklärten sogar, dass sie niemals nach dem Weg fragten! Das Resultat dieses männlichen Verhaltens in nackten Zahlen? 442 Kilometer Umwege pro Jahr und 2430 Euro Extra-Spritgeld im Laufe eines Autofahrerlebens!

Die Erklärung, die Kommunikationsforscher wie Deborah Tannen in den 90er-Jahren des vergangenen Jahrhunderts für die merkwürdige männliche Abneigung gegen das Fragen nach dem Weg fanden, ist die folgende: Männer führen Gespräche vor allem in der Absicht, Kontrolle auszuüben, ihre Unabhängigkeit zu demonstrieren und ihren Status zu verbessern. Ihre Sprache ist konkurrenzorientierter; es geht in Gesprächen eher darum, Position zu beziehen und/oder zu verteidigen. In Männergruppen ist die Klärung von Status- und Rangunterschieden ein ständiger – mehr oder weniger subtiler – Bestandteil jeglicher Interaktion. Männergespräche drehen sich auch inhaltlich deutlich häufiger als Frauengespräche um Themen wie Leistung, Wettbewerb und Aggression. Vor diesem Hintergrund wird klar, warum Männer tatsächlich äußerst ungern nach dem Weg fragen: Zuzugeben, dass man(n) etwas nicht weiß, was ein anderer einem sagen kann, schafft einen Zustand der Machtasymmetrie – ganz im Sinne des Prinzips »Wissen ist Macht«. Also ist für den Mann das Fragen nach dem Weg gefühlt eine üble Sache, denn sie schwächt seine Position in der Hackordnung. Ehe er das erträgt, fährt er lieber weiter im Kreis herum!

Frauen dagegen stellen über Kommunikation vor allem Intimität, Zugehörigkeit und Verbundenheit her. Sie betrachten Gespräche in erster Linie als Mittel, Beziehungen zu pflegen und zu bestätigen. Miteinander über alles Mögliche zu sprechen, vorzugsweise über Gefühle, Familie und Beziehungen, ist für sie das Natürlichste der Welt. Der beste Beweis: Nirgendwo auf der Welt werden Sie zwei Frauen finden, die schweigend beim Angeln nebeneinander sitzen! In Frauengruppen wird deshalb – im Unterschied zu den Männergruppen – auch in erster Linie die Gleichartigkeit und Gleichwertigkeit aller Anwesenden betont. Hierarchisierung und Positionierung sind verpönt und werden nach Möglichkeit verhindert. Forscher nennen das auch gerne das »Krabbenkorb-Phänomen«: Stellen Sie sich einen Korb voller frisch gefangener Krabben vor. Fischer wissen, dass sie diesen Korb unbesorgt offen stehen lassen können – denn beginnt eine von den Krabben, nach oben zum Rand hin zu krabbeln, folgen ihr die anderen und ziehen sie wieder nach unten zurück. Ausbruchsversuch beendet.

Einer Frau kommt es deshalb gar nicht in den Sinn, dass mit einer Frage nach dem Weg für sie ein Statusverlust verbunden sein könnte. Im Gegenteil: Untersuchungen zeigen, dass Frauen im Vergleich zu Männern sogar sehr viel häufiger Fragen stellen, da sie diese als eine Möglichkeit erachten, Interesse am Gesprächspartner zu signalisieren. Auch bestätigen sie das von ihrem Gesprächspartner Gesagte während einer Unterhaltung häufiger als Männer, indem sie mit Mimik, Gesten oder Worten ihre Zustimmung zum Ausdruck bringen.

Dieser Unterschied im Kommunikationsverhalten ist mit verantwortlich für die weitverbreitete Situation allabendlich auf Wohnzimmersofas weltweit – auch diesen »Klassiker« kennen Sie bestimmt: Er kommt müde nach Hause, nachdem er den lieben langen Tag mit Worten gekämpft und sich durchgesetzt hat und meint, er könnte jetzt in friedlichem Schweigen mit seiner Partnerin das Zusammensein genießen. Schließlich muss er mit ihr nicht mehr über die Rangfolge verhandeln, ihr gegenüber keinen Status verteidigen. Sie dagegen ist zwar auch müde, stellt sich aber unter gemütlichem Zusammensein vor, dass man miteinander redet … Die Unzufriedenheit, möglicherweise auch der Zoff am Ende der Szene sind vorprogrammiert.

Ein weiterer Unterschied in der Kommunikation von Männern und Frauen, der oft für Ärger in Beziehungen sorgt: Männer reagieren speziell in Krisensituationen meist problemorientiert (»Du hast ein Problem? Komm her, ich reparier dir das!«), Frauen dagegen eher emotionsorientiert (»Du hast ein Problem? Komm her und lass uns drüber reden, wie du dich damit fühlst!«). Das heißt, Männer sind schnell mit konkreten Lösungsvorschlägen bei der Hand, während Frauen sich zunächst mit den Emotionen auseinandersetzen möchten, die die Situation in ihnen auslöst. Sie suchen dann eher nach emotionaler Unterstützung und Anteilnahme, wollen sich der Zusammengehörigkeit versichern und spüren, dass der Partner mit ihnen fühlt. Einen weiteren »Klassiker« hierzu beschreibt Deborah Tannen in ihrem Buch *Du kannst mich einfach nicht verstehen:* »Eva hatte sich einen Knoten aus der Brust entfernen lassen. Kurz nach der Operation erzählte sie ihrer Schwester, wie schrecklich sie es fand, dass man an ihr herumgeschnitten hatte und dass der Anblick der Stiche sie unglücklich mache, weil sie eine Narbe bildeten, durch die die Form der Brust sich verändert hatte. Ihre Schwester sagte: ›Ich weiß. Nach meiner Operation habe ich mich genauso gefühlt.‹ Als Eva ihrem Mann Mark dasselbe erzählte, antwortete er: ›Du kannst ja zum Schönheitschirurgen gehen, um die Narbe kaschieren und die Brustform korrigieren zu lassen.‹ – Eva protestierte: ›Ich werde mich nicht noch mal operieren lassen, die erste Operation war schlimm genug! Es tut mir leid, wenn meine Brust dir jetzt nicht mehr gefällt.‹ Mark war verletzt und verwirrt. ›Es macht mir nichts aus‹, widersprach er. ›Es stört mich überhaupt nicht.‹ Sie fragte: ›Warum erzählst du mir dann, dass ich zu einem Schönheitschirurgen gehen soll?‹ Er antwortete: ›Weil du gesagt hast, dass du unglücklich darüber bist, wie es aussieht.‹«

Eine solche männliche Reaktion hat der bereits erwähnte Kabarettist Bernhard Ludwig mal sehr schön und treffend als »vorzeitigen Lösungserguss« bezeichnet. Frauen fühlen sich von Männern, die so reagieren, oft unverstanden und nicht wirklich wahrgenommen. Denn sie erwarten, dass der Partner ebenso reagiert, wie die beste Freundin oder sie selbst es in derselben Situation tun würden: emotionsorientiert. Frauen wünschen sich, erst einmal in den Arm genommen und getröstet zu werden, wollen Zuspruch erfahren, hören, dass jemand mitschimpft auf die böse Welt da draußen (Empathie zeigen, nennt man das!), Tee kocht oder ein Entspannungsbad für sie einlässt – und dann, irgendwann sehr, sehr viel später kann man vielleicht allmählich über konkrete Lösungsvorschläge nachdenken. Männer wiederum sind frustriert, wenn ihr gut gemeinter Versuch zu helfen brüsk zurückgewiesen wird. Kein böser Wille von beiden Seiten – einfach ein weiteres Beispiel dafür, dass Herzdame und Kreuzkönig auf kommunikativer Ebene in mancherlei Hinsicht unterschiedlich funktionieren!

Last but not least verweist John Gray in seinem Bestseller *Männer sind anders. Frauen auch* zu Recht auf einen letzten wichtigen Unterschied zwischen männlicher und weiblicher Kommunikation: »Indem Frauen sich um andere sorgen, bringen sie ihre Liebe und Fürsorge zum Ausdruck.« Dies tun Herzdamen dann unter anderem gerne, indem sie ungefragt Ratschläge erteilen (»Fahr nicht so schnell, du wirst noch einen Strafzettel bekommen!«) oder indem sie einen schweigsamen Partner bedrängen, über seine Gefühle zu sprechen (»Du hast doch was! Ich merke, dass dich etwas bedrückt! Sag mir doch, was mir dir los ist!«). Bei Kreuzkönigen läuft die Sache leider etwas anders, wie Gray erklärt: »Seltsamerweise zeigt ein Mann seine Liebe, indem er sich *keine* Sorgen macht. Ein Mann fragt sich: ›Wie kann ich mir um jemanden Sorgen machen, dem ich Bewunderung und Vertrauen entgegenbringe?‹ (...) Ich habe Jahre gebraucht um zu verstehen, dass meine Frau tatsächlich wollte, dass ich mir um sie Sorgen mache, wenn sie Ärger hat.« Aufgrund dieser Unterschiedlichkeit sind weitere Missverständnisse zwischen Mann und Frau vorprogrammiert. Wenn sie ihre Sorgen um ihn zum Ausdruck bringt, will sie damit zwar Liebe und Fürsorge zeigen – bei ihm kommt jedoch Folgendes an: »Sie hält mich für unfähig, mit meinen Problemen selbst fertigzuwerden und kritisiert mich!« Und umgekehrt empfindet sie seine Nicht-Sorge um sie oft keineswegs als Kompliment und Zutrauen in ihre Kompetenzen, sondern im Gegenteil als Liebesentzug und Gleichgültigkeit ihr gegenüber.

Jede Menge Möglichkeiten also für ein Paar, souverän aneinander vorbeizukommunizieren! Und das alles, ohne dass überhaupt ein echter Konflikt am Horizont zu sehen wäre – einfach nur so, im ganz normalen Alltag. Können Sie sich vorstellen, dass all dies der Liebe ziemliche Probleme bereiten kann?

Fallstrick 3: Babylonische (Liebes-) Sprachverwirrung

»Ich kann es meiner Frau einfach nicht recht machen«, sagte ein Mann einmal zu mir, als er mir in meiner Praxis gegenübersaß. »Ich liebe sie wirklich, und ich bemühe mich, es ihr zu zeigen, wo ich kann. Ich bringe ihr immer wieder mal Geschenke und Blumen mit, auch einfach so, ohne Anlass. Ich sage ihr immer wieder, wie schön ich sie finde und wie froh ich bin, dass sie meine Frau ist. Neulich habe ich sie sogar mit einem Wochenende in Paris überrascht – ich habe einfach die Koffer gepackt, während sie bei der Arbeit war, und als sie wiederkam, habe ich sie ins Auto gesetzt und bin mit ihr losgefahren, ohne ihr zu sagen, wohin die Reise geht. Ich hatte ein schönes Hotel in Montmartre reserviert, und wir waren in einem romantischen kleinen Lokal zum Abendessen. Solche Sachen überlege ich mir lange im Voraus, und manchmal habe ich auch das Gefühl, dass sie sich freut. Aber die meiste Zeit über nörgelt sie nur an mir rum – weil ich vergessen habe, den Rasen zu mähen, weil meine Schuhe im Flur rumliegen oder weil ich zu spät aus dem Büro gekommen bin, um noch Mineralwasser einkaufen zu können. Es gibt Tage, da lässt sie wirklich kein gutes Haar an mir. Rasen, Schuhe, Mineralwasser – ich frage Sie: Sind solche Sachen denn wirklich so wichtig für euch Frauen?«

»Ja, jetzt zieht er das Ganze wieder ins Lächerliche!«, entgegnete seine Frau heftig. »Aber ich finde das gar nicht lustig! Nie ist er da, wenn ich ihn mal brauche. Hundertmal muss ich ihn bitten, bis er mal eine Glühbirne auswechselt. Dass er einmal von sich aus fragen würde, ob im Haushalt irgendetwas zu tun ist – und sei's nur den Müll runterbringen –, habe ich noch nie erlebt. Einmal bin ich vom Einkaufen heimgekommen, da hatte er mein Auto in den Hof gefahren und war gerade dabei, die Winter- gegen die Sommerreifen zu tauschen. Da bin ich beinahe umgefallen vor Staunen, dass er von selbst auf diese Idee gekommen ist! Aber das blieb leider eine rühmliche Ausnahme. Was nützt mir ein Wochenende in Paris, wenn er mich zu Hause im Alltag nie unterstützt?«

Klagen wie diese habe ich in meiner Arbeit als Paartherapeutin schon oft gehört. Meistens habe ich den Paaren dann ein Konzept erklärt, das der amerikanische Paarberater Gary Chapman entwickelt hat, und das mir gut gefällt, weil es so anschaulich ist: das der fünf Liebes-Muttersprachen. Nach vielen Jahren der Arbeit mit Paaren habe ich den Eindruck, dass gar nicht so wenige Streitigkeiten zwischen Mann und Frau nämlich oft genau in dem Problem wurzeln, das Chapman mit seiner Metapher der Liebes-Muttersprache sehr schön beschreibt: Zwei Menschen versuchen zwar, einander ihre Liebe zu zeigen, aber in verschiedenen »Sprachen«, und deshalb können sie nicht verstehen, was der andere ihnen zu sagen versucht.

Stellen Sie sich einfach einmal vor, Sie sind im Urlaub und verlieben sich Hals über Kopf in eine/n feurige/n Spanier/in. Ihre Gefühle werden von ihr/ihm durchaus erwidert, aber leider, leider sprechen Sie kaum ein Wort Spanisch, und Ihr/e Angebetete/r kein Deutsch. Zwar können Sie nun versuchen, sich mit Händen und Füßen zu verständigen, aber in den allermeisten Fällen werden Sie beide es schwer haben, zu verstehen, was der andere ihnen mitteilen will. Missverständnisse sind vorprogrammiert, das Begreifen von Feinheiten und Andeutungen sowie Zwischen-den-Zeilen-Lesen sind nahezu unmöglich. Wenn Sie erfolgreich miteinander kommunizieren wollen, wird Ihnen nichts anderes übrig bleiben, als die Sprache des jeweils anderen zu erlernen – mühsam, Schritt für Schritt und jeden Tag ein bisschen besser. Nur so haben Sie die Chance, dass Sie beide einander irgendwann wirklich gut verstehen können und nicht ewig aneinander vorbeireden. Wenn Ihnen das den Aufwand nicht wert ist – tja, dann stehen die Chancen äußerst schlecht, dass aus Ihrem Urlaubsflirt jemals eine dauerhafte und tiefe Beziehung wird. Vielleicht reicht es für ein schnelles Abenteuer, aber sicher nicht für mehr.

Ganz ähnlich wie mit der (Mutter-)Sprache verhält es sich, Chapman zufolge, auch mit unserer Art, Liebe auszudrücken und zu empfangen. Wie wir unsere Muttersprache von unseren engsten Bezugspersonen als Kind – in der Regel unserer Familie – erlernen, so beobachten wir bei diesen auch, dass es bestimmte Formen gibt, einem anderen Menschen seine Liebe zu zeigen. So können wir beispielsweise in einer Familie aufwachsen, in der nicht viel über Liebe gesprochen wird, in der es aber selbstverständlich ist, einander häufig in den Arm zu nehmen, zärtlich zu berühren oder zu knuddeln, und einander auf diese Art zu zeigen, wie sehr man sich mag. Oder wir erleben mit, wie sich unsere Familienmitglieder gegenseitig im Alltag unterstützen, helfen und fördern und sich so ihre Liebe zeigen. In uns entsteht dann ein Bild davon, wie und auf welchem Weg Liebe mitgeteilt wird, genauso, wie wir nach und nach lernen, uns sprachlich mitzuteilen. Die Art und Weise, in der wir in unserer frühen Kindheit Liebe erfahren und geben, prägt uns deshalb in ähnlicher Weise, wie uns unsere Muttersprache prägt – wir beherrschen sie irgendwann aus dem Effeff, sie ist uns vertraut, und wir fühlen uns wohl und sicher in ihr. Sie wird zu einem Teil unserer Persönlichkeit. Kommen wir in Kontakt mit anderen Menschen, werden wir immer versuchen, uns in ihr mitzuteilen. Und wenn der andere in derselben Sprache antwortet, freuen wir uns, fühlen uns verstanden und akzeptiert.

Im Unterschied zu unserer Muttersprache ist uns unsere »Muttersprache der Liebe«, wie Chapman sie nennt, allerdings in der Regel nicht bewusst. Aus diesem Grund hinterfragen wir sie auch nicht und setzen einfach voraus, alle anderen Menschen auf der Welt sprächen dieselbe Sprache wie wir – ein fataler Irrtum und die Quelle vieler Missverständnisse in Partnerschaften! Denn ebenso wie es zahlreiche Sprachen und Dialekte gibt, so gibt es auch unterschiedliche Liebes-Muttersprachen. Glücklicherweise nicht ganz so viele, wie es Sprachen gibt (in der Wissenschaft ist man sich nicht einig darüber, ob derzeit 6000 oder 7000 Sprachen weltweit existieren), aber – wenn man Chapman folgt – doch immerhin fünf. Genug, um für reichlich unfruchtbare Kommunikation und Enttäuschungen unter Liebenden zu sorgen. Ich möchte sie Ihnen in aller Kürze nachfolgend vorstellen.

Liebessprache 1: Lob und Anerkennung

Lob und Anerkennung sind meist offensichtliche Formen, Liebe auszudrücken. Dem anderen ein Kompliment zu machen für sein Aussehen, sein Wesen oder für etwas, das er getan hat oder besonders gut kann, scheint den meisten von uns in der Anfangszeit einer Beziehung (der »Werbungsphase«) ganz selbstverständlich. Natürlich gehört in diese Kategorie auch der magische Satz: »Ich liebe dich!« in all seinen Variationen und Abwandlungen. Dem anderen ausdrücklich zu sagen, dass man ihn liebt und begehrt, ist ebenfalls ein wichtiger Bestandteil des Werbungsrituals.

Zu dieser Liebessprache zählen übrigens auch alle Äußerungen, die den Partner ermutigen, ihn anspornen, seine Talente hervorheben und ihm das Gefühl geben, dass Sie an ihn glauben. Wir werden uns später noch damit beschäftigen, wie wichtig das dadurch erzeugte »Wir-Gefühl« für Sie beide und Ihre Partnerschaft ist.

Liebessprache 2: Zweisamkeit

Diese Sprache erkennt man am schnellsten, wenn man auf bestimmte Klagen unzufriedener Partner zu achten gelernt hat: »Er ist nie für mich da!« – »Für alle und jeden hat sie Zeit, nur für mich nicht!« – »Ich kann mich nicht daran erinnern, wann wir das letzte Mal ein Wochenende nur für uns allein hatten!«

Mit Zweisamkeit, von amerikanischen Paartherapeuten gerne auch *quality time* (»Qualitätszeit«) genannt, ist die Zeit gemeint, in der mein Partner mir seine ungeteilte Aufmerksamkeit schenkt. Denken Sie an die Anfänge Ihrer Beziehung zurück, als Sie noch frisch verliebt waren und vor Ihnen beiden die Pizza im Restaurant langsam kalt wurde, weil Sie so damit beschäftigt waren, intensiv miteinander zu reden oder sich einfach nur verliebt in die Augen zu schauen. Gespräche sind eine Möglichkeit diese Zweisamkeit zu leben; aber auch gemeinsame Unternehmungen, an denen beide Freude haben – ein Spaziergang, gemeinsames Musikhören, ein geteiltes Hobby oder auch ein gemeinsam in Angriff genommenes Projekt. Bei der Zweisamkeit geht es in erster Linie darum, dem Partner für einen bestimmten Zeitraum das Gefühl zu vermitteln, dass er das Wichtigste auf der Welt für einen selbst ist, dass man sich intensiv für ihn interessiert und dass man das Zusammensein mit ihm in vollen Zügen genießt.

Zur *quality time* gehört folglich *nicht:* die Zeit, während der Sie beide an der Supermarktkasse anstehen und darauf warten, dass die Dame vor Ihnen endlich ihre Fünf-Cent-Stücke aus der Geldbörse herausgekramt hat; die Zeit, in der Sie zusammen vor dem Fernseher sitzen; und auch *nicht* die Zeit, die Sie zusammen mit den Kindern und/oder Freunden und Familie verbringen.

Liebessprache 3: Geschenke

Erinnern Sie sich noch an das Beispiel des Paares vom Anfang des Kapitels? Geschenke waren die Liebessprache des Mannes – wie sich herausstellte, war er in einer Familie aufgewachsen, in der diese eine große Rolle spielten und als sichtbarer Beweis von Aufmerksamkeit, Liebe und Zuwendung galten. Nie hat sein Vater in vierzig Jahren Ehe einen Hochzeitstag vergessen, jedes Mal überraschte er seine Frau mit einem Geschenk. Es war üblich, einander auch im Alltag, ganz ohne Anlass, immer wieder mal mit Kleinigkeiten eine Freude zu bereiten, und die Familienmitglieder wetteiferten im Stillen darum, wer wem das originellste und liebevollste Geschenk gemacht hatte. Dabei ging es meist gar nicht um den materiellen Wert der Geschenke – viel wichtiger war die mit ihnen verbundene Botschaft: »Du bist mir wichtig, ich hab an dich gedacht, lange überlegt, was dich freuen könnte, ich will dich überraschen und glücklich machen!« Ein Ring aus einem Kaugummiautomaten, ein sorgsam ausgewählter schöner Stein oder eine Grußkarte mit einer für den Empfänger ganz besonderen Botschaft konnten so wertvoller werden als das teuerste Schmuckstück. So verwendete der Sohn diese Muttersprache später ganz selbstverständlich auch in seiner eigenen Beziehung weiter und konnte gar nicht begreifen, dass seine Frau nicht verstand, was er ihr mit seinen Gaben mitteilen wollte. Leider sprach sie eine andere Liebessprache – ihr wenden wir uns als Nächstes zu.

Liebessprache 4: Hilfsbereitschaft

Hilfsbereitschaft war die Sprache, in der die so häufig beschenkte Frau ihrem Mann ihre Liebe zeigte und in der sie selbst von ihm auch angesprochen werden wollte. Hilfsbereitschaft umfasst viele Facetten. Einmal natürlich die ganz praktische gegenseitige Unterstützung bei alltäglichen Aufgaben und Problemen. Mit Hilfsbereitschaft ist zum anderen aber auch all das gemeint, was mit liebevoller Fürsorge füreinander zu tun hat: für den anderen eine besondere Mahlzeit kochen, im Alltag darauf achten, wie es ihm geht, ihm eine Wärmflasche oder einen Tee ans Bett bringen, wenn er krank ist oder ihn nach einem stressigen Arbeitstag mit einer Massage verwöhnen.

Gerade bei dieser Liebessprache kann es aber wichtig sein – darauf weist Chapman zu Recht hin –, darauf zu achten, dass es verschiedene »Dialekte« gibt. Als Hilfsbereitschaft und Unterstützung wahrgenommen werden vom Partner nämlich meist nur die helfenden Aktivitäten, die er selbst sich auch wirklich wünscht. Denken Sie an das Beziehungskonto und daran, dass nicht der *Einzahler* über den Wert der Gutschrift entscheidet, sondern der *Empfänger*! Nehmen wir im Falle des beschriebenen Paares an, der Mann hätte nach unserem Gespräch beschlossen, ab sofort jeden Samstag das Auto seiner Frau zu waschen, um sich ihrer Liebessprache zu bedienen, dann wäre seine Botschaft nur dann richtig bei ihr angekommen, wenn sie ein sauberes Auto für eine gute Sache hält. Wäre ihr ein sauberes Auto aber vollkommen unwichtig, wäre sein Versuch wieder im babylonischen Durcheinander ihrer beider Liebessprachen verpufft.

Liebessprache 5: Zärtlichkeit

Nun, auf diese Liebessprache wären Sie wahrscheinlich auch allein gekommen, nicht wahr? Der Austausch von Zärtlichkeiten ist sicherlich die grundlegendste, ursprünglichste aller Liebessprachen. Lange, bevor wir unser erstes Wort zu brabbeln gelernt haben (oder das, was unsere stolzen Eltern dafür halten!), tauschen wir mit unseren wichtigsten Bezugspersonen, allen voran meist der Mutter, Zärtlichkeiten aus. Die Haut ist unser größtes Sinnesorgan und höchst empfänglich für alle Formen des Küssens, Streichelns und Berührens. Später, im Erwachsenenalter, findet Zärtlichkeit natürlich auch im Bereich der Sexualität ihren Ausdruck. Und noch ganz am Ende unseres Lebens, wenn uns Geschmacks-, Gehör-, Gesichts- und Geruchssinn vielleicht schon den Dienst verweigern, bleibt eine liebevolle Berührung oft der letzte mögliche Zugang, den andere Menschen noch zu uns und unserer Seele nehmen können.

Wenn Sie jetzt, da Sie alle fünf Liebessprachen kennengelernt haben, noch einmal kurz überlegen, wird Ihnen wahrscheinlich auffallen, dass wir in der Anfangsphase einer Beziehung meist alle dazu neigen, uns jeder dieser Sprachen mehr oder weniger eloquent zu bedienen. Sind wir frisch verliebt, so überschütten wir den anderen fortlaufend nicht nur mit Beteuerungen, wie einzigartig und wundervoll er doch ist, wir sind auch großzügig mit Geschenken – von Zärtlichkeiten ganz zu schweigen. Zweisamkeit ist für uns das höchste Gut; jede Minute, die wir mit dem anderen allein verbringen können, beglückt uns zutiefst. Und selbstverständlich sind wir auch meist sehr umeinander bemüht und helfen einander, wo wir nur können. In dieser Phase einer Partnerschaft sind unterschiedliche Muttersprachen der Liebe deshalb in den wenigsten Fällen ein Problem – wie von Zauberhand versetzt uns der Hormonrausch des Anfangs auch hier in die Lage, einander all das zu geben, was wir uns voneinander wünschen.

Irgendwann, wenn der Alltag dann eingekehrt ist und man die ersten Schattenseiten aneinander zu entdecken beginnt, fallen einem Liebesworte plötzlich nicht mehr so leicht, oder man wird einfach nachlässiger in der Art, wie man miteinander umgeht. Man hört auf, einander Komplimente zu machen. Geschenke werden – wenn überhaupt – nur noch zu besonderen Anlässen gemacht oder als lästige Pflicht irgendwann ganz abgeschafft. Für Zärtlichkeiten fehlt vor lauter Stress oft die Zeit und Energie; der flüchtige Kuss beim Abschied oder zur Begrüßung ist an vielen Tagen alles, was an körperlicher Berührung zwischen Paaren stattfindet. Zeiten der ungestörten Zweisamkeit verschwinden angesichts der Ansprüche, die von Kindern, Familie, Freunden, Arbeit, Hobby und Alltag an uns gestellt werden – und wenn man dann tatsächlich einmal miteinander alleine ist, dann versinkt man nur allzu oft erschöpft in banaler Fernsehunterhaltung. Und auch die anfängliche Hilfs- und Unterstützungsbereitschaft füreinander bleibt oft immer mehr auf der Strecke – nicht zuletzt als Ergebnis des Gefangenendilemmas, das Sie mittlerweile ja bereits kennen und in dessen Griff jede Kooperationsbereitschaft früher oder später erstickt.

Diese Entwicklung ist für jede Beziehung schädlich, aber ganz besonders problematisch ist es, wenn Sie Ihrem Partner (oder er Ihnen) irgendwann nicht mehr in

»seiner« Muttersprache der Liebe mitteilen können oder wollen, wie sehr Sie ihn lieben. Denn das ist für jeden von uns gleichbedeutend mit dem Gefühl, nicht mehr geliebt zu werden. Das Ergebnis ist ein Teufelskreis aus Frustration, unerfüllten gegenseitigen Forderungen und darauf folgend noch mehr Frustration. Irgendwann beginnt man, sich voneinander zurückzuziehen und die innere Distanz zwischen beiden Partnern wird immer größer.

Fallstrick 4: Kinder, Küche, Karriere, Kollaps!

Studien belegen eindeutig, dass selbst bei Paaren, die mit den besten Voraussetzungen und Vorsätzen hinsichtlich partnerschaftlicher und gleichberechtigter Arbeitsteilung in ihre Beziehung starten, spätestens innerhalb eines Jahres nach der Geburt des ersten Kindes die traditionelle Rollenverteilung Einzug hält – sehr oft leider um den Preis einer unzufriedenen, sich übervorteilt fühlenden Partnerin. Das alte Rollenmodell drängt sich in den meisten Fällen mit Macht dann in den Vordergrund, sobald das Baby erst einmal auf der Welt ist: Sie ist plötzlich nur noch für Kind und Haushalt zuständig, er fürs Geldverdienen. Über die sich aus der neuen Situation ergebenden zusätzlichen Konflikte in einer Partnerschaft haben Sie im Kapitel »Der sexuelle Lebenszyklus in der Langzeitbeziehung« schon einiges erfahren. Statt Friede, Freude und Familienglück herrscht plötzlich Krieg an allen Fronten: »Du unterstützt mich nicht genug!« – »Du interessiert dich nicht genug für unser Kind!« – »Stell dich nicht so an, andere Frauen schaffen das mit Haushalt und Kind doch auch!« – »Ich muss schließlich arbeiten gehen, reicht das etwa nicht?«

Entscheiden sich Frauen, frühzeitig nach der Geburt des Kindes wieder arbeiten zu gehen, um die partnerschaftliche Schieflage nicht zu groß werden zu lassen, scheitern sie oft an ihrem Anspruch, sämtliche Rollen, die sie sich in ihrem Leben auferlegen, perfekt auszufüllen. Betrachtet man die gesellschaftlichen Entwicklungen der vergangenen sechzig Jahre, so lässt sich ohne Weiteres feststellen, dass viele Frauen auf das noch in den Fünfzigern des letzten Jahrhunderts für sie gängige Rollenmodell – Ehefrau, Hausfrau und Mutter – schlicht ein zweites, nämlich das der Karrierefrau, »draufgesattelt« haben, ohne dafür eine einzige ihrer bisherigen Aufgaben und Pflichten abzugeben. Sie haben die Vorstellungen früherer Generationen darüber, wie sie Haushalt und Kindererziehung zu managen haben – ohne nennenswerte männliche Unterstützung jenseits des Finanziellen, stets lächelnd und herausgeputzt –, beibehalten und sind zusätzlich noch berufstätig geworden mit dem Anspruch auf Erfolg. Dass man aber auf einen Vollzeitjob nun mal nicht ungestraft einen zweiten obendrauf packen und dazu einen 24-Stunden-Tag auf 48 Stunden strecken kann, haben sie dabei geflissentlich übersehen. Und die Anzahl der Männer ist leider (noch) gering, die begeistert Privilegien und gut bezahlte, statusbringende und intellektuell anspruchsvolle Aufgaben abgeben, um stattdessen unbezahlte, wenig aufregende und meist unter Ausschluss der Öffentlichkeit zu erledigende Tätigkeiten wie Hemden bügeln, Toilette putzen oder Baby wickeln auszuführen. Verständlich, wer kann ihnen das verübeln?

Dass Männer sich so schwer damit tun, ihre Rolle als Familienernährer aufzugeben, hat natürlich unterschiedliche Gründe. Zum einen mangelt es schlicht an geeigneten Rollenvorbildern in den Herkunftsfamilien der derzeit erwachsenen Generationen. Die wenigsten von ihnen sind mit dem von Ina Deter schon 1982 phonstark geforderten »neuen Mann« als Vater aufgewachsen; die klassische Aufgabenteilung war in den meisten Familien der Regelfall: Mama kümmert sich um Haus und Kinder – und wenn sie Energie übrig hat oder die Extrawünsche zu groß werden, dann nimmt sie nebenbei stundenweise oder höchstens halbtags eine Arbeit an. Papas Beitrag besteht in der finanziellen Absicherung der Familie und gegebenenfalls in regelmäßigem Rasenmähen. Ansonsten sind häusliche Verpflichtungen allein Mamas Sache. Aber auch den Frauen fehlen immer noch passende Rollenvorbilder, wenn sie aus den traditionellen Strukturen ausbrechen wollen. Auch heute noch wirken eine Reihe von Muttermythen in Deutschland ungleich stärker als in unseren Nachbarländern. Die vielerorts geäußerte (erwiesenermaßen falsche!) Überzeugung, dass Kinder in den ersten Lebensjahren keinesfalls außerhäuslich untergebracht werden dürften, weil dies zu schweren Störungen in ihrer Entwicklung und zur Unterminierung der Mutter-Kind-Bindung führe, ist nur eine davon.

Kein Wunder also, dass es auch 2012 nur wenige deutsche Männer schaffen, das Modell »neuer Mann« anders als per Lippenbekenntnis umzusetzen. Zwar verkündet heute kein Mann, der etwas auf sich hält, noch lautstark am Stammtisch, dass die Frau an den Herd und der Herd ins Schlafzimmer gehört. Doch sprechen die aktuellen Zahlen in Sachen Elternzeit und Familiengestaltung eine deutliche Sprache:

Eine 2010 durchgeführte Studie des Instituts für Demoskopie Allensbach ergab, dass 84 Prozent aller Mütter unter 45 Jahren schon einmal ihre Berufstätigkeit unterbrochen haben, um die eigenen Kinder zu betreuen. Bei Vätern waren es lediglich 10 Prozent. Mit 21 Prozent der Väter nimmt nur jeder fünfte die ihm zustehende Elternzeit in Anspruch. Wohlgemerkt: Wir reden hier nicht von einer länger andauernden Auszeit, sondern lediglich von zwei Monaten, um die ein Paar die Auszahlung des Elterngeldes verlängern kann, wenn der Mann sich bereit erklärt, in dieser Zeit zu Hause zu bleiben. Acht Wochen – im Grunde genommen nicht mehr, als ein knapp verlängerter Jahresurlaub oder die Zeit, die man sich wegen eines komplizierten Beinbruchs krankschreiben lassen kann.

Ebenfalls 2010 belegte eine Vorwerk-Familienstudie, dass sich an der Aufgabenteilung in Familien in den letzten fünf Jahren nichts Wesentliches geändert hat. Aufgaben im Bereich der Hausarbeit und Kindererziehung werden überwiegend von den Frauen erledigt (je nach Aufgabe im Schnitt etwa zu 75 Prozent). Das betrifft speziell die bei vielen Männern unbeliebten Routinetätigkeiten im Haushalt, wie Wäschewaschen, Bügeln, Kochen, Fensterputzen, Reinigen von Fußböden und Bädern, aber auch zum Beispiel die Betreuung der Kinder bei den

Schularbeiten. Lediglich Reparaturen im Haushalt und Rasenmähen sind eher Männerdomänen.

Es scheint außerdem auch eine gewisse Verwirrung bzw. Uneinigkeit der Geschlechter hinsichtlich der Frage zu herrschen, was denn überhaupt eine erstrebenswerte neue Männerrolle sein könnte. In derselben Vorwerk-Studie wurden Frauen und Männer gebeten, zu definieren, was aus ihrer Sicht einen »modernen Mann« auszeichne. In den Antworten traten klare Unterschiede zutage: Aus Sicht der Frauen zeichnet sich ein »moderner Mann« sehr viel stärker durch Beteiligung an der Haushaltsführung und Familienarbeit aus. Er ist hilfsbereit, freundlich, zärtlich und einfühlsam, beteiligt sich an der Kindererziehung und kann auch Gefühle zeigen. Männer dagegen porträtieren den »modernen Mann« seltener als auf partnerschaftliche Gleichberechtigung bedacht. Neben der gepflegten Erscheinung betonen sie vergleichsweise häufiger das modische Interesse des »modernen Mannes«, seine Berufs- und Karriereorientierung, aber auch sportlichen Ehrgeiz. Kein Wunder, dass diese geschlechtlichen Differenzen hinsichtlich der Vorstellung vom »modernen Mann« zu mancherlei Enttäuschung in der Partnerschaft führen. Sie wünscht sich einen sensiblen und engagierten Familienmenschen, er dagegen vertritt die Ansicht, dass mit einer schicken Krawatte, regelmäßigem Brusthaar-Waxing und einem ordentlichen Gehaltsscheck bereits alles getan ist … Übrigens liegt in diesem Missverständnis zwischen den Geschlechtern offenbar auch ein Schlüssel zur Fortpflanzungsunwilligkeit vieler Paare in Deutschland. Das Zukunftsinstitut in Kelkheim, das unter der Leitung von Matthias Horx Zukunftstrends prognostiziert, prophezeite in einer Studie mit dem Titel »Lebensstile 2020« ganz klar: Mehr Kinder gibt's nicht durch mehr Krippenplätze, sondern dann, wenn auch verstärkt Väter zu Hause bleiben!

Die Wurzel des Übels ist aber keineswegs nur auf individueller (Paar-)Ebene zu suchen. Auch unsere Gesellschaft trägt immer noch nicht zufriedenstellend dazu bei, Partnerschaft mit Kindern leichter lebbar zu machen. Von flächendeckender Kinderbetreuung sind wir in Deutschland leider trotz aller Anstrengungen noch weit entfernt. Je nach Wohnort und Alter des Kindes ist es für Eltern oft nahezu unmöglich, eine bezahlbare, qualitatitv hochwertige Betreuungsform zu finden, die flexibel genug ist, um den heutigen Ansprüchen Berufstätiger gerecht zu werden. Es existieren nach wie vor nicht ausreichend Angebote wie Betriebskindergärten und -tagesstätten. Ende 2009 besaßen – einer Umfrage des Instituts der deutschen Wirtschaft zufolge – lediglich 2,4 Prozent der Unternehmen eine solche Einrichtung (vorwiegend größere Unternehmen mit 250 oder mehr Beschäftigten). Damit ist der Anteil in den vergangenen Jahren sogar gesunken: 2006 betrug er nämlich noch 3,5 Prozent. Jenseits dieser praktischen Hindernisse hat sich die Vorstellung des Vollzeitpapas auch noch immer nicht wirklich im kollektiven Bewusstsein durchsetzen können. Riskiert der Mann es tatsächlich, seinen Rechtsanspruch auf Elternzeit oder Teilzeit einzufordern, um sich gleichberechtigt an der Erziehung der Kinder zu beteiligen, kämpft er oft mit einer Reihe von negativen Effekten. Mal abgesehen vom gefühlten Statusverlust (eine abfällige Bezeichnung wie »Windelpraktikum« spiegelt diesen augenfällig wider), ist natürlich in den meisten Fällen auch ein ganz realer Karriereknick mit einer solchen Entscheidung verbunden. Da Männer und Frauen auch in Deutschland de facto immer noch ungleiche Gehälter aufweisen – einer EU-Studie von 2010 zufolge verdienen Frauen für dieselbe Arbeit durchschnittlich 23,2 Prozent weniger als Männer –, erleidet die Familie insgesamt zudem meist einen höheren finanziellen Verlust durch einen Vater als durch eine Mutter in Elternzeit. Viele hauptamtliche Väter beklagen sich auch über ein gewisses Außenseitertum, das sie als »Exoten« in einer immer noch dem klassischen Familienmodell anhängenden Gesellschaft erleben: in der Familie, im Freundeskreis, in der Nachbarschaft – und nicht zuletzt auch bei anderen »hauptamtlichen« Müttern.

Kein Wunder also, dass die wenigsten Männer den Gedanken an – wenn auch nur vorübergehende – finanzielle Abhängigkeit von der Partnerin ertragen können. Die Angst davor, als unmännlich zu gelten, sitzt tief – tiefer, als die meisten von ihnen offen zugeben würden. Eine Forschergruppe der amerikanischen Cornell Universität hat die Auswirkungen veränderter Rollenverteilungen unserer Zeit auf Paarbeziehungen untersucht. Die Forscher analysierten die finanziellen Verhältnisse junger Paare zwischen 18 und 28 Jahren, die mindestens ein Jahr in einer stabilen Beziehung gelebt hatten. Gleichzeitig befragten sie die Partner – vertraulich natürlich – dazu, ob sie ihre Partner schon einmal betrogen hatten. Es stellte sich heraus, dass die Männer, deren Frauen die Alleinverdiener in der Familie waren, ihre Frauen fünfmal so oft betrogen hatten wie die Männer, die selbst ebenfalls zum Familieneinkommen beitrugen. Am treuesten waren die Männer, die das Haushaltseinkommen zu 75 Prozent allein bestritten (deren Frauen also deutlich weniger verdienten als sie). Offensichtlich versuchten die finanziell von ihren Partnerinnen abhängigen Männer, den – realen oder empfundenen – Machtverlust innerhalb der Beziehung durch Fremdgehen zu kompensieren. Salopp gesagt: Ein echter Kerl ist man(n) auch heute noch nur dann, wenn man der Hauptverdiener in der Familie ist – und wenn das nicht der Fall ist, dann muss man wenigstens durch regelmäßige Seitensprünge seine Männlichkeit unter Beweis stellen.

Viele Paare müssen sich heutzutage außerdem noch mit der Situation als Patchworkfamilie arrangieren. Damit verbunden sind natürlich jede Menge zusätzlicher Probleme wie Loyalitätskonflikte der Kinder (»Du hast mir gar nichts zu sagen, du bist nicht meine richtige Mama!«), Eifersüchteleien und ungute Konkurrenzsituationen zwischen Ex- und aktuellem Partner (»War *sie* das schon wieder am Telefon?«), Streitigkeiten über Zuständigkeiten (meine Kinder – deine Kinder), praktische Abstimmungsprobleme (wer ist bei wem wann und wie lange in den Weihnachtsferien?) und dergleichen mehr. Bedingt durch längere Ausbildungszeiten, steigendes Alter der Erstgebärenden und längere Lebenszeit der Senioren finden sich außerdem viele Paare gerade in der Mitte ihres Lebens plötzlich in einer klassischen »Sandwichsituation« wieder: Sie haben Kinder, die noch in Ausbildung oder der Schule sind, während zunehmende Betreuung ihrer eigenen Eltern erforderlich ist. Dabei muss es sich noch nicht einmal um Pflegebedürftigkeit im engeren Sinne handeln. Oft genügt bereits ein gewisses Maß altersbedingter Einschränkungen bei den Eltern – zum Beispiel wenn diese nicht mehr selbst Auto fahren können –, um einen verstärkten Einsatz der Kinder notwendig zu machen und damit eine zusätzliche Belastung im Alltag darzustellen.

Das Ergebnis all dieser Stressfaktoren für die Partnerschaft: eine signifikante Verschlechterung der Beziehungsqualität und ein höheres Scheidungsrisiko. Dies konnte der Stressforscher Guy Bodenmann vom Institut für Familienforschung und -beratung der Universität Fribourg in mehreren Längsschnittuntersuchungen nachweisen. Und so stirbt die Liebe heimlich, still und leise – in vermeintlich guten Zeiten.

Fallstrick 5: Verpasste Chancen

»Die Chance klopft öfter an, als man meint, aber meistens ist niemand zu Hause.«

William Penn Adair Rogers

Wie wahr! Auch in Sachen Liebe gibt es zahllose Chancen, sie sich langfristig zu bewahren. Sie bieten sich uns im Alltag ganz selbstverständlich – aber leider lassen wir sie allzu oft ungenutzt verstreichen.

Verpasste Chance Nr. 1: Unhöflichkeit

Wenn man einen Augenblick lang genauer darüber nachdenkt, ist es doch eigentlich seltsam, dass wir – die Phase des Frischverliebtseins einmal ausgenommen – dazu neigen, den wichtigsten Menschen in unserem Leben im Alltag weit unaufmerksamer und unhöflicher zu behandeln als etwa einen Kollegen im Büro. Das stimmt nicht? Dann lesen Sie doch einfach einmal nachfolgende Situationsbeschreibungen und überlegen Sie, ob Sie sich wirklich nicht darin wiedererkennen können:

Situation 1 *Sie (männlich) sitzen am Computer und spielen zur Entspannung ein bisschen »Space Invaders«. Da hören Sie Ihre Frau nach Ihnen rufen – irgendein Gerät ist kaputtgegangen, und sie braucht Ihre Hilfe. Zur Antwort brummeln Sie: »Komm gleich!« – und spielen weiter. Eine Stunde später kommen Sie aus Ihrem Refugium und fragen: »Da war doch was, wobei ich dir helfen sollte?« – Nehmen wir an, Sie säßen statt zu Hause am Computer im Büro über einer Tätigkeit und eine Kollegin würde mit der Bitte um Hilfe an Ihre Tür klopfen – würden Sie sie genauso lange warten lassen?*

Situation 2: *Ihr Partner sitzt im Wohnzimmer und schaut sich ein Fußballspiel an. Sie (weiblich) machen es sich neben ihm auf der Couch in Ihrem ausgeleiertsten Trainingsanzug gemütlich. Im Gesicht tragen Sie die Algen-Meersalz-Feuchtigkeitspackung, auf dem Kopf die Spezialkur vom Friseur, die gegen Haarspliss helfen soll. Sie schieben sein Pils ein Stückchen zur Seite, stützen die Füße am Couchtisch ab und* *beginnen neben seinen Chips mit Ihrer Pediküre. – Würden Sie dasselbe machen, wenn da nicht Ihr Partner, sondern ein flüchtiger Bekannter säße?*

Situation 3: *Ihr Partner erzählt Ihnen von einer Begebenheit, die ihm wichtig ist, die Sie aber nur begrenzt interessiert. Während er redet, schielen Sie immer wieder mit einem Auge auf den nebenbei laufenden Fernseher bzw. blättern in der Zeitschrift, die vor Ihnen liegt. Als Ihr piependes Handy den Eingang einer SMS meldet, stürzen Sie sich erleichtert darauf. – Verhalten Sie sich ebenso, wenn nicht Ihr Partner, sondern Ihr Chef wieder mal einen seiner Monologe hält?*

Gute Manieren sind wichtiger als guter Sex lautet der Titel eines Ratgebers von Doris Märtin. Ganz so weit würde ich nicht gehen – meiner Meinung nach gehört beides zusammen und bedingt sich gegenseitig. Höflichkeit ist aber tatsächlich gerade in langfristigen Partnerschaften ein ganz wichtiger, oft weit unterschätzter Faktor. Beobachten Sie sich doch mal selbst in nächster Zeit ein bisschen, und fragen Sie sich ab und zu, ob Sie sich das, was Sie Ihrem Partner an alltäglicher Unhöflichkeit ganz selbstverständlich zumuten, in der »Balzphase« Ihrer Beziehung so auch getraut hätten! Wahrscheinlich nicht – Sie hätten befürchtet, dass er nach ein paar solchen Aktionen dankend abgewunken und sich zurückgezogen hätte. Warum glauben Sie, dass das heute anders sein müsste?

Verpasste Chance Nr. 2: Nachlässigkeit

Im Juni 2010 meldete das Statistische Bundesamt, dass in Deutschland 69 Prozent der verheirateten Männer übergewichtig seien. Unter männlichen Junggesellen fanden sich dagegen nur 43 Prozent, die einen BMI über 25 aufwiesen. Bei den ledigen Frauen brachten sogar nur 25 Prozent zu viel auf die Waage. Demgegenüber konnten offenbar 46 Prozent der verheirateten Frauen die Finger nicht oft genug vom Kühlschrank lassen. Dies ist ein klarer Hinweis darauf, wie sehr wir uns gehen lassen, sobald wir uns sicher im Hafen der Ehe wähnen. Während wir in der Balzphase gar nicht genug Aufwand treiben können, um den Partner mit körperlicher Attraktivität zu beeindrucken – und das gilt mittlerweile durchaus für beide Geschlechter! –, lassen wir in unseren Bemühungen meist drastisch nach, sobald Gewohnheit und Alltag die Beziehung aus dem siebten Himmel auf die Erde zurückgeholt haben. Und das betrifft natürlich nicht nur das Gewicht!

Warum ist das eigentlich so? Verliert ein Partner, der leichtsinnigerweise zu erkennen gegeben hat, dass er dauerhaft mit uns zusammenbleiben will, deshalb seinen Anspruch auf den Anblick eines einigermaßen attraktiven und gepflegten Gegenübers? Ist es wirklich ein Zeichen von besonderer Unverkrampftheit, wenn man die Badezimmertür offen stehen lässt, während man die Toilette benutzt – oder eher von Respektlosigkeit dem anderen gegenüber? Muss mein Partner mir unbedingt dabei zusehen, wie ich meine Bikinizone wachse – oder wäre er durchaus zufrieden damit, nur mit dem fertigen Resultat konfrontiert zu werden?

Abgesehen von der Nachlässigkeit dem anderen gegenüber, die ein ungepflegtes Äußeres oder auch ein zu distanzloses Verhalten bei intimen persönlichen Verrichtungen signalisieren, sind beides natürlich auch zuverlässige Sexkiller in Langzeitbeziehungen. Dass ein unattraktives Äußeres in aller Regel nicht gerade Stürme der Leidenschaft beim anderen entfacht, leuchtet den meisten Menschen noch ein. Den wenigsten ist jedoch bewusst, dass auch zu viel Intimität im Alltag die Erotik im Keim erstickt. Erinnern Sie sich an die Erklärung, warum wir Menschen, die uns allzu vertraut sind, sexuell nicht (mehr) anziehend finden – dann wird Ihnen rasch klar werden, dass geschlossene Badezimmertüren, diskret ausgeführte Schönheitsrituale und ein klitzekleiner Rest Geheimnis zwischen den Partnern unabdingbare Voraussetzungen dafür sind, dass in einer jahre- oder jahrzehntelangen Partnerschaft nicht irgendwann jedes erotische Knistern erlischt. Wir reden hier nicht von Situationen, in denen einer der Partner krank oder hilfsbedürftig ist. Und natürlich müssen Sie zu Hause nicht ständig in Designerklamotten herumlaufen oder bis an Ihr Lebensende in Kleidergröße 36 passen, um die Liebe frisch zu halten. Die meisten von uns haben aber ein sehr genaues Gespür dafür, wo die Grenze zwischen Vertrautheit und Ungezwungenheit und dem Sich-gehen-Lassen verläuft, das im Grunde Desinteresse am Partner signalisiert. Eigenartig nur, dass wir diese Grenze so selten respektieren!

Verpasste Chance Nr. 3: Gleichgültigkeit

Der Paarforscher John Gottman hat mittlerweile Tausende von Paaren untersucht und befragt. Sein Fazit bezüglich der Frage, was glückliche von unglücklichen Paaren unterscheidet, lautete: Liebeserklärungen beim Einkaufen! Die Szene, die er herausgreift, um zu illustrieren, was er damit meint, ist so typisch, dass wahrscheinlich jedes Paar sie schon einmal erlebt hat: »Auch wenn es komisch klingt«, schreibt er, »Romantik wächst wirklich, wenn ein Ehepaar im Supermarkt steht und die Frau fragt: ›Haben wir noch Waschmittel?‹, und der Mann nicht nur apathisch mit den Schultern zuckt, sondern antwortet: ›Ich weiß nicht. Ich hole eben welches, für den Fall, dass wir keins mehr haben.‹«

Was ist hier passiert? Die Antwort: eine bestimmte Form von liebevoller Zuwendung, die so klein und banal erscheint, dass die Gefahr umso größer ist, dass wir sie im Alltag miteinander viel zu wenig praktizieren. Sie demonstriert, dass wir unseren Partner wertschätzen, dass er uns wichtig ist, dass wir ihn und seine Gefühle und Bedürfnisse in jedem Moment wahr- und ernst nehmen – selbst wenn wir gerade eigentlich etwas anderes im Kopf haben oder vielleicht im ersten Moment nicht nachvollziehen können, was an Waschmittelvorräten so wichtig sein könnte. Dieses Zeichen unserer Zuneigung lässt den anderen auch spüren, dass wir uns in ihn und seine Gedankenwelt hineinversetzen – streng genommen und ausschließlich auf der Sachebene betrachtet, hätten korrekte Antworten auf die Frage: »Haben wir noch Waschmittel?« einfach nur: »Ja«, »Nein« oder »Ich weiß nicht« lauten können. Wenn der Mann aber so antwortet, wie Gottman es beschreibt, signalisiert er seiner Frau: »Ich habe auch die Sorge und Überlegung *hinter* deiner eigentlichen Frage erfasst und verstanden und biete dir eine Lösung an, damit du dich nicht mehr sorgen musst. Ich möchte, dass es dir gut geht.« Wie eine solche Botschaft bei der Partnerin ankommt, ist wohl klar, oder?

»Romantik wächst«, erklärt Gottman weiter, »wenn Sie wissen, dass Ihrem Partner ein schwerer Arbeitstag bevorsteht, und Sie ihm morgens ein paar ermutigende Worte sagen. Sie wächst, wenn Ihre Frau Ihnen morgens sagt: ›Letzte Nacht hatte ich den schlimmsten Albtraum‹, und Sie antworten: ›Ich habe es wirklich eilig, aber erzähle ihn mir doch jetzt, dann können wir heute Abend darüber reden‹, anstelle von: ›Ich hab jetzt keine Zeit.‹ In all diesen Beispielen entscheiden sich Mann und Frau dafür, sich einander zuzuwenden, anstatt sich voneinander abzuwenden. (…) Wenn man sich einander zuwendet, dann ist das die Grundlage für eine emotionale Verbindung, für Romantik, Leidenschaft und ein gutes Sexualleben.«

Ich glaube, ich habe Sie gerade stohnen horen. Klingt alles ziemlich anstrengend, nicht wahr? Ist es auch, zumal das keine einmalige Anforderung an Sie darstellt, sondern eine dauernde, nie endende. Jeden Tag, jede Minute. Ein Tag hat 24 Stunden, und in jeder davon gestalten Sie Ihre Partnerschaft. Wenn Ihnen der Aufwand zu groß erscheint – tja, dann sollten Sie vielleicht doch lieber noch mal über die Vorzüge des Singlelebens nachdenken …

Verpasste Chance Nr. 4: Illoyalität

Noch einen weiteren Unterschied zwischen glücklichen und unglücklichen Paaren hat Gottman ausgemacht: Glückliche Paare bilden das, was man gerne ein »gutes Team« nennt. Sie zelebrieren – im Großen wie im Kleinen – die Haltung »Wir beide gegen den Rest der Welt«. Nicht in einem aggressiven, sondern in einem positiv-unterstützenden Sinne: Wenn es hart auf hart kommt und sie vor der Entscheidung stehen, Partei zu ergreifen, tun sie es in jedem Fall *füreinander*, nicht für andere. Sie halten sich gegenseitig den Rücken frei und begreifen sich als Spieler derselben Mannschaft. Wenn Sie an das Gefangenendilemma zurückdenken, wird Ihnen klar, dass dieses ziemlich genau das Gegenteil dieser Situation darstellt. Kooperation unter allen Umständen ist für solche Paare deshalb auch das oberste Ziel – sie liefern einander auch dann nicht ans Messer, wenn sie als Individuen davon vielleicht einen (kurzfristigen) Vorteil zu erwarten hätten. Das erzeugt ein intensives Gefühl von Geborgenheit in der Beziehung. Die Gewissheit, dass der andere in jedem Fall zu mir stehen wird, selbst wenn die Dinge schwierig werden oder wenn ich einen Fehler mache, lässt mich die Partnerschaft als einen sicheren Hafen empfinden. Daraus entsteht ein unverbrüchliches Wir-Gefühl, das für eine Beziehung unersetzlich ist.

Das ist eine recht unpopuläre These in Zeiten wie den unseren, in denen Individualität als höchstes Gut geschätzt und uns (auch von Therapeuten!) gepredigt wird, wir müssten auch in einer Beziehung vor allem unsere persönliche Autonomie und Unabhängigkeit wahren. Die amerikanischen Psychotherapeuten Leslie Greenberg und Susan Johnson sind da allerdings anderer Meinung. Sie gehen davon aus, dass wir in einer Beziehung vor allem emotionale Verbundenheit suchen – und diese äußert sich in erster Linie in Liebe, Geborgenheit und Unterstützung. Bleibt diese aus, so werden wir ängstlich und unsicher und beginnen, uns aggressiv und destruktiv zu verhalten – was wiederum rasch in eine negative Spirale gegenseitiger Abwertung münden kann. John Gottman konnte denn auch in einer Studie zeigen, dass Partnerschaften durch Streit nicht gefährdet werden, solange sich das Paar dabei emotional verbunden bleibt. Solche Partner geben sich selbst während eines Streits oder wenigstens direkt danach Zeichen von liebevoller Zuwendung – zum Beispiel indem sie einander die Hand auf den Arm legen oder sich in den Arm nehmen. Auch die Psychologin Sandra Murray stellte in einer Untersuchung fest, dass Paare, die sich im Beziehungshafen sicher fühlten, weil sie sich grundsätzlich vom Partner akzeptiert wussten, Konflikte besser meistern konnten.

Solche Paare leben nach der Devise: Deine Sorgen sind auch meine Sorgen, deine Niederlage ist auch meine Niederlage, dein Sieg ist auch mein Sieg. Sie nutzen vor allem Situationen, in denen der andere ohnehin niedergeschlagen, frustriert oder besorgt ist, nicht aus, um zu triumphieren. Mit Interjektionen vom Kaliber: »Siehst du!«, »Ich hab's dir ja gesagt!« oder dergleichen dann noch Salz in die Wunde des Partners zu streuen, mag einem kurzfristig vielleicht tiefe Befriedigung verschaffen. Langfristig gesehen schadet man seiner Partnerschaft damit aber sehr. »Nachtreten« nennt man das beim Fußball, und es gilt zu Recht auch im Sport als äußerst unfaires und inakzeptables Verhalten. Jemanden, der schon am Boden liegt oder zumindest einen schweren Treffer einstecken musste, darf man einfach nicht weiter attackieren.

Gegenseitige Loyalität bedeutet auch, dass man alles, was man nicht auch in Anwesenheit des Partners zu anderen über diesen sagen würde, für sich behält. Loyale Partner ziehen nicht hinter dem Rücken des anderen bei ihren Freunden über ihn her oder tratschen ein Geheimnis weiter, das der Partner ihnen unter dem Siegel der Verschwiegenheit anvertraut hat. Auch und gerade dann nicht, wenn sie wütend auf ihn sind! Genauso wenig stellen sie ihren Partner in Anwesenheit Dritter in irgendeiner Weise bloß oder fallen ihm in den Rücken. Spitze Bemerkungen, Kritik oder gar Zurechtweisungen in der Öffentlichkeit gehören zu den – wie Gottman sie nennt – »apokalyptischen Reitern«, die das Ende einer Beziehung zuverlässig ankündigen, wenn sie auftauchen (mit ihnen werden wir uns im folgenden Kapitel gleich noch näher befassen). Loyalität und Wir-Gefühl in diesem Sinne bedeuten keineswegs, dass Sie immer einer Meinung mit Ihrem Partner sein müssen. Es ist völlig in Ordnung, wenn Sie beim Nachhausegehen von der Party klarstellen, dass Sie dies oder jenes anders sehen als Ihr Partner oder dass Sie mit seinem Verhalten in einer bestimmten Situation nicht einverstanden waren. Aber wenn Sie loyal sein und das Wir-Gefühl in Ihrer Beziehung erhalten wollen, tragen Sie diese Konflikte *nie* vor

Publikum aus. Solche öffentlichen Diskussionen tragen nämlich niemals wirklich zur Klärung eines Problems bei, sondern beschädigen lediglich die Beziehung.

Wenn Sie ein glasklares Beispiel dafür sehen möchten, wie man es *nicht* machen darf, dann sehen Sie sich bei Gelegenheit noch einmal den Filmklassiker »Der Rosenkrieg« von Danny DeVito an. Darin gibt es eine schöne Szene, in der Michael Douglas in der Rolle des Ehemanns seine Geschäftspartner zu sich nach Hause zum Essen einlädt. Seine Ehefrau, gespielt von Kathleen Turner, gibt sich viel Mühe, dieses für ihn so wichtige Ereignis gebührend zu gestalten. Im Laufe des Abends bewundert einer der Gäste das Baccarat-Kristall auf der Tafel. Der Ehemann ermuntert seine Frau daraufhin, den Gästen doch die amüsante Geschichte zu erzählen, wie sie beide diese Gläser günstig erwerben konnten. Sie beginnt, verhaspelt sich aber vor lauter Nervosität ein wenig – woraufhin ihr ungeduldiger Mann, der um die Pointe der Geschichte fürchtet, ihr ungehalten das Wort abschneidet und die Anekdote selbst erzählt. Die Gäste lachen, die Pointe ist gerettet – die Beziehung dagegen bereits auf Schussfahrt in den »Rosenkrieg«.

Noch ein paar andere typische Beispiele für ganz alltägliche Illoyalität unter Paaren. Kommen Ihnen einige davon bekannt vor?

- »Das mit (…) ist dein Problem. Das geht mich nichts an.«
- »Ich finde, dein Chef sieht das völlig richtig. Du hättest eben nicht zu spät kommen dürfen. Du reagierst immer so überempfindlich.«

- »Das heißt ›größer als‹, Schatz, nicht ›größer wie‹.« (schnippisch und in Anwesenheit anderer)
- »Glaubst du wirklich, dass du diesem Projekt gewachsen bist? Dinge bis zum Ende konsequent durchzuziehen, ist ja im Allgemeinen nicht gerade deine Stärke.«
- »Kein Wunder, dass sie dich geblitzt haben, so wie du immer rasen musst!«
- »Jetzt werde doch nicht gleich wieder hysterisch!«
- »Ich hab dir oft genug gesagt, dass du regelmäßig ein Backup von deiner Arbeit machen sollst! War ja klar, dass irgendwann mal wichtige Daten futsch sein würden!«
- »Es ist immer dasselbe mit dir: Erst reißt du dich um zusätzliche Aufgaben in deinem Job, und dann jammerst du rum, weil es dir zu viel wird. Ich hab keine Lust, mir das noch länger anzuhören.«

Solche und ähnliche Bemerkungen mögen auf den ersten Blick nicht sonderlich dramatisch wirken, aber sie üben einen zerstörerischen Einfluss auf eine Beziehung aus. Sie sind wie ein Kratzer in der Haut, der zunächst gar nicht gefährlich aussieht, sich aber entzündet und zu eitern beginnt – und wenn er unversorgt bleibt, irgendwann eine Blutvergiftung auslösen kann.

Fallstrick 6: Die apokalyptischen Reiter

Im vorangehenden Kapitel habe ich bereits die »apokalyptischen Reiter« erwähnt, die nach John Gottman in einer Beziehung meist desto häufiger in Erscheinung treten, je mehr sich die Beziehungsqualität verschlechtert. Das Problem mit diesen finsteren Gesellen: Wenn einer von ihnen das erste Mal vorbeigaloppiert kommt, bemerkt man ihn im Alltag in der Regel gar nicht. Selbst wenn mehrere von ihnen irgendwann schon ziemlich regelmäßig vorbeischauen, registrieren Paare sie oft nicht bewusst. Wenn man sie zum Beispiel im Rahmen einer Therapiesitzung dann auf sie aufmerksam macht, reagieren sie ganz verwundert. Die apokalyptischen Reiter sind sehr geschickt darin, sich ganz allmählich und unauffällig in eine Beziehung einzuschleichen; ein bisschen wie Rost oder Schimmel, die auch als winzige, kaum sichtbare Pünktchen entstehen – und wenn man sie dann bemerkt, haben sie sich oft schon ganz schön breitgemacht. Denn leider sind die apokalyptischen Reiter ausgesprochene Herdentiere: Wenn erst einmal einer von ihnen als Vorhut das Terrain sondieren konnte, folgen früher oder später meist mehrere, oft genug sogar alle aus der Truppe nach. Gottman selbst hat die fünf Reiter einmal als »Staffelmannschaft« bezeichnet, die einander einfach den Stab weiterreichen, wenn das Paar den Kreislauf nicht durchbrechen kann. Daraus ergibt sich dann rasch eine ungeheuer destruktive Abwärtsspirale in Richtung Gefangenendilemma innerhalb einer Beziehung. Grund genug, sich die Herren mal genauer anzusehen!

Der erste Reiter: Kritik

Ganz klar: Keine Partnerschaft kommt ohne Auseinandersetzungen und Klagen übereinander aus. Das ist völlig normal und sogar ganz gesund, zeigt es doch, dass sich da zwei unterschiedliche Menschen gefunden haben und keine Klone, die über alles und jedes gleicher Meinung sind. Beschwerden über bestimmte Sachverhalte sind also erlaubt. Mit Kritik meint Gottman in diesem Zusammenhang aber Dinge wie Du-Botschaften (»Du bist …/ Du machst immer …«); negative Bemerkungen über Charakter und Persönlichkeit des Partners und generelle Verurteilungen des anderen (erkennbar u.a. an Wörtern wie »immer«, »nie«), also Sätze wie:

- »Nie kann man sich auf dich verlassen! Immer vergisst du alles! Jetzt haben wir wieder keine Milch!«
- »Deine Kinder und ich sind dir völlig egal! Immer denkst du nur an dich und deine blöde Arbeit. Ich möchte wissen, warum ich dich geheiratet habe.«

Der zweite Reiter: Abwehr

Wie reagieren Sie in den meisten Fällen, wenn jemand Sie angreift oder kritisiert? Vermutlich mit einem ganz instinktiven Verteidigungsmanöver. Zum Beispiel würden Sie auf den obigen Vorwurf mit einem Satz antworten wie: »Wenn ich ausnahmsweise mal länger arbeiten muss, dann maulst du rum, aber die Kohle, die ich damit heimbringe, die ist dir ganz recht, oder?« Rechtfertigungen statt Entschuldigungen, Gegenkritik nach dem Motto: »Angriff ist die beste Verteidigung« – das ist der zweite apokalyptische Reiter in der Beziehungskommunikation. Eine aus zwei Gründen ziemlich verständliche Reaktion: Erstens wehrt man sich meist instinktiv, wenn man angegriffen wird, und zweitens versucht man auf diese Weise auch, sein Verhalten in irgendeiner Weise zu rechtfertigen bzw. zu erklären. Gut zu erkennen ist dieser Reiter an Formulierungen wie »Ja, aber …« oder »Stimmt ja gar nicht!«. Das Problem dabei ist, dass diese Reaktion – auch wenn sie sehr menschlich ist – nicht zur Deeskalation beiträgt; im Gegenteil, und zwar wieder aus zwei Gründen: Einmal fühlt sich durch ein solches Manöver der andere automatisch beschuldigt und damit ebenfalls angegriffen. Und zum anderen bekommt er das Gefühl, dass er mit seiner Beschwerde nicht ernst genommen wird. Die Folge: Er wird vielleicht noch lauter, noch aggressiver und setzt noch eins drauf, bloß um endlich Gehör zu finden.

Der dritte Reiter: Verachtung

Wenn dieser Reiter des Weges kommt, muss man schon scharf aufpassen: Gottman nennt ihn die »Schwefelsäure der Liebe« – kein Wunder, wenn man sich die Ingredienzien anschaut, die er in der Satteltasche mit sich trägt: Sarkasmus, Zynismus, persönliche Abwertungen des anderen, Beschimpfungen, höhnische oder abschätzige Bemerkungen (auch in nonverbaler Form wie zum Beispiel Augenverdrehen oder Nachäffen des anderen), Provokationen, Lächerlich-Machen und respektloser Humor. Sie sind diesem Reiter bereits im Kapitel »Verpasste Chancen« begegnet, denn er demonstriert auch Illoyalität dem anderen gegenüber und untergräbt das Wir-Gefühl zuverlässig mit Sätzen wie:

- »Seit wann weißt du denn, wo in diesem Haus die Geschirrspülmaschine steht?!«
- »Du bist einfach eine hysterische Ziege – ist ja kein Wunder, bei deiner kaputten Familiengeschichte!«
- »Und, was willst du jetzt tun, heim zu deiner Mami laufen und dich über deine schlimme Ehefrau beschweren? Mach nur, du bist ja sowieso so ein richtiges Muttersöhnchen!«

Der vierte Reiter: Rückzug

Ein vor allem bei (von Beziehungsstreitigkeiten genervten) Männern beliebter Reiter. Aber auch wir Frauen verbünden uns manchmal mit ihm, wenn wir nicht bekommen, was wir wollen. Schweigen, keine Reaktion zeigen, sich abwenden, eine versteinerte Miene aufsetzen, abblocken, den anderen gegen eine Wand reden lassen, sich innerlich und äußerlich ausklinken – das sind die Kennzeichen dieses Untergangsboten. Sexuelle Embargos, wie wir sie im Kapitel »Die Währung Sex« besprochen haben, gehören übrigens durchaus auch in diese Kategorie! Mauern und Rückzug sind wirkungsvolle Mittel, den anderen schlagartig ins Aus zu manövrieren und ihm zu zeigen: Du bist mir egal, ich nehme dich nicht wahr, du bist Luft für mich. Und was könnte wohl destruktiver für eine Beziehung sein als das?

Der fünfte Reiter: Machtdemonstration

Er wird eskortiert von Sätzen wie:

- »Mecker du ruhig, bis du blau im Gesicht bist, ist mir doch egal.«
- »Es wird jetzt gemacht, was ich sage, ich will keine weiteren Diskussionen mehr.«
- »Davon verstehst du sowieso nichts.«

Wer seine Vormachtstellung auf diese Weise demonstriert, signalisiert dem anderen: Deine Bedürfnisse sind mir egal, ich habe kein Interesse an Kompromissen, ich setze meinen Willen durch, koste es, was es wolle. Klar, dass das das Todesurteil jeder glücklichen Beziehung und ein prima Weg mitten hinein ins Gefangenendilemma ist. Macht kann man aber auch noch durch andere Kommunikationsformen demonstrieren: Wer dem anderen ständig ins Wort fällt und ihn bei jeder Gelegenheit unterbricht, wer das vom anderen Gesagte einfach ignoriert und zudem noch ständig mit Du-Botschaften um sich wirft, setzt sich aktiv über seinen Partner hinweg. Das hält keine Beziehung auf Dauer aus.

Na, haben Sie einen oder mehrere der finsteren Gesellen wiedererkannt? Am Ende gibt es sogar den einen oder anderen darunter, der es sich in Ihrem Wohnzimmer schon richtig gemütlich gemacht hat …

Alte Liebe, neues Glück

Bestandsaufnahme: Wo hab ich bloß die rosa Brille hingelegt?

»Wenn wir wollen, dass alles so bleibt, wie es ist, müssen wir zulassen, dass sich alles verändert.«

Giuseppe Tomasi di Lampedusa

Sie haben nun eine Menge über all die Faktoren gelesen, die dazu beitragen, dass heutzutage so viele Paare – vielleicht auch Sie? – unzufrieden, »oversexed and underfucked« durchs Leben gehen. Wahrscheinlich (hoffentlich!) konnten Sie während des Lesens die eine oder andere Erkenntnis für sich gewinnen und vielleicht auch schon erste Ideen dazu entwickeln, wie Sie es in Ihrer Partnerschaft künftig anders und besser machen können. Denn selbstverständlich kann die Bestandsaufnahme des Ist-Zustands ja nur der erste Schritt sein – entscheidend aber sind die daraus resultierenden konkreten Maßnahmen zur Veränderung. Tipps und Anregungen für diese finden Sie im nun folgenden Kapitel.

Ehe wir uns diesen Möglichkeiten zuwenden, beschäftigen wir uns aber erst einmal damit, welche Schätze es in der Ist-Situation zu bergen gibt! Ganz sicher muss nämlich nicht *alles* an Ihrer Beziehung verändert werden – es gibt bestimmt jede Menge Schönes und Bewahrenswertes. Das sollen die folgenden Übungen verdeutlichen.

Übung: Love Story

Nehmen wir an, jemand wollte einen Film über Sie und Ihre Beziehung drehen. Es soll ein romantischer Liebesfilm werden, mit möglichst vielen herzerwärmenden Szenen und Bildern (zugleich aber durchaus realitätsgetreu). Der Film würde sich also vor allem auf die Erlebnisse und Momente konzentrieren, die Sie an Ihrer Beziehung als schön und bewahrenswert empfunden haben.

Wenn Sie dem Drehbuchautor beim Schreiben über die Schulter sehen würden – worauf sollte er besonders achten?

- Mit welcher Szene würde der Film beginnen? Wie war das, als Sie sich kennengelernt haben? Wo haben Sie einander das erste Mal bewusst wahrgenommen? Was war ihr erster Eindruck voneinander? Was hat Sie aneinander gefesselt? Warum wollten Sie unter allen Menschen der Welt ausgerechnet diesen einen für sich gewinnen?
- Wie müsste der Film die Zeit Ihrer ersten gemeinsamen Unternehmungen schildern? Wie haben Sie sich damals gefühlt, was haben Sie gedacht? Welche Bilder würden diese Stimmung am besten einfangen?
- Welche Szenen müsste der Film auf jeden Fall zeigen, um das Wesen Ihrer Beziehung zu erfassen? An welche konkreten Situationen oder schönen Stunden erinnern Sie sich am deutlichsten? An welche gemeinsamen Erlebnisse denken Sie besonders gerne zurück?

- Wie könnte der Film am besten deutlich machen, wie viel Sie in den gemeinsamen Jahren zusammen erreicht haben? Welche Bilder tauchen dazu vor Ihrem inneren Auge als Erstes auf? Vielleicht eine gemeinsame Wohnung, ein Haus, die Geburt Ihrer Kinder? Der Beruf, die Beziehung, der Alltag? Was haben Sie in all der Zeit Besonderes füreinander getan?
- Welchen Titel würden Sie dem Film gern geben?
- Welche vorläufige Schlussszene für den Film würden Sie vorschlagen?
- Mit welchen Worten würde der Film bei der Oscar-Verleihung angekündigt werden?

Übung: Schatzsuche

In der gemeinsamen Zeit mit Ihrem Partner gab es sicher immer wieder auch schwierige Situationen; Krisen, die Sie beide zusammen gemeistert haben. Wählen Sie drei dieser Situationen aus.

- Welche Erfahrungen haben Sie in diesen Situationen gemacht?
- Wer/Was hat Ihnen dabei geholfen, mit der Krise gemeinsam fertig zu werden?
- Welche Ihrer Fähigkeiten, Fertigkeiten und Überzeugungen haben Ihnen dabei geholfen, die Situation zu meistern?
- Wie haben Sie damals verhindern können, dass die Krise noch weiter eskalierte?
- Was haben Sie aus der Situation gelernt?

Beide Übungen machen Sie am besten zunächst getrennt voneinander schriftlich. Wählen Sie dann einen Abend oder einen Tag am Wochenende, an dem Sie beide Zeit haben, ungestört und ausgeruht sind. Setzen Sie sich zusammen und lesen Sie einander Ihre Notizen vor. Entdecken Sie mehr Übereinstimmungen oder haben Sie eher unterschiedliche Aspekte Ihrer Beziehung im Rahmen der Aufgaben hervorgehoben? Wie fühlt es sich an, den »Nibelungenschatz« Ihrer Beziehung so gesammelt vor sich zu sehen?

Ungebetene Gäste verabschieden

Sie haben durch die Übungen im vorigen Kapitel hoffentlich vieles an Ihrer Beziehung (wieder-)entdeckt, das schön und bewahrenswert ist. Ehe wir uns nun den Dingen zuwenden, die Sie vielleicht in Zukunft gerne verändern würden, müssen wir erst einmal die innere Bereitschaft bei Ihnen aktivieren, sich von den unguten Mustern der Vergangenheit zu befreien. Wenn Sie und Ihr Partner das Beziehungsmonopoly schon länger miteinander spielen und sich vielleicht bereits mitten in einem Gefangenendilemma befinden, ist das nämlich gar nicht so einfach. Schließlich müssen Sie hierfür beide über Ihren Schatten springen und den ersten Schritt zur Versöhnung tun – statt dies mit zornig verschränkten Armen vom jeweils anderen zu erwarten. Mit anderen Worten: Sie müssen beide bereit sein, Verantwortung für das, was da zwischen Ihnen beiden schlecht läuft, zu übernehmen – jeder von Ihnen beiden jeweils faire 50 Prozent. Damit geben Sie innere Haltungen wie »Wenn du nicht auf mich zukommst, komme ich auch nicht auf dich zu!« – »Du machst (bist) nicht, was (wie) ich will, deswegen mache (bin) ich auch nicht, was (wie) du willst!« auf. Dies ist zwar kein leichter Weg, aber der einzige zur Veränderung. Es ist eine Binsenweisheit, eine unbequeme noch dazu, aber leider eine wahre: Wenn Sie wollen, dass sich etwas ändert, müssen Sie mit der Veränderung selbst anfangen. Dabei sollen Ihnen die nachfolgenden Übungen helfen. Wahrscheinlich kennen Sie das auch: Man beginnt mit einer flüchtig hingeworfenen bissigen Bemerkung über das Frühstücksgeschirr, das der andere (wieder mal!) statt *in* die Spülmaschine *auf* die Spülmaschine gestellt hat, und findet sich nach fünfzehn zunehmend lauten und anstrengenden Minuten bei Vorwürfen hinsichtlich des Familien-Weihnachtsessens vor drei Jahren wieder, zu dem der Partner einen damals nicht begleiten wollte. Ich kenne Paare, die mit einem Wortwechsel über ein angebranntes Mittagessen anfangen und ruck, zuck zwanzig Jahre gegenseitiger Verfehlungen und Ärgernisse draufsetzen. Das erinnert ein wenig an den Domino-Effekt. Manche Konfliktthemen haben die hartnäckige Angewohnheit, in Beziehungen wie Wasserleichen immer wieder an die Oberfläche zu drängen, selbst wenn man sich eigentlich vorgenommen hatte, sie endlich ruhen zu lassen. Aber im Streit passiert es dann doch, dass man sie wieder auspackt. Es sind ja auch so schön handliche und jederzeit griffbereite Waffen, die man gegen den Partner einsetzen kann – häufig genug echte Totschläger, die den anderen per schlechtes Gewissen dann blitzschnell ins Unrecht setzen und einem selbst einen moralischen Vorteil verschaffen.

Wenn das bei Ihnen öfter vorkommt, kann es sich lohnen, diese Wasserleichen einmal in Ruhe etwas genauer anzuschauen. Oft handelt es sich dabei nämlich um alte Kränkungen, die nie wirklich verziehen wurden – wie Verletzungen, über die zwar ein Pflaster geklebt wurde, die aber nicht gut verheilt sind. Klassiker in dieser Hinsicht sind zum Beispiel Seitensprünge, nach denen das Paar mehr oder weniger schnell einfach zur Tagesordnung übergegangen ist, ohne sie wirklich gründlich auszuräumen. Manchmal stammen diese Uralt-Päckchen aber auch aus den Anfangstagen der Beziehung, als man einander noch nicht gut kannte und vielleicht ohne es zu wollen den anderen mit irgendetwas schwer gekränkt hat. Sehr beliebt sind in diesem Zusammenhang auch Konflikte mit der Herkunftsfamilie des jeweils anderen Partners. Aber im Prinzip kann natürlich alles und jedes zur Wasserleiche in der Beziehung werden, wenn man sich nur genug daran festbeißt.

Eine effiziente Paarübung, die diesen Kreislauf unterbrechen kann, stammt von George R. Bach. Er nennt sie »Das Museum der Verletzungen schließen«, ich nenne sie auch gerne einfach »Den Keller aufräumen«. Sie bietet sich in Situationen wie den eben geschilderten an, ist aber auch ziemlich anspruchsvoll. Nehmen Sie sich also bitte genügend Zeit dafür.

Übung: Den Keller aufräumen

Bitte notieren sowohl Sie als auch Ihr Partner jeweils auf einem Stück Papier, auf welche Beschuldigungen, Anklagen und alten Kränkungen Sie in Zukunft verzichten wollen, das heißt, von welchen Ihrer Wasserleichen Sie sich endgültig zu verabschieden bereit sind. Erscheint Ihnen dies zu schwierig, dann können Sie auch eine Zeitgrenze miteinander vereinbaren (dann wandern zum Beispiel alle alten »Sünden«, die länger als x Jahre oder Monate zurückliegen, auf diese Liste). Sind Ihre beiden Listen fertig, schreibt jeder von Ihnen »seine« Wasserleichen auf Karteikärtchen – bitte jede auf ein separates Kärtchen. Setzen Sie sich anschließend zusammen, am besten in etwas feierlicher Form (mit ein paar Kerzen auf dem Tisch und vor allem mit viel Zeit und Ruhe). Jeder Partner liest abwechselnd eines seiner Kärtchen vor und sagt noch einmal laut und deutlich, was an dieser Situation ihm besonders wehgetan hat. Der andere hört nur zu – es gibt keine Gegenvorwürfe, kein »Ja, aber so war's doch gar nicht!« und auch kein genervtes Augenverdrehen oder Luftholen! Ist der Vorlesende fertig, akzeptiert der Zuhörer nur mit einem (immer gleichen) ausgesprochenen Satz, dass diese Wasserleiche den anderen gequält und gekränkt hat: »Ich anerkenne, dass dir das wehgetan hat, und das tut mir leid.« Anschließend tauschen Sie die Rollen, und der Zuhörer liest eins seiner Kärtchen vor, so lange, bis alle Kärtchen auf dem Tisch liegen. Nun werden die Kärtchen und die darauf stehenden »Altlasten« im Rahmen eines gemeinsamen Rituals, auf das Sie sich vorab einigen sollten, gebührend verabschiedet: Sie können sie zum Beispiel irgendwo begraben, sie verbrennen, sie eins nach dem anderen den Fluss hinunterschwimmen lassen, sie an Luftballone binden und auf die Reise schicken ... Ihrer Fantasie sind dabei keine Grenzen gesetzt. Das Ritual ist dabei sehr wichtig, es markiert Ihrer beider Bereitschaft, diese Dinge nun wirklich ruhen zu lassen. Nichts davon wird ab sofort bei welchem Anlass auch immer mehr ausgegraben und dem anderen aufs Butterbrot geschmiert.

Ich habe mit dieser Vorgehensweise schon oft gute Erfahrungen gemacht, weil sie die Möglichkeit bietet, die alten Wunden noch einmal anzuerkennen und zu würdigen, dann aber auch heilen zu lassen. Bei zahlreichen Paaren hat dieses Ritual viel verändert; schon allein die Bereitschaft, sich einmal ohne jede Verteidigung alles anzuhören, was da in der Seele des Partners vor sich hin schwelt und gärt, schafft oft eine ganz neue Atmosphäre zwischen den Beteiligten. Und wenn das Ritual gut gemacht ist – man muss es schon ernst nehmen und es irgendwie feierlich gestalten, auch wenn es Ihnen zunächst vielleicht albern scheinen mag! –, lässt es Sie beide merklich zur Ruhe kommen.

Natürlich gibt es vielleicht auch den einen oder anderen Schatten der Vergangenheit, bei dem Sie oder Ihr Partner schon beim Erstellen der Liste merken werden: »Davon kann ich mich einfach nicht trennen! Das kann ich nicht einfach so gehen lassen, dazu ist es noch zu frisch oder auch zu schwerwiegend.« Oder Sie setzen sich nach etwa drei Monaten zusammen, um zu prüfen, ob die Wasserleichen nun wirklich verstummt sind, oder ob Ihnen immer noch ein paar übrig gebliebene »Zombies« das Leben schwer machen. Solche Wiedergänger brauchen dann noch mal eine Sonderbehandlung. Vielleicht erfordert es eine besondere Art der Wiedergutmachung für eine derartige Verletzung, vielleicht ist es aber auch so, dass sie zu denen gehören, die man einfach nicht aus der Beziehung verabschieden kann, sondern die man irgendwie in sie integrieren muss. Meiner Erfahrung nach führt die Übung »Den Keller aufräumen« aber auf jeden Fall zu einer deutlichen positiven Veränderung in der Streitkultur zwischen Partnern. Deshalb lohnt sie den Aufwand!

Neben alten Verletzungen sollten Sie auch die apokalyptischen Reiter, die Sie bereits kennengelernt haben, genauer unter die Lupe nehmen und nach Möglichkeit aus Ihrer Beziehung verabschieden. Je nachdem, wie gemütlich diese Gesellen es sich schon bei Ihnen zu Hause gemacht haben, kann auch das ganz schön schwierig werden. Da hilft nur Achtsamkeit, Disziplin und Entschlossenheit! Denn mit den apokalyptischen Reitern ist es wie mit anderen ungeladenen Gästen auch: Es ist viel einfacher, sie gar nicht erst zur Tür hereinzulassen, als sie wieder hinauszukomplimentieren, wenn sie erst einmal auf dem Sofa herumlümmeln. Aber es ist möglich! Nehmen wir sie uns der Reihe nach vor:

Kritik

Ganz ohne Beschwerden über den Partner – das haben wir bereits festgestellt – kommt natürlich keine Beziehung aus. Das ist auch nicht weiter schlimm. Wichtig ist jedoch die bereits erwähnte auf John Gottman zurückgehende Unterscheidung zwischen Beschwerde und Kritik. Erstere konzentriert sich auf ein bestimmtes Verhalten des Partners, im Idealfall auch auf einen (oder mehrere) konkrete Vorfälle, während die Kritik den Charakter oder die gesamte Person des Partners verurteilt.

Es kann schwierig sein, Kritik des Partners zu vermeiden und eine Beschwerde zu formulieren, vor allem wenn man gerade sehr verärgert ist, das gebe ich zu. Trotzdem ist es wichtig, sich hinsichtlich dieses Kommunikationsverhaltens zu disziplinieren, soweit es geht. Vermeiden Sie möglichst Wörter wie »immer«, »nie«, »wieder mal«, »ständig« etc. Sätze, die diese Wörter enthalten, sind nämlich fast immer ein Angriff auf die Person des Partners – da *muss* er fast mit Gegenvorwürfen reagieren, um sich zu verteidigen! Kaum jemand würde auf derartige Vorwürfe mit einem verständnisvollen »Ja, Schatz, du hast ganz Recht, ich bin einfach unerträglich und werde mich sofort bessern!« antworten.

Abwehr

Eigentlich ist dieser apokalyptische Reiter so leicht zu verabschieden – und doch fällt es so schwer: Gestehen Sie einen Fehler ein, wenn Sie ihn gemacht haben, und entschuldigen Sie sich bei Ihrem Partner, statt sich zu verteidigen: »Ja, du hast Recht. Ich hatte versprochen, früher zu kommen, aber ich hab's nicht geschafft. Es tut mir leid. Ich hätte mehr auf die Zeit achten oder wenigstens anrufen sollen.« Auf diese Weise ist Ihrem Partner der Wind erst einmal aus den Segeln genommen, die Situation kann sich beruhigen – dann ist der richtige Zeitpunkt gekommen, um noch mal nach einer konstruktiven Problemlösung zu suchen. Dann wäre es Ihnen vielleicht auch möglich, zu sagen: »Du, hör mal, gerade Freitagabend ist es bei uns oft echt schwierig, früher rauszukommen. Können wir das auch anders regeln, damit du trotzdem in dein Yoga kommst? Ich möchte nicht, dass du das immer versäumst.«

Entschuldigen sollten Sie sich auch, wenn Sie bei einer Auseinandersetzung die Beherrschung verloren haben – wenn Sie Ihren Partner zum Beispiel angebrüllt, die Tür zugeknallt oder in der Hitze des Gefechts Dinge gesagt haben, von denen Sie im Grunde wissen, dass sie nicht okay waren. Wir sind alle nur Menschen, und manchmal helfen die besten Vorsätze nichts, wenn der andere einen unserer wunden Punkte getroffen hat oder der Stress uns über den Kopf gewachsen ist. Jeder von uns flippt ein mal aus. Das ist dann zwar nicht schön, aber auch noch kein Beinbruch – wenn Sie es schaffen, danach über Ihren Schatten zu springen und sich ehrlich zu entschuldigen. Einfach so zu tun, als wäre Ihr Verhalten in Ordnung gewesen und zur Tagesordnung überzugehen, ist dagegen inakzeptabel.

Um Verzeihung zu bitten, kostet Überwindung, denn es bedeutet, dass Sie Ihren unmittelbaren Verteidigungsreflex unterdrücken müssen, was natürlich umso anstrengender ist, je weiter Sie und Ihr Partner schon im Beziehungsmonopoly und Ihrem ganz persönlichen Gefangenendilemma verstrickt sind. Speziell Männern fällt es oft unglaublich schwer, sich für einen Fehler bei ihrer Partnerin zu entschuldigen – paradoxerweise meist umso mehr, je größer der begangene Fehler ist. Man kann darüber spekulieren, woran das liegen mag – möglicherweise fällt es ihnen aufgrund ihrer stärkeren Wettbewerbsorientierung einfach sehr schwer, ein Versagen einzugestehen. Wenn Sie selbst feststellen, dass Ihnen das Entschuldigen so gar nicht gelingen will, gehen Sie noch mal zurück zur Übung »Den Keller aufräumen« und schauen Sie in alle Ecken. Was liegt da noch rum, was für Sie so schmerzlich oder bedrohlich ist, dass Sie Ihrem Partner eine Entschuldigung verweigern und immer Recht behalten müssen?

Verachtung

Die Verachtung werden Sie nur dann los, wenn Sie sich entschließen können, konsequent loyal zu Ihrem Partner zu stehen. Das bedeutet: Halten Sie Ihrem Partner vor anderen unter allen Umständen den Rücken frei, selbst wenn Sie vielleicht insgeheim der Meinung sind, dass er in diesem Moment unrecht hat. Akzeptieren Sie seine Gefühle und nehmen Sie diese ernst, auch und gerade dann, wenn Sie sie nicht unbedingt nachvollziehen können, statt sie ihm auszureden oder sie gar ins Lächerliche zu ziehen.

Zu diesem Thema haben Sie im Kapitel »Herzdame liebt

Kreuzkönig« schon eine Menge gelernt – wir kommen später noch einmal darauf zurück. Unterdrücken Sie Ihr Bedürfnis, Ihrem Partner »eine reinzuwürgen«, auch wenn Sie sich über ihn geärgert haben. Sie treiben ihn damit nur in die Defensive, schlimmstenfalls sogar zum Gegenangriff – ist das die kurzfristige Erleichterung, die Ihnen eine herablassende Bemerkung vielleicht verschafft, wirklich wert?

Wahrscheinlich können Sie Loyalität Ihrem Partner gegenüber tatsächlich am besten in Situationen zeigen, in denen ihm ein Missgeschick passiert ist – wenn er den für ihn eigentlich wichtigen Termin doch vergessen hat, an den Sie ihn gestern noch erinnert hatten, oder wenn er gerade mit Schwung in die Radarfalle gerauscht ist. Streichen Sie Sätze wie: »Ich hab's dir ja gleich gesagt!«, »Siehst du!« und Ähnliches konsequent aus Ihrem Sprachgebrauch. Ihr Partner ist weder dumm noch mit Gedächtnisschwund geschlagen und kann sich bestimmt hervorragend selbst daran erinnern, dass Sie es schon im Vorfeld besser wussten. Streuen Sie also kein Salz in die Wunde, demütigen Sie ihn nicht zusätzlich. Reagieren Sie stattdessen mitfühlend, unterstützend und solidarisch. Lassen Sie in diesem Moment auch die Frage beiseite, ob Ihr Partner einen Fehler gemacht oder sich geirrt hat. Versuchen Sie einfach, sich in ihn hineinzuversetzen und zu erahnen, wie er sich im Augenblick fühlt. Was würden Sie sich an seiner Stelle jetzt für eine Reaktion von Ihrem Partner wünschen? Vielleicht etwas in dieser Art:

- »So ein Pech, dass der Blitzer gerade da stand! Aber das hätte wirklich jedem passieren können.«

- »Das ist jetzt wirklich sehr ärgerlich. Ich kann gut verstehen, dass dich das aufregt. Kann ich dir irgendwie helfen?«
- »Ich hätte nie gedacht, dass Stefan dich mit dem Projekt so hängen lassen würde. Für dich ist das bestimmt eine Riesenenttäuschung. Aber du schaffst das trotzdem!«

Rückzug

Natürlich kann es manchmal besser sein, auf einen Vorwurf des Partners nicht gleich zu reagieren, sondern erst einmal abzuwarten, bis sich die Lage beruhigt hat. Damit kann man eventuell verhindern, dass ein Streit komplett eskaliert. Das ist in jedem Fall sinnvoll, wenn die Emotionen zu hoch kochen – wenn Ihre Herzfrequenz 100 Schläge pro Minute übersteigt, sind Sie nämlich sowieso nicht mehr in der Lage, wirklich aufzunehmen, was Ihr Gegenüber zu sagen hat. Auch wenn mindestens einer von Ihnen sehr müde ist oder schon etwas mehr Alkohol intus hat, kann eine Auszeit in einer Auseinandersetzung eine sehr gute Idee sein. Wichtig ist es aber immer, in so einer Situation zu sagen: »Ich ziehe mich jetzt mal zurück, um zur Ruhe zu kommen. Lass uns in einer halben Stunde/morgen früh/heute Abend weiter diskutieren.« Das ist dann *kein* Mauern, denn man gibt erstens zu erkennen, dass man sich so verhält, um der Beziehung zu *nutzen*, und zweitens, dass man bereit ist, mit dem Partner in Kontakt zu bleiben. Das ist etwas ganz anderes, als sich abweisend hinter der Zeitung zu verschanzen, einfach wegzugehen oder den anderen zu ignorieren.

Wie bereits erwähnt, sind es vor allem Männer, die sich in einer Beziehung zurückziehen. »In 85 % der Ehen ist der Mann derjenige, der mauert«, schreibt John Gottman. Er begründet diesen Umstand evolutionshistorisch: Für Frauen war es danach schon in Urzeiten vorteilhaft, in Stresssituationen ruhig zu bleiben bzw. sich nach einer Stresssituation wieder rasch zu entspannen, da sie unter Anspannung weniger Muttermilch für den Nachwuchs produzieren konnten. Für Männer auf der Jagd dagegen war es günstig, wenn ihr Adrenalinspiegel schnell in die Höhe schoss und auch lange oben blieb, sodass sie aufmerksamer und reaktionsschneller waren. »Bis heute«, stellt Gottman deshalb fest, »reagiert das männliche Herz-Kreislaufsystem stärker auf äußere Einflüsse und erholt sich langsamer von Stress als das weibliche. (..) Da nun ein ehelicher Streit, der einen Alarmzustand hervorruft, von Männern physisch mehr fordert, verwundert es nicht, dass sie stärker als Frauen versuchen, einen solchen Streit zu vermeiden.«

Nun wissen Sie aber, lieber männlicher Leser, dass Sie mit Ihrem Rückzug einen Streit zwar vielleicht kurzfristig vermeiden können, langfristig aber nur noch mehr Stress und Konflikte heraufbeschwören. Ziehen Sie sich also bitte *nicht* wortlos von Ihrer Partnerin zurück, wenn es Ihnen nicht gut geht, Sie gerade keine Lust auf einen Konflikt haben oder Zeit für sich alleine brauchen! Speziell fühlende Persönlichkeitstypen (zu denen, wie Sie ja bereits wissen, zwei Drittel der Frauen zu diesen gehören!) können Sie damit ungemein verunsichern, kränken und zu panischem Aktionismus treiben. Egal, wie angespannt, verärgert oder erschöpft Sie auch sein mögen – für einen Satz wie den obigen muss es einfach noch reichen! Umgekehrt sollten Sie, liebe weibliche Leserin, eine solche Ansage Ihres Partners dann auch unbedingt respektieren und keinesfalls darauf bestehen, den Konflikt hier, jetzt und sofort weiter auszutragen. Selbstverständlich dürfen Sie aber die Wiederaufnahme des Gesprächs freundlich anmahnen, wenn Ihr Partner zu dem von ihm vorgeschlagenen Zeitpunkt nicht von sich aus damit beginnt.

Machtdemonstration

Wenn dieser apokalyptische Reiter in Ihrer Beziehung häufig auftaucht, stecken Sie wahrscheinlich schon recht tief in einem Gefangenendilemma. Ziemlich sicher besteht dann auch eine ganz reale Schieflage hinsichtlich der Machtverhältnisse in Ihrer Partnerschaft – möglicherweise verdient einer von Ihnen beiden sehr viel mehr als der andere, oder einer von Ihnen ist emotional viel abhängiger vom anderen als umgekehrt (weil ihm die Beziehung wichtiger ist oder er weniger Alternativen außerhalb der Beziehung für sich sieht). In solch einem Fall ist die Versuchung für den Partner in der überlegeneren Position natürlich sehr groß, in Konfliktsituationen seine Macht auszuspielen.

Wenn Sie mit diesem apokalyptischen Reiter schon auf sehr vertrautem Fuß stehen, dann empfehle ich Ihnen dringend, die Hilfe eines guten Paartherapeuten in Anspruch zu nehmen. Allzu komplex und subtil sind meist die Mechanismen, welche die Machtverhältnisse in einer

Beziehung definieren. Für die Betroffenen allein ist es in aller Regel nahezu unmöglich, sie ohne die Hilfe eines neutralen Außenstehenden zu entwirren oder gar zu verändern. Betrachten Sie diesen Reiter einfach als wichtiges Alarmsignal, das Ihnen sagt, dass es für Ihre Beziehung fünf vor zwölf ist.

So, das war anstrengend, nicht? Es hat sich aber bestimmt gelohnt – mit dem Wissen, das Sie in diesem Kapitel gesammelt haben, ist der Weg nun hoffentlich frei geworden für positive Veränderungen in Ihrer Beziehung. Bereit? Dann gehen wir es jetzt an!

Spare in der Zeit, dann hast du in der Not – Investitionen ins Beziehungskonto

Sie erinnern sich an die Metapher des Beziehungskontos und welche Rolle dieses in Ihrer Partnerschaft im Guten wie im Schlechten spielen kann? Ihnen ist klar geworden, wie wichtig es ist, Ihr Beziehungskonto immer im positiven Bereich zu halten und im Idealfall auch einiges für schwierige Zeiten auf die hohe Kante zu legen? Das funktioniert natürlich am einfachsten, wenn Sie die Liebessprache Ihres Partners kennen und möglichst fließend sprechen, denn dann können Sie ziemlich sicher sein, dass all das, was Sie an Einzahlungen vornehmen, auch tatsächlich als solche von ihm wahrgenommen werden. Sonst kann es passieren, dass Sie fleißig in der Ihnen selbst vertrauten Währung (zum Beispiel Hilfsbereitschaft) einzahlen, Ihr Partner das aber überhaupt nicht als Einzahlung wahrnimmt, weil er selbst Liebe anders ausdrücken würde (zum Beispiel durch die Währung Zweisamkeit).

Möglicherweise haben Sie schon bei der Beschäftigung mit den verschiedenen Muttersprachen der Liebe weiter oben spontan gewusst, welche Ihre eigene Liebessprache und welche die Ihres Partners ist. Das geht vielen Menschen so, wenn sie mit diesem Konzept das erste Mal in Berührung kommen. Wenn Sie sich nicht ganz sicher sind, dann können Sie es herausfinden, indem Sie für sich die folgenden Fragen beantworten:

Übung: Welches sind unsere Liebes-Muttersprachen?

1. Denken Sie an Ihre Herkunftsfamilie (oder die wichtigsten Bezugspersonen Ihrer Kindheit). Versuchen Sie, sich drei Situationen von damals in Erinnerung zu rufen, in denen Sie sich besonders geliebt und erwünscht gefühlt haben. Was haben diese Situationen gemeinsam? Zu welcher der fünf Liebessprachen würden sie am besten passen?
2. Denken Sie noch einmal an Ihre Herkunftsfamilie (oder die wichtigsten Bezugspersonen Ihrer Kindheit). Versuchen Sie nun, sich drei Situationen von damals in Erinnerung zu rufen, in denen Sie sich von diesen ungeliebt, alleingelassen und abgelehnt gefühlt haben. Was hat Ihnen in diesen Situationen

gefehlt? Welche der fünf Liebessprachen wurde Ihnen dabei verweigert?

3. Denken Sie an Ihre beste Freundin/Ihren besten Freund. Woran merken Sie im Umgang mit ihr/ihm vor allem, dass Sie ihm/ihr wichtig sind? Welche Qualität dieser Freundschaft würden Sie am meisten vermissen, wenn er/sie nicht mehr da wäre? Zu welcher der fünf Liebessprachen passt diese am besten?
4. Denken Sie an die drei wichtigsten Liebesbeziehungen, die Sie als Erwachsene(r) geführt haben. Wann haben Sie sich jeweils von Ihrem Partner besonders geliebt und akzeptiert geführt? Was für ein Verhalten hat Sie jeweils am glücklichsten gemacht? Zu welcher der fünf Liebessprachen würde dieses Verhalten am besten passen?
5. Denken Sie wieder an die drei wichtigsten Liebesbeziehungen, die Sie als Erwachsene(r) geführt haben. Wie haben Sie selbst in diesen zum Ausdruck gebracht, dass Sie Ihren Partner liebten? Wie zeigen Sie selbst Ihre Liebe? Zu welcher Liebessprache passt dieses Verhalten am besten?
6. Denken Sie an Ihre aktuelle Liebesbeziehung. Erinnern Sie sich an die letzten Male, als Sie mit Ihrem Partner Streit hatten. Worum ging es dabei? Schreiben Sie Ihre Klagen auf ein Blatt Papier und suchen Sie nach dem gemeinsamen Nenner. Wonach sehnen Sie sich am meisten, was fordern Sie immer wieder von Ihrem Partner ein, und was kränkt Sie am meisten, wenn Sie es nicht von ihm bekommen?

Wenn Sie beide diese sechs Fragen für sich beantwortet haben, wissen Sie sicherlich, welches Ihre jeweilige Liebes-Muttersprache ist – und Sie wissen jetzt auch, ob Sie beide dieselbe Sprache (was, meiner Erfahrung nach, eher der Ausnahmefall ist) oder unterschiedliche Sprachen sprechen. Sobald Sie dies festgestellt haben, können Sie viel tun, um Ihrem Beziehungskonto rasch aus den roten Zahlen zu helfen: Anerkennen und akzeptieren Sie zunächst, wenn Ihr Partner eine andere Liebessprache spricht als Sie selbst. Es gibt keine Liebessprache, die besser oder schlechter ist als die andere, ebenso wenig wie Chinesisch besser oder schlechter als Englisch oder Spanisch ist. Es ist einfach nur anders.

Lernen Sie, Ihren Partner zu verstehen, und lernen Sie, sich in seiner Sprache auszudrücken. Wenn beispielsweise Ihre Liebessprache die der Zweisamkeit ist, seine aber die der Hilfsbereitschaft, so werden Sie in Zukunft beispielsweise den Reifenwechsel, den er für Sie erledigt, und ähnliche Dinge eher als das sehen können, was sie für ihn sind: Liebesbeweise und Einzahlungen aufs Beziehungskonto. Umgekehrt wird er nun hoffentlich verstehen, welchen Stellenwert es für Sie hat, wenn er Sie öfter mal zu einem Essen ohne die Kinder ausführt oder sich – statt sofort den Fernseher einzuschalten – nach dem Abendessen in Ruhe eine halbe Stunde mit Ihnen über Ihren Tag unterhält.

Wie immer, wenn man eine neue Sprache erlernen will, kommt es darauf an, dass Sie sich das nötige Vokabular und die Grammatik aneignen! Da die Liebes-Muttersprache so eine persönliche Angelegenheit ist, gibt es leider keine Bücher, die Ihnen helfen könnten, sie zu erlernen, sondern nur einen einzigen Lehrer: Ihren Partner! Bitten Sie ihn deshalb, Ihnen zu helfen – umgekehrt helfen natürlich auch Sie ihm!

Übung: Grundkurs in der Liebes-Muttersprache meines Partners

Sowohl Sie als auch Ihr Partner schreiben auf einen Zettel jeweils fünf Dinge, die Sie sich vom jeweils anderen sehr wünschen und die Ihnen das Gefühl geben würden, dass er Sie wirklich liebt. Wichtig dabei ist, dass es sich um konkrete, präzise beschriebene Verhaltensweisen handelt. Überlegen Sie beim Formulieren Ihres Wunsches am besten immer, ob ein außenstehender Beobachter das Verhalten ohne zusätzliche Erklärung wahrnehmen könnte oder nicht. »Ich wünsche mir von dir, dass wir mehr Zeit miteinander verbringen« ist zu vage und uneindeutig – »Ich wünsche mir von dir, dass wir jeden Freitagabend alleine miteinander essen gehen« dagegen präzise. Die Wünsche müssen positiv formuliert sein (also bitte nicht: »Ich wünsche mir, dass du nicht mehr …).

Nehmen Sie sich ruhig genügend Zeit für Ihre Wunschliste und überlegen Sie gut – fünf Wünsche sind nicht viel für den Anfang, aber Sie wollen einander ja auch nicht gleich überfordern und entmutigen!

Ein paar Inspirationen für Ihre Liste gefällig? Bitte sehr:

Ich wünsche mir von dir, dass du ...
(ergänzen: wann? wie oft? wie lange?)

... dich zu mir setzt und mir erzählst, wie dein Tag war.
... mit mir gemeinsam den Wocheneinkauf erledigst.
... nur mit mir zum Brunch oder zum Essen ausgehst.
... mich in den Arm nimmst.
... mit mir einen ...-Kurs besuchst.
... mich ungestört und ohne schlechtes Gewissen am Computer spielen lässt.
... mir bei folgenden Arbeiten hilfst: ...
... mit mir zum Sport gehst.
... dich ausschließlich mit den Kindern beschäftigst.
... mit mir ein romantisches Wochenende außerhalb verbringst.
... deine Kleider und Schuhe wegräumst.
... mir sagst, dass du mich liebst.
... mit mir zu einem Fußballspiel gehst.
... mir sagst, dass dir mein Essen schmeckt.
... mit mir zusammen das Wohnzimmer neu streichst.
... den Hund ausführst.
... mich vor unseren Freunden lobst.
... mit mir Karten spielst.
... mir Zeit lässt, mit einem Problem allein fertig zu werden.

Wenn Sie die Listen angefertigt haben, tauschen Sie diese aus und sehen sich die Wünsche Ihres Partners genau an. Gibt es Unklarheiten, Fragen? Reden Sie darüber miteinander, bis Sie beide wirklich verstanden haben, was der andere von Ihnen will. Dann erst entscheiden Sie, ob Sie die Wünsche so erfüllen können und wollen, und teilen Sie es dem anderen mit. Wenn nein, legen Sie den Wunsch auf die Seite – er eignet sich dann für ein späteres Kapitel, nämlich die »Verhandlungen am Küchentisch«. Ihr Partner kann dann stattdessen einen anderen Wunsch äußern. Wenn ja, ist Ihre Zusage verbindlich – in den kommenden drei Monaten üben Sie sich anhand dieser fünf Wünsche Ihres Partners bitte in dessen Liebessprache (und er sich in Ihrer). Lassen Sie sich überraschen, wie das Ihre Beziehung verändern wird – und natürlich steht es Ihnen beiden jederzeit frei, vom »Grund-« in den »Fortgeschrittenenkurs« zu wechseln, wenn Sie sich fit genug fühlen, und weitere Möglichkeiten zu suchen, sich in der Liebessprache Ihres Partners auszudrücken. Jetzt, wo Sie deren Grundlagen kennen, wird Ihnen das sicher immer leichter fallen.

Ein Wort noch zu einem an dieser Stelle in Paartherapien häufig geäußerten Einwand. Manchmal bin ich von Paaren gefragt worden, was sie denn tun sollen, wenn ihnen die Liebessprache ihres Partners so gar nicht »von der Zunge« gehe. Ich habe darauf immer sehr schnell und direkt geantwortet: »Dann trennen Sie sich am besten gleich und sparen sich das Geld für die Paartherapie!« Diese Antwort mag Ihnen vielleicht etwas brutal und voreilig erscheinen, aber ich halte sie nur für ehrlich. Wenn Sie es nicht schaffen, die Liebessprache Ihres Partners zu erlernen, sind die Chancen, dass Sie beide auf Dauer (glücklich) zusammenbleiben, tatsächlich äußerst gering. Keine Frage, es erfordert Einsatzbereitschaft, Mühe, und oft genug muss man auch über den eigenen Schatten springen, um die Liebessprache des Partners zu erlernen. Vielen Männern fällt zum Beispiel die Sprache des Lobes und der Anerkennung sehr schwer, vor allem das explizite Bekenntnis »Ich liebe dich« – sie empfinden es im Alltag einer dauerhaften Beziehung als pathetisch und unnötig. Aber mit den Liebessprachen verhält es sich wie mit den Sprachen fremder Länder – wenn man nicht bereit ist, diese zu erlernen, wird es nie zu einem wirklichen Kontakt und echter Verbundenheit mit den Einheimischen kommen. Und bedenken Sie bitte: Ihr Partner hat sich seine Liebes-Muttersprache ja nicht bewusst selbst ausgesucht und wünscht sich eine Kommunikation in dieser nicht, um Sie zu ärgern oder zu quälen. Sie ist ein Teil seiner Persönlichkeit, und er kann sie genauso wenig ablegen, wie er seine »richtige« Muttersprache einfach vergessen kann. Er wird sich immer danach sehnen, dass Sie ihn in ihr ansprechen, weil Sie damit direkt und ohne Umwege sein Herz erreichen. Ist das nicht ein bisschen Vokabellernen und Einsatzbereitschaft Ihrerseits wert?

Die im nächsten Absatz folgende Liste soll Ihnen noch ein paar Anregungen liefern. Im Grunde ist sie das »Gegengift« zu Fallstrick 5 aus dem vorigen Kapitel: Sie soll Sie nämlich dafür sensibilisieren, wie Sie jede Chance für eine Einzahlung auf Ihr Beziehungskonto im Alltag nutzen können. Die Liste erhebt natürlich keinerlei Anspruch auf Vollständigkeit – es gibt Tausende Möglichkeiten! Betrachten Sie sie einfach als Ideensammlung. Vielleicht gehen Sie sie am besten gemeinsam mit Ihrem Partner durch und tauschen sich darüber aus, wem welche Ideen am besten gefallen? Oder Sie beide ergänzen die Liste gemeinsam?

20 Ideen, wie Sie Chancen im Alltag künftig besser nutzen können

1. *Machen Sie Ihrem Partner ein Kompliment. Loben Sie ihn, wann immer sich die Gelegenheit dafür bietet.*
2. *Bestätigen Sie Ihren Partner, wo Sie können. Wenn er zum Beispiel während einer Autofahrt sagt: »Die Landschaft ist aber schön hier!«, dann lassen Sie das nicht einfach so unkommentiert in der Luft hängen, sondern reagieren Sie mit einem: »Ja, finde ich auch!«*
3. *Wenn Sie sich nach einem Arbeitstag wiedersehen, gehen Sie als Erstes auf Ihren Partner zu und nehmen ihn in den Arm (bevor Sie irgendetwas anderes tun).*
4. *Kennen Sie den Unterschied zwischen E. T. und einem Mann? E. T. hat zu Hause angerufen! – Der Witz hat eine gewisse Berechtigung, denn dieser Hinweis ist für Männer wichtiger als für Frauen. Denken Sie an das Kapitel »Herzdame liebt Kreuzkönig« und die unterschiedliche Bedeutung von Kommunikation für Männer und Frauen. Also, lieber männlicher Leser: Rufen Sie Ihre Partnerin an, wenn Sie sich verspäten werden. Rufen Sie auch mal einfach so zwischendurch an, ohne Anlass, nur um zu sagen, dass Sie an sie denken. Oder schicken Sie ihr wenigstens hin und wieder eine SMS. Das ist keineswegs überflüssig, sondern aktive Beziehungspflege!*

5. *Fragen Sie Ihren Partner am Abend, wie sein Tag war. Nehmen Sie sich Zeit für seine Antwort und hören Sie aufmerksam zu – mit Blickkontakt, ohne dabei nebenher in Richtung Fernseher zu schielen oder das Geschirr abzuspülen!*
6. *Fragen Sie Ihren Partner, so oft Sie können: »Kann ich dir dabei helfen?« Wenn die Antwort darauf »Ja« lautet, dann handeln Sie bitte auch entsprechend!*
7. *Sagen Sie »bitte«, wenn Sie etwas von Ihrem Partner haben möchten. Bedanken Sie sich, wenn Ihr Partner Ihnen geholfen oder etwas für Sie getan hat – und wenn er Ihnen nur ein Glas Wasser aus der Küche geholt hat.*
8. *Halten Sie zu Ihrem Partner, wenn er sich über jemand anderen geärgert oder mit jemandem Streit hat. Ihre Aufgabe ist es nicht, Schiedsrichter zu spielen, sondern ihn vorbehaltlos zu unterstützen.*
9. *Tun Sie gelegentlich Ihrem Partner zuliebe bewusst Dinge, die Sie normalerweise nicht so gerne tun. Suchen Sie ab und zu eine Aktivität aus, von der Sie wissen, dass sie ihm mehr Spaß machen wird als Ihnen. Überraschen Sie Ihren Mann mit den Karten für ein Konzert seiner Lieblingsband (die Sie eigentlich nicht besonders leiden können) oder Ihre Frau mit der Anmeldung zum Salsa-Tanzkurs, von dem sie Ihnen schon so lange vorschwärmt (obwohl Sie Tanzen insgeheim für unmännlich halten).*
10. *Überraschen Sie Ihren Partner immer wieder mal ganz ohne besonderen Anlass mit einer kleinen Aufmerksamkeit oder einem Geschenk.*
11. *Nutzen Sie jede Möglichkeit, Ihren Partner zärtlich zu berühren oder ihn zu küssen. Begrüßen Sie sich zum Bei-*

spiel nach einer Trennung, die länger als zwei Stunden gedauert hat, jedes Mal mit einem Kuss von mindestens 10 Sekunden.

12. *Überwinden Sie sich, und machen Sie nach einem Streit den ersten Schritt zur Versöhnung – selbst wenn Sie glauben, dass Sie im Recht waren.*
13. *Denken Sie an wichtige gemeinsame Ereignisse und Jubiläen wie Kennenlernen, Hochzeitstag u. Ä. und zelebrieren Sie diese!*
14. *Zeigen Sie sich Ihrem Partner gegenüber aufmerksam. Achten Sie darauf, wie es ihm geht, und fragen Sie nach: »Du siehst müde aus, geht es dir heute nicht gut?« – »Du strahlst ja richtig, hast du heute etwas Besonderes erlebt?«*
15. *Reagieren Sie, wenn Ihr Partner Sie um etwas bittet. Wenn Sie versprechen, etwas für ihn zu tun, dann tun Sie es auch – ohne, dass er noch einmal nachfragen muss. Wenn Sie eine Bitte ablehnen, erklären Sie warum, und machen Sie nach Möglichkeit einen Alternativvorschlag: »Ich kann heute keinen Sprudel mehr einkaufen, ich werde erst nach Geschäftsschluss im Büro fertig sein. Ich kann es aber morgen in der Mittagspause erledigen, ist das o.k.?«*
16. *Interessieren Sie sich für das, was Ihren Partner beschäftigt. Fragen Sie danach, wie sein Tennismatch gelaufen ist oder begleiten Sie ihn dorthin. Machen Sie ihn auf Artikel, Bücher oder TV-Sendungen aufmerksam, die ihm gefallen könnten. Erkundigen Sie sich nach den Menschen, mit denen er tagtäglich zu tun hat. Lassen Sie ihn beispielsweise erzählen, worum es in dem Buch, das er*

gerade liest, geht. Fragen Sie ihn auch ab und zu, ob er glücklich ist.

17. *Bieten Sie Ihrem Partner von sich aus eine Massage an, ohne dass er darum bitten muss.*
18. *Sagen Sie Ihrem Partner, dass Sie ihn lieben. Berühren Sie ihn dabei oder schauen Sie ihm in die Augen (oder am besten beides).*
19. *Fördern und unterstützen Sie Ihren Partner auch und vor allem bei den Dingen, die Sie besser beherrschen als er. Ermutigen Sie ihn dabei, loben Sie, feuern Sie ihn an. Kritisieren Sie nicht oder so wenig wie möglich.*
20. *Nehmen Sie die Gefühle Ihres Partners ernst – selbst dann, wenn Sie diese manchmal nicht verstehen oder sogar für falsch halten. Zeigen Sie Verständnis und Geduld. Fragen Sie: »Was kann ich tun, damit es dir besser geht?«*

Ich Tarzan, du Jane

»Die meisten Frauen setzen alles daran, einen Mann zu ändern, und wenn sie ihn dann geändert haben, mögen sie ihn nicht mehr.«

Marlene Dietrich

Im Kapitel »Herzdame liebt Kreuzkönig« haben Sie schon einiges über die Unterschiede zwischen weiblichem und männlichem Kommunikationsverhalten erfahren. Sie wissen nun,

- dass Frauen über Kommunikation vor allem eine Beziehung herstellen und festigen, während Männer Kommunikation überwiegend dazu nutzen, Sachinformationen zu transportieren und den Status zu regeln;
- dass Frauen in Krisensituationen eher emotionsorientiert reagieren und deshalb vor allem Mitgefühl zeigen und erwarten, während Männer in Krisensituationen eher problemlöseorientiert reagieren und deshalb vor allem konkrete Lösungsvorschläge anbieten und erwarten;
- dass Frauen Zuneigung und Liebe häufig über fürsorgliches Verhalten zum Ausdruck bringen, während Männer genau dieses Verhalten leider oft als unangenehme Bevormundung oder gar Zweifel an ihrer Kompetenz wahrnehmen.

Der wesentliche Schritt hin zu einer glücklichen Beziehung besteht darin, diese Unterschiedlichkeit zwischen den Geschlechtern anzuerkennen und zu respektieren, anstatt sie zu bekämpfen. Denn auch hier gilt, dass nicht eine der beiden Kommunikationsarten richtig und die andere falsch ist (eine Sichtweise, zu der vor allem Frauen gerne neigen, wenn sie jammern: »Nie spricht er über seine Gefühle!«). Die beiden Sprachen sind schlicht unterschiedlich. Und wie alle Fremdsprachen kann man auch die Sprache des anderen verstehen lernen und so zu einer besseren und befriedigenderen Kommunikation miteinander finden. Es gibt dafür übrigens eine wunderbare Möglichkeit, die so gut wie immer funktioniert:

Übung: Tu das Gegenteil!

Tun Sie in der nächsten Konfliktsituation bitte einfach einmal genau das Gegenteil von dem, was Ihr erster (Handlungs-)Impuls ist!

Klingt einfach, ist aber oft der Schlüssel zu tiefgreifenden und unglaublich positiven Veränderungen in der Partnerschaft.

Für viele Männer könnte sich die Übung, dem ersten Handlungsimpuls zuwiderzuhandeln, zum Beispiel folgendermaßen gestalten:

Zügeln Sie Ihren Hang zum »vorzeitigen Lösungserguss«, wenn Ihre Partnerin Ihnen von einem Problem erzählt oder sich über etwas bei Ihnen beklagt. Fühlen Sie sich nicht aufgerufen, die konkrete Situation für sie zu verändern. Üben Sie sich stattdessen in emotionsorientierter Unterstützung:

- Lassen Sie sie ausführlich erzählen. Hören Sie ihr intensiv und aufmerksam zu.
- Solidarisieren Sie sich mit ihren Gefühlen – auch dann, wenn sie in Ihren Augen vielleicht übertrieben oder unangemessen sind: »Ich verstehe dich.« – »Das würde mich auch ärgern.«
- Helfen Sie ihr, sich zu beruhigen: Nehmen Sie sie in den Arm, streicheln oder massieren Sie sie, fragen Sie, ob ihr Ablenkung helfen würde (zum Beispiel ein Kinobesuch oder ein Entspannungsbad).

- Machen Sie ihr Mut: »Das schaffst du.« – »Ich helfe dir, wenn du willst.«

Für viele Frauen könnte die Übung, das Gegenteil von dem zu tun, wohin sie ihr erster Impuls lenkt, beispielsweise aussehen wie folgt:

Wenn Sie Ihren Partner das nächste Mal fragen: »Du bist so anders als sonst – ist irgendwas?«, und er antwortet: »Nein, es ist nichts« –, akzeptieren Sie diese Antwort und wenden Sie sich einer anderen Beschäftigung zu, statt sich wie eine Tigerin auf ihn zu stürzen und weiterzubohren: »Aber ich merke doch, dass etwas mit dir nicht stimmt! Willst du mir nicht sagen, was es ist? Du würdest dich bestimmt besser fühlen, wenn du es mit mir besprechen würdest!« Sie tun ihm keinen Gefallen damit – und sich selbst auch nicht.

Machen Sie Ihrem Partner keine ungebetenen Problemlösungsvorschläge, und überhäufen Sie ihn auch nicht mit gut gemeinten Ratschlägen à la: »Den Ärger mit deinem Chef könntest du bestimmt ganz einfach beilegen, wenn du nur …« oder »Es ist kalt draußen, nimm dir eine wärmere Jacke mit!« Sie sind nicht seine Mutter, also benehmen Sie sich auch nicht so! Ständige Erziehungsversuche treiben jeden Mann auf die Palme. Oder mögen Sie es etwa, wenn er dauernd an Ihrem Fahrstil herummäkelt? Eben.

Gehen Sie immer von zwei Prämissen aus:

- Er ist ein erwachsener Mann und wird das sicher hinbekommen.

- Wenn er einen Rat von Ihnen haben möchte, wird er Sie fragen.

Wenn Sie das nächste Mal nach Hause kommen und Ihrem Ärger über ein Problem Luft machen wollen, helfen Sie Ihrem Partner vorher ein bisschen dabei, Ihnen besser zuzuhören. John Gray konstatiert richtig: »Männer fühlen sich leicht von den Gefühlsäußerungen einer Frau angegriffen und schuldig, besonders wenn sie ärgerlich ist und über Probleme spricht. Er geht fälschlicherweise davon aus, dass sie ihm nur deshalb ihre Gefühle mitteilt, weil sie ihn irgendwie für mitverantwortlich oder schuldig hält.« Nehmen Sie Ihrem Partner diesen Druck von vornherein, indem Sie Ihr Gespräch mit einem Satz einleiten wie: »Ich brauche jetzt mal eine Klagemauer, um mich auszuheulen. Danach werde ich mich bestimmt besser fühlen. Kannst du mir bitte einfach einen Moment lang nur zuhören?« Es ist auch hilfreich, wenn Sie Ihre Tirade immer wieder einen Moment lang unterbrechen und etwas sagen wie: »Das tut mir jetzt gerade richtig gut, weißt du? Danke, dass du einfach nur da bist.«

Einige der Unterschiede zwischen Ihnen und Ihrem Partner gründen vielleicht in Ihren Persönlichkeiten: dann nämlich, wenn Sie – wie die Mehrheit der Paare – versuchen, eine Beziehung zwischen einem fühlenden und einem logischen Menschen dauerhaft glücklich zu leben. Aus dem Kapitel »Herzdame liebt Kreuzkönig« haben Sie bereits eine Idee gewonnen, welche Konfliktmuster Ihnen den Alltag in solch einem Fall möglicherweise erschweren. Nachfolgend finden Sie ein paar Anregungen dazu, wie Sie diesen Konflikten die Spitze nehmen und künftig anders mit dieser Unterschiedlichkeit umgehen können.

Wenn Sie der fühlende Partner sind:

Machen Sie Ihren Partner ab und zu – in einer ruhigen Minute, nicht im Streit! – darauf aufmerksam, dass es oft wirklich sehr hilfreich ist, die Gefühle der Beteiligten zu berücksichtigen, wenn man eine Entscheidung zu treffen hat. Menschlich-Allzumenschliches und seine Auswirkungen im Alltag werden von logischen Persönlichkeitstypen gerne weit unterschätzt. Respektieren Sie aber dabei trotzdem seine sachlichere Sicht auf die Dinge und werfen Sie ihm nicht vor, er sei kaltherzig oder desinteressiert an seinen Mitmenschen. Denn erstens ist das nicht richtig, und zweitens verletzen Sie Ihren Partner mit derartigen Vorwürfen sehr.

Trainieren Sie Ihren eigenen logischen Persönlichkeitsanteil ein wenig (das geht!), und legen Sie sich ganz bewusst im Umgang mit Ihrem Partner ein etwas dickeres Fell zu, als Sie es von Natur aus mitbringen. Sie sind eine kleine Mimose und reagieren häufig sehr empfindlich, nicht nur in der Partnerschaft. Machen Sie sich bitte immer wieder bewusst, dass Ihr Partner es wirklich nicht böse meint, wenn er Ihnen einen Verbesserungsvorschlag macht oder Sie auf etwas hinweist, was Sie übersehen haben. Er will Sie damit nicht angreifen, sondern Ihnen helfen! Er kommt gar nicht auf die Idee, dass Sie so etwas kränken könnte, und er wäre bass erstaunt, wenn er wüsste, dass Sie deshalb an seiner Liebe zweifeln. Dies ist ganz und gar unberechtigt – würde er Sie nicht lieben, wäre er nämlich nicht mit Ihnen zusammen. So einfach ist das!

Ihr logischer Partner betrachtet Konflikte und Auseinandersetzungen als etwas ganz Normales, manchmal findet er sie sogar durchaus erfrischend – ein Gewitter reinigt schließlich die Luft. Versuchen Sie, sich wenigstens ein klitzekleines bisschen von dieser Sichtweise abzuschauen – ein Streit ist nicht das Ende der Welt, auch wenn Sie das gerne glauben, und Reibung kann, wie Sie bestimmt noch aus dem Physikunterricht wissen, durchaus auch Wärme erzeugen! Die Paarforscherin Eva Wunderer hat sogar festgestellt, dass Partner, die hohe Ansprüche aneinander stellen – und um diese muss man eben öfter auch einmal fair streiten –, im Vergleich mit den »Streitverweigerern« die glücklicheren Beziehungen führen. Also los, trauen Sie sich!

Kritisieren Sie Ihren Partner dabei nicht ganz so zartfühlend, wie Sie es normalerweise tun. Ihre in drei Lagen Watte verpackten und durch viele Beschwichtigungen abgemilderten, zaghaften Andeutungen hinsichtlich der Dinge, die Sie an seinem Verhalten stören, prallen an ihm einfach ab. Das führt oft genug dazu, dass Sie zu schnell entmutigt nachgeben, nur um die Harmonie an der Oberfläche wiederherzustellen – unterschwellig grummelt es jedoch in Ihnen weiter, und Sie ärgern sich (zu Recht!), dass Sie Ihre Interessen nicht energisch genug vertreten haben. Das schadet der Beziehung langfristig viel mehr als das klare Äußern von Ansprüchen und Kritik. Wagen Sie es ruhig, auch mal auf den Tisch zu hauen! Springen Sie über Ihren harmoniebedürftigen Schatten, und sagen Sie deutlich, welche Veränderungen Sie sich wünschen! Machen Sie sich keine Sorgen, dass danach der Haussegen schief hängen könnte – Ihr Partner kann erheblich besser als Sie mit Kritik umgehen und ist bestimmt nicht auf Dauer beleidigt oder verärgert.

Versuchen Sie, Ihr Temperament ein wenig zu zügeln und sich auf die coolere, sachliche Sichtweise Ihres Partners einzulassen, wenn Sie Probleme besprechen. Sie lassen sich weit schneller als er von Ihren persönlichen Vorlieben und Abneigungen und Ihren Wertvorstellungen fortreißen und verlieren dann eher mal die harten Fakten aus dem Blick. Außerdem neigen Sie zum Dramatisieren und Katastrophisieren! In solchen Fällen kann es sehr hilfreich sein, wieder mehr Abstand zum Problem zu gewinnen und alles objektiver zu beurteilen, als Sie es sonst tun. Ihr Partner will Sie mit seiner Sicht der Dinge nicht kränken oder Ihre Überzeugungen infrage stellen, sondern Sie dabei unterstützen, mehr Klarheit zu gewinnen. Denken Sie an das Beispiel mit dem sympathischen Wertpapierberater zurück …

Vielleicht am wichtigsten im Umgang mit Ihrem Partner ist Folgendes: Üben Sie sich in Gelassenheit! Sie können bei ihm alles erreichen, was Sie möchten – solange Sie ihn nicht schon im Vorfeld mit zu viel Emotionalität verprellen. Er hasst dramatische Szenen und unkontrollierte Gefühlsausbrüche wie die Pest und fühlt sich damit schnell überfordert. Das ist der beste Weg, ihn zum Rückzug zu nötigen! Setzen Sie lieber logische Argumente ein, um Ihr Ziel zu erreichen, bleiben Sie ruhig, und erwarten Sie auch nicht von ihm, dass er stundenlang Ihre emotionale Nabelschau über sich ergehen lässt und anschließend Ihre Seele tröstet. Dafür eignen sich gleichgesinnte Freunde oder Freundinnen sehr viel besser. Als Unterstützer bei der konkreten Problemlösung und als sachlicher Analytiker ist Ihr Partner hingegen einfach unschlagbar. Lernen Sie dies zu schätzen!

Wenn Sie der logische Partner sind:

Von Ihnen ist in dieser Konstellation gefordert, Ihrem fühlenden Persönlichkeitsanteil etwas mehr Raum zu verschaffen (ja, auch das geht!) und – vor allem! – ein wenig behutsamer mit dem emotionalen Sensibelchen an Ihrer Seite und dessen Bedürfnissen umzugehen, als Sie es von Natur aus tun. Sie können damit anfangen, Ihrem Partner jeden Tag (oder wenn das zu schwierig ist: wenigstens jeden zweiten Tag!) einmal etwas Nettes zu sagen: ein Lob, ein Kompliment, ein »Schön, dass du da bist!« oder ihn einfach einmal ohne besonderen Anlass zu umarmen. »Ich liebe dich« ist natürlich auch etwas, was Ihr Partner immer gerne hören wird. Probieren Sie doch einmal, ob Sie es ihm zuliebe nicht doch vielleicht etwas öfter als gewohnt über die Lippen bringen!

Machen Sie sich öfter einmal bewusst, dass die Entscheidungen Ihres Partners nicht unbedingt irrationaler Art sind. Im Regelfall sind es einfach nur Entscheidungen, die zwischenmenschliche Parameter wie Gefühle stärker berücksichtigen, als Sie dies tun, und das ist nicht immer das Schlechteste. Hier können Sie von Ihrem Partner so einiges lernen, denn Ihnen selbst entgehen häufig emotionale Aspekte zwischenmenschlicher Interaktionen. Sie neigen deshalb dazu, ihre Auswirkungen auf die Abläufe im Alltag um Sie herum zu unterschätzen. Da wird eine Diskussion – scheinbar! – auf der Sachebene geführt, aber darunter brodeln die Sympathien und Antipathien und machen eine vernünftige Lösung schlicht unmöglich – und Sie haben keine Ahnung, weshalb! Fragen Sie doch einmal Ihren Partner, er kann es Ihnen bestimmt erklären!

Schließen Sie von Ihrer eigenen Kritikfähigkeit (denn Sie teilen nicht nur gern aus, Sie können auch prima einstecken, das muss man Ihnen lassen!) in Streitsituationen bitte nicht auf die Ihres Partners! Er ist sehr viel dünnhäutiger als Sie und von Ihren Bemerkungen, die Sie selbst wahrscheinlich nicht einmal besonders wichtig genommen haben, unter Umständen tief gekränkt. Das ist unnötig und lässt sich mit etwas mehr Behutsamkeit Ihrerseits auch leicht vermeiden.

Ihr Partner ist sehr viel harmoniebedürftiger als Sie, hat im Gegensatz zu Ihnen nicht den leisesten Spaß an Auseinandersetzungen und steckt daher wahrscheinlich schneller als Sie zurück, wenn Ihrer beider Interessen widersprüchlich sind. Das kommt Ihrem Bedürfnis nach einem Sieg in Diskussionen zwar entgegen, aber Sie sollten daran denken, dass in Paarstreitigkeiten das Gewinnen nur eines Partners sich immer auf Kosten der Partnerschaft auswirkt! Streben Sie daher eher Win-win-Lösungen an, und fragen Sie öfter einmal nach, ob Ihr Partner mit der gefundenen Lösung auch wirklich glücklich ist.

Ganz schlecht kommt bei Ihrem Partner übrigens der folgende Satz in hitzigen Diskussionen an: »Jetzt werde doch nicht gleich wieder hysterisch!« Schon klar, überbordende Emotionalität ist für Sie ein Schreckgespenst, und Sie hassen es, wenn er einen Konflikt nicht in Ruhe austragen kann, aber er kann es beim besten Willen nicht! Denn er nimmt alles sehr persönlich und fühlt sich schnell angegriffen. Er schreit oder weint also in einem solchen Fall nicht zum Vergnügen oder weil er Sie damit quälen will, sondern weil er panisch und verzweifelt reagiert: Für ihn ist ein Streit ein Zeichen mangelnder Zuneigung, er fühlt sich verletzt und hat Angst um die gesamte Beziehung. Sparen Sie sich also einfach Ihre coole Reaktion, und nehmen Sie ihn, wenn er in Ihren Augen anfängt auszuflippen, lieber in den Arm. Wenn er merkt, dass eine Meinungsverschiedenheit zwischen Ihnen beiden nichts damit zu tun hat, dass Sie ihn nicht (mehr) lieben, wird es ihm sicherlich leichter fallen, auf der Sachebene zu bleiben.

Am wichtigsten im Umgang mit Ihrem Partner ist Folgendes: Kämpfen Sie gegen Ihre Tendenz zum »vorzeitigen Lösungserguss« an! Ihr Partner möchte, wenn er mit einer Sache, die ihn beschäftigt, zu Ihnen kommt, nicht nach zwei Sätzen unterbrochen werden mit einem: »Na, das ist doch wohl klar, du musst einfach …«. Sondern er will dann erst einmal sein Herz ausschütten, seinen Gefühlen Ausdruck verleihen und dabei spüren, dass Sie innerlich bei all dem »mitschwingen« und ihn verstehen. Lesen Sie sich den Absatz weiter oben zum Thema emotionsorientierte Unterstützung noch einmal durch – das ist es, was jetzt vor allem gefragt ist! Und erst wenn Ihr Partner sich ausführlich leer geredet hat, können Sie vorsichtig mit dem einen oder anderen Lösungsvorschlag (den

Sie vermutlich bereits seit einer halben Stunde im Kopf formuliert haben) anfangen. Dann wird er Ihnen auch sicher gern zuhören!

Danke für deine Macken, Schatz!

Bleiben wir noch einen Moment beim Thema Unterschiedlichkeit. In einer Beziehung leben heißt immer auch Dazulernen: über sich selbst, über den anderen, über das gemeinsame »Wir«. Wir entdecken neue Facetten unseres Selbst – manchmal auch solche, die uns überhaupt nicht an uns gefallen! Wir bekommen, ob wir wollen oder nicht, mehr oder weniger andauernd und mehr oder weniger direkt Rückmeldung darüber, wie es für einen anderen Menschen ist, uns zum Partner zu haben – in guten wie in schlechten Zeiten. Wir lernen voneinander, indem wir uns gegenseitig neue Sichtweisen, Interessensgebiete und Möglichkeiten eröffnen. Und wenn wir das gemeinsam gut hinbekommen, dann ist das eine Riesenchance für uns beide, zu wachsen, unsere Potenziale optimal zu entfalten und das Leben in seiner ganzen Fülle und Vielseitigkeit zu entdecken.

Aber das funktioniert natürlich nur, wenn und so lange man den anderen und seine Andersartigkeit – sozusagen seine »Macken« – als Bereicherung des eigenen Lebens betrachtet und nicht als Bedrohung oder lästiges Ärgernis. Und wie wir ja bereits erfahren haben, ist das auf die Dauer und im täglichen Alltagseinerlei gar nicht so einfach! Allzu schnell verstricken wir uns in andauernde Machtkämpfe darüber, wer von beiden mit seinen Eigenarten, Verhaltensweisen und Ansichten Recht hat oder Recht bekommt – ein wunderbarer Weg, eine einstmals schöne Beziehung langsam zu zerstören. Deshalb soll Ihnen der folgende Abschnitt dabei helfen, einmal einen anderen – positiveren – Blick auf die »Macken« Ihres Partners zu entwickeln, und Ihnen eine Idee vermitteln, wie Sie anders mit diesen umgehen können.

Übung: Warum bin ich so wütend auf dich?

Das nächste Mal, wenn Sie sich über Ihren Partner so richtig ärgern, zügeln Sie sich bitte einen Moment, bevor Sie über ihn herfallen und ihn für sein »Fehlverhalten« zur Schnecke machen. (Oder, wenn das nicht mehr geht, dann versuchen Sie, die Übung wenigstens im Nachhinein zu machen, nachdem sich die Wogen wieder geglättet haben.) Nehmen Sie sich ein Stück Papier, und schreiben Sie sich auf, was Sie so wütend macht/gemacht hat.

Zur Veranschaulichung wähle ich diesmal ein Beispiel aus meinem eigenen Alltag, das Sie vielleicht so oder so ähnlich selbst schon einmal erlebt haben: Mein Mann und ich sind in Sachen Ordnungsliebe sehr unterschiedlich. Um es wohlwollend zu formulieren: Er braucht einfach sehr viel weniger Struktur um sich herum als ich. Für ihn ist es zum Beispiel ganz normal, seine Klamotten da fallen zu lassen, wo er sie gerade auszieht – was häufiger mal zu dekorativen Socken- oder Jeanshäufchen vor dem Sofa oder Schuhansammlungen in der Diele führt. Wenn er kocht (und das tut er fast jeden Tag, und zwar gerne und ganz hervorragend!), dann lässt er Geschirr oder Zutaten meist da stehen, wo er sie gerade benutzt hat – was bei einem etwas anspruchsvolleren Menüplan und unserer winzigen Küche gelegentlich dazu führt, dass er die Zwiebeln auf dem Couchtisch schneiden muss, weil auf der Arbeitsplatte kein Platz mehr ist. Und die Idee, Bücher oder Zeitschriften, die er gerade gelesen hat, hinterher wieder ins Regal oder in den Zeitschriftenkorb zu legen, ist ihm, glaube ich, noch nie gekommen. Er findet es im Gegenteil eher gemütlich, wenn ein paar davon verstreut um ihn herumliegen. Ich dagegen bin ein Fan von freien Arbeitsflächen, Wäschekörben und Kleiderschränken und werde schnell zappelig, wenn ein gesuchter Gegenstand sich nicht da wiederfindet, wo er meiner Meinung nach eigentlich hingehört. »Gemütlich« bedeutet für mich zwar nicht »steril«, aber doch eindeutig »aufgeräumt«.

Selbstverständlich führt das, wie Sie sich denken können, im täglichen Zusammenleben zu mehr oder weniger häufigen Reibungen zwischen uns. Wenn wir bei meinem eigenen Beispiel bleiben, dann würde auf meinem Zettel also stehen: »Nie räumt er seine Sachen anständig auf!« Natürlich ist das eine maßlose Übertreibung, wie alle Ärgerreaktionen es meistens sind – klar räumt mein Mann vieles sehr wohl auf, manches sogar ausgesprochen akribisch, beispielsweise sein Computerzubehör. Aber im Augenblick können wir die Übertreibung ruhig so stehen lassen, wie sie ist, der entscheidende Punkt liegt nämlich anderswo.

Wenn Sie Ihren eigenen Zettel beschriftet haben, versuchen Sie, sich ganz in Ruhe und ehrlich folgende Fragen zu beantworten:

1. Was hat mein Zorn auf dich in dieser Situation mit mir selbst zu tun? Welches meiner eigenen »Defizite« spiegelst du mir da gerade vielleicht wider?
2. Welche verborgenen positiven Aspekte hat dein vermeintliches Fehlverhalten? Welche andere und wahre Stärke steckt dahinter?
3. Wie viel von dieser anderen Stärke ist in mir selbst? Würde ich mir mehr davon wünschen? Kann ich von dir vielleicht etwas lernen?

Auf mein Beispiel übertragen, wären die (ehrlichen!) Antworten folgende:

1. Ich bin vor allem dann wütend auf meinen »nie aufräumenden« Mann, wenn ich selbst mich besonders gestresst und überarbeitet fühle. Wenn ich wieder einmal zu viel in meinen Terminkalender gepackt habe; wenn ich den Eindruck habe, das Gewicht der ganzen Welt laste allein auf meinen Schultern und ich von einem Punkt auf meiner »To-do-Liste« zum nächsten hechte, ohne auch nur eine einzige Minute zwischendurch für mich zu haben. In anderen Zeiten, wenn ich genügend Freiraum und Muße für mich selbst finde, wenn ich auch mal einen ganzen Tag auf der Liege in der Sonne vertrödelt habe, obwohl die Wäsche überquillt, ich mit der Schreibarbeit hoffnungslos im Rückstand bin und

das Unkraut im Garten fröhlich vor sich hin wuchert, dann regen mich die Socken auf dem Wohnzimmerboden überhaupt nicht auf. Im (nach-)lässigen Verhalten meines Mannes spiegelt sich für mich also meine eigene (momentane) Unfähigkeit, die Dinge locker zu nehmen – und das macht mich wütend.

2. Mein Mann ist Weltmeister darin, auf seine eigenen Bedürfnisse zu hören und sich um diese zu kümmern – nicht ein bisschen, nicht irgendwann, sondern möglichst vollumfänglich und jetzt sofort. Die Socken sind ihm jetzt gerade lästig? Dann müssen die eben jetzt und hier ausgezogen werden; und wenn er in diesem Moment nicht gerade zufälligerweise im Schlafzimmer vor der ohnehin herausgezogenen Sockenschublade steht, dann landen die halt dort, wo es sich gerade anbietet. Wieso auch nicht? Außerdem verfügt mein Mann über die beneidenswerte Gabe, sich geistig völlig von seiner Umgebung abzukoppeln. Wenn er arbeitet, liest oder anderweitig beschäftigt ist, dann kann – bildlich gesprochen – problemlos das Haus um ihn herum einstürzen, und er wird höchstens irritiert mit der Hand den Betonstaub beiseitewedeln, um wieder klare Sicht auf seinen Laptop zu bekommen. Seine Konzentration würde das nicht einen Moment lang stören. Wie also könnte ein Sockenpaar auf dem Fußboden ihn aus der Ruhe bringen?
3. Von beiden Stärken steckt natürlich auch einiges in mir – aber ich könnte von beiden sehr viel mehr gebrauchen. Ich kann mich meistens ganz gut um meine Bedürfnisse kümmern – aber die kompromisslose Ent-

schiedenheit, mit der mein Mann dies tut, geht mir oft ab. Deshalb finde ich mich immer wieder in Situationen wieder, wo ich das Wohl anderer über mein eigenes stelle und selbst dabei zu kurz komme (eine typisch weibliche Eigenschaft; zu ihr kommen wir gleich noch mal!). Oder ich stelle nach einer Phase, in der mich das Motto meiner Herkunftsfamilie, »Erst die Arbeit, dann das Vergnügen!«, zu sehr und zu lange im Griff hatte, zum tausendsten Mal fest, dass einem auf diese Weise am Ende vor lauter Arbeit irgendwann überhaupt kein Vergnügen mehr bleibt. Ich kann mich auch eigentlich sehr gut konzentrieren, sei es auf Arbeit oder anderes. Aber meist erst dann, wenn ich alles, was mich dabei stören könnte, aus dem Weg geräumt und um mich herum Ruhe und Ordnung geschaffen habe. Eigentlich bin ich neidisch auf die selbst- und weltvergessene Versenkung, die mein Mann immer und jederzeit so leicht erreicht, ich würde das auch gerne können!

Fazit: Danke, Schatz, dass du deine Socken mal wieder im Wohnzimmer auf den Fußboden geschmissen hast! Das erinnert mich daran, dass ich mir heute Nachmittag auf jeden Fall eine Stunde nur für mich freinehmen wollte, um schwimmen zu gehen. Das hätte ich ohne deine Socken wahrscheinlich vor lauter Arbeit wieder glatt vergessen …

Haben Sie das Prinzip verstanden? Wenn Sie sich auf diese Übung wirklich einlassen, wird sie Ihnen nicht nur einen anderen Blick auf sich selbst ermöglichen, sondern auch eine andere Art des Umgangs mit Ihrem Partner. Wie alle Übungen in diesem Buch funktioniert sie aber nicht als Einbahnstraße – Ihr Partner muss umgekehrt natürlich bereit sein, auch Ihre »Macken« durch diese neue Brille zu betrachten.

Extraaufgabe für Frauen: Selbstfürsorge statt Erwartungshaltung!

Liebe Leserin, der nachfolgende Abschnitt ist speziell an Sie gerichtet, weil wir Frauen leider fast alle ein Problem mit uns herumschleppen, das Männer nur in den seltensten Fällen plagt: Wir geben gerne zu viel. Das liegt wahrscheinlich auch an unserer Erziehung – es wird schon früh von unserem Umfeld gerne gesehen und belohnt, wenn wir nett und freundlich mit anderen umgehen, unsere Spielsachen klaglos teilen (auch wenn wir wissen, dass die doofe Steffi von nebenan unserer Lieblingspuppe bestimmt die Haare abschneiden wird!) und allzeit hilfsbereit sind. Schon im Kindergartenalter – das belegen verschiedene Studien – sind Mädchen stärker bemüht, sich mit anderen zu verständigen und anderen Kindern zu helfen, während Jungen insgesamt aggressiver agieren und auch mehr auf ihre Selbstbehauptung pochen. Mit ziemlicher Sicherheit verstärkt aber die Erziehung in diesem Fall nur ein Verhalten, das ohnehin von Natur aus in uns angelegt ist. Viele Forscher gehen heute davon aus, dass die Unterschiede zwischen X- und Y-Chromosom und der (bereits pränatal unterschiedliche) Einfluss des Männlichkeitshormons Testosteron auf das männliche und weibliche Gehirn stark mitverantwortlich für das unterschiedliche Sozialverhalten von Jungen und Mädchen schon im Kleinkindalter sind.

Wo auch immer die Ursachen dafür liegen – Fakt ist, dass wir Frauen (übrigens nicht nur in der Partnerschaft!) oft so lange fürsorglich, hilfsbereit und zugewandt agieren, bis wir ausgebrannt und leer in der Sofaecke zusammenbrechen. Statt von Anfang an sehr genau den Kontostand auf dem Beziehungskonto im Auge zu behalten und auf die Bremse zu treten, wenn wir merken, dass der Partner nicht mit unserem Investment gleichzieht, zahlen wir verzweifelt weiter ein – immer in der Hoffnung: »Irgendwann muss er doch merken, was ich alles für ihn tue, dann wird er es mir zurückgeben!« Bei vielen von uns wird dieses ungute Muster noch dadurch verstärkt, dass wir mit einem distanzierten, abwesenden Vater aus dem klassischen Rollenmodell groß geworden sind: beruflich stark engagiert, selten daheim und emotional wenig verfügbar für die Kinder. Besonders Mädchen leiden sehr unter solch einer Situation und entwickeln eine unstillbare Sehnsucht nach der Zuwendung des Vaters. Nicht selten bemühen sie sich dann nach Kräften, seine Aufmerksamkeit durch besondere Leistungen und dadurch, dass sie besonders lieb sind, zu erringen. Klappt das – belohnt Papi zum Beispiel die Eins in der Mathearbeit oder den ersten ohne Mutters Hilfe gebackenen Kuchen mit Lob und Anerkennung –, verfestigt sich in dem Mädchen die Vorstellung: Wenn ich nur gut genug bin und mich genügend anstrenge, dann bekomme ich die Liebe, nach der ich mich so sehne. Dieses Muster übertragen wir später auf unsere Beziehungen. Es verführt uns dazu, oft viel zu viel und allzu großzügig auf das Beziehungskonto zu investieren, selbst wenn wir nicht ebenso viel von unserem Partner zurückbekommen. Irgendwann »kippt« die Angelegenheit dann, wenn wir merken, dass unsere Anstrengungen vergeblich sind, und dann verwandeln wir uns mit einem Schlag in Furien. Wie kann er es wagen! Warum ist er uns gegenüber nicht ebenso großzügig mit Liebe und Zuwendung wie wir es ihm gegenüber sind? Wir beginnen zu nörgeln (was meist nur dazu führt, dass er sich noch weiter zurückzieht) – und früher oder später greifen wir zur Keule und verhängen die Höchststrafe für ihn: das sexuelle Embargo. Willkommen im Gefangenendilemma.

Liebe Leserin, wenn Sie das nächste Mal das Gefühl haben, Sie würden Ihren Partner am liebsten ungespitzt in den Boden rammen, weil er Ihnen nicht genügend emotionale Zuwendung gibt – stoppen Sie sich. Stellen Sie sich die Fragen aus der letzten Übung: *Was hat mein Zorn auf dich in dieser Situation mit mir selbst zu tun? Was kann ich von dir lernen?*

Höchstwahrscheinlich werden die Antworten, wenn Sie ehrlich sind, in etwa folgendermaßen ausfallen: Sie selbst überfordern sich innerhalb der Beziehung (und wahrscheinlich auch im Alltag ganz allgemein) kontinuierlich, indem Sie ständig mehr geben, als Sie sich eigentlich zumuten können. Sie achten zu wenig auf Ihre eigenen Bedürfnisse und zu viel auf die Ihres Partners/Ihres Umfeldes. Sie nehmen sich für sich selbst nicht, was Sie brauchen, sondern Sie warten, bis Sie es von anderen (in diesem Fall von Ihrem Partner) auf dem Silbertablett serviert bekommen. *Das ist aber nicht die Schuld Ihres Partners!* Bestrafen Sie ihn also nicht dafür. Übernehmen Sie stattdessen an dieser Stelle Verantwortung für sich selbst! Lernen Sie, liebevoller mit sich umzugehen und (auch emotional) selbst für sich zu sorgen, statt diese Fürsorge hauptsächlich von Ihrem Partner zu erwarten. Dadurch werden Sie auch insgesamt emotional weniger abhängig von dem Feedback anderer – und das wiederum versetzt Sie in die Lage, frei zu entscheiden, an welcher Stelle Sie großzügig geben und wann Sie auch mal »Nein« zu den Wünschen und Erwartungen anderer sagen wollen. Sie müssen nicht mehr ständig um Liebe und Zuwendung kämpfen und betteln, wenn Sie es schaffen, das emotionale »Loch« in Ihrer Seele weitgehend selbst zu stopfen. Ihre Beziehung und Ihr Partner werden es Ihnen danken!

Wenn Sie merken, dass Ihnen das sehr schwerfällt, holen Sie sich Hilfe! Es gibt zahlreiche ausgezeichnete Ratgeber zum Thema Selbstliebe und Selbstfürsorge auf dem Büchermarkt. Stellvertretend seien hier nur *Vergiss dein nicht!* von Silke Brand und *Immer für andere da?* von Elisabeth Schlumpf und Heidi Werder genannt. Vielleicht denken Sie auch einmal über ein Coaching oder eine Therapie zu diesem Thema nach? Alte Muster sind oft schwer zu verändern – mit ein wenig Unterstützung geht es meist besser.

Verhandlungen am Küchentisch – Konflikte konstruktiv lösen

Wenn Sie das, was Sie bisher in diesem Buch gelesen haben, noch einmal kurz vor Ihrem geistigen Auge Revue passieren lassen, werden Sie feststellen, dass an vielen Stellen an Ihre Toleranz, Gelassenheit, Großzügigkeit und Ihr Verständnis Ihrem Partner gegenüber appelliert wurde. In der Tat sind diese Tugenden wichtige Voraussetzungen für gelingende Partnerschaften, aber natürlich nicht nur und ausschließlich. »Jede Ehe ist eine Verbindung zweier Individuen, die ihre eigenen Ansichten, persönlichen Verschrobenheiten und Wertvorstellungen mitbringen. So nimmt es nicht wunder, dass sich auch in glücklichen Ehen die beiden Partner mit einer großen Fülle von Problemen auseinandersetzen müssen«, stellt der Paarforscher John Gottman fest. Anders ausgedrückt: Bei aller Toleranz, Gelassenheit, Verständnis und Großzügigkeit füreinander gibt es in jeder Beziehung Themen, die ausdiskutiert, und Probleme, die gelöst werden müssen. Konflikte sind im engen Zusammenleben unvermeidlich und keineswegs bedrohlich für eine funktionierende Beziehung, wenn sie auf die richtige Weise ausgetragen werden. Im Folgenden wird es deshalb darum gehen, Ihnen eine Art »Verhandlungsführer« für Ihre Konflikte mit auf den Weg zu geben, der Ihnen hilft, möglichst konstruktiv miteinander zu streiten, statt sich in Ihren Schützengräben zu verschanzen und sich immer weiter in ein Gefangenendilemma zu verstricken. Als ersten Schritt gilt es zu entscheiden, worüber Sie beide eigentlich miteinander streiten wollen.

Übung: Vier Körbe (nach El Hachimi/Stephan)

Für diese Übung brauchen Sie vier Körbe oder Schachteln. Diese werden unterschiedlich beschriftet:

1. »Bewährterer«: In ihm werden Verhaltensweisen Ihres Partners gesammelt, die Sie gut finden und so bewahrt wissen möchten.
2. »Akzeptanzkorb«: Hier landen Verhaltensweisen, die Sie zwar am Partner stören, die Sie aber ab sofort bewusst akzeptieren und die deshalb in Zukunft nicht mehr diskutiert werden.
3. »Kompromisskorb«: Die Verhaltensweisen in diesem Korb sollen nach und nach verändert werden; es besteht aber kein unmittelbarer Zeitdruck. Sie dürfen auch erst einmal unverändert bleiben.
4. »Veränderungskorb«: Diese Verhaltensweisen Ihres Partners sollen auf jeden Fall als Erstes verändert werden. Mit ihnen beginnen deshalb die Verhandlungen am Küchentisch!

Jeder von Ihnen schreibt nun auf Karteikärtchen Verhaltensweisen des Partners und sortiert sie in die jeweiligen Körbe. Aber Achtung: Für die drei ersten Körbe gibt es kein Limit, hier können Sie jeweils so viele Kärtchen unterbringen, wie Sie mögen. Im »Veränderungskorb« aber darf jeder von Ihnen nur drei Kärtchen ablegen. Sie sollten sich also genau überlegen, welche Verhaltensweisen Ihres Partners Sie so sehr stören, dass Sie sie diesem Korb unterbringen.

Erst wenn eins Ihrer Kärtchen aus diesem Korb »abgearbeitet« ist – das heißt, sobald Sie dafür entweder eine zufriedenstellende Lösung gefunden haben oder es doch noch in den »Akzeptanzkorb« wandert, darf ein anderes Ihrer Kärtchen aus dem »Kompromisskorb« in den »Veränderungskorb« aufrücken.

Ihr »Veränderungskorb« quillt über, und es scheint Ihnen nahezu unmöglich, ihn auf die erlaubten drei Kärtchen zu reduzieren? Vielleicht geben Ihnen nachfolgende Tipps eine kleine Hilfestellung:

Gestehen Sie sich gegenseitig eine Handvoll harmloser Marotten zu! Versuchen Sie, einige der alltäglichen Macken Ihres Partners in einem anderen Licht zu sehen, wie schon im Kapitel »Danke für deine Macken, Schatz!« erklärt. Das ermöglicht es Ihnen hoffentlich, die eine oder andere im »Akzeptanzkorb« abzulegen. Halten Sie, wenn Sie sich das nächste Mal über eine Schlamperei oder Nachlässigkeit Ihres Partners zu ärgern beginnen, kurz inne, und überlegen Sie: Lohnt sich das? Was wird Sie mehr Zeit und Beziehungsqualität kosten – den Teller, den er zum tausendsten Mal nicht *in*, sondern *auf* die Spülmaschine gestellt hat, in diese einzuräumen? Oder eine Grundsatzdiskussion über Ordnung und Haushaltsführung deswegen vom Zaun zu brechen? Solange die Bilanz in Sachen Arbeitsverteilung zwischen Ihnen beiden summa summarum einigermaßen ausgeglichen ist, wahrscheinlich Ersteres. Dr. Marshall Rosenberg, der Entwickler der Gewaltfreien Kommunikation, hat einmal lakonisch bemerkt: »Willst du Recht behalten oder glücklich sein? Beides geht nicht.«

Berücksichtigen Sie Ihre jeweiligen Stärken bei der Arbeitsverteilung! Er kocht gerne und gut? Treten Sie ihm diesen Bereich der Alltagsarbeit ab – aber bitte inklusive Einkauf und anschließendem Aufräumen der Küche! Im Gegenzug können Sie die Wäsche übernehmen (dann müssen Sie sich auch keine Sorgen mehr machen, wenn Sie ihn dabei ertappen, wie er mit dem Bügeleisen in der Hand nachdenklich auf Ihre neue Seidenbluse starrt!). Eine weitere Möglichkeit besteht darin, den jeweils anspruchsvolleren Partner eine Aufgabe erledigen zu lassen – unter anderem deshalb, weil der andere es ihm vermutlich genau deshalb ohnehin nicht recht machen können wird. Wenn Sie nie zufrieden mit der Gründlichkeit sind, mit der er das Bad putzt, dann fällt diese Tätigkeit in Zukunft eben in Ihren Arbeitsbereich, und er kann währenddessen staubsaugen oder sonst etwas erledigen, was er besser kann als Sie.

Entzerren Sie wiederkehrende Konfliktpunkte wo möglich durch praktische Lösungen! Um wieder meinen Mann (den »Schlamper«) und mich (die »Ordnungsfanatikerin«) als Beispiel heranzuziehen: Ich habe im Laufe der Jahre eine ausgeprägte Vorliebe für Schubladen, Körbe, Boxen und Schachteln entwickelt! An strategisch wichtigen Punkten in jedem Zimmer im Haus gibt es bei uns mittlerweile jeweils mindestens eine »Kramschublade«, die qua Definition meinem Mann gehört. In die fege ich, wenn er mal wieder zu viele Dinge da fallen gelassen hat, wo sie nicht hingehören (Werkzeug, Schriftstücke, Kabel, Bücher, Zeitschriften, Krimskrams ...), einfach im Vorbeigehen alles hinein, was mich stört, ohne mich im Geringsten darum zu scheren, was es ist. Ruck, zuck sind alle Ablageflächen wieder frei und ein Zustand wiederhergestellt, in dem ich mich durchaus wohlfühle. Früher oder später sucht mein Mann seine Sachen und räumt diese dann, wenn er sie in der Schublade gefunden hat, auch meistens stillschweigend anständig auf – oder eine der Schubladen quillt über. Dann stelle ich sie ihm – ebenfalls stillschweigend – auf den Schoß, und damit ist das Thema erledigt. Streit darüber ist unnötig geworden.

Wirklich schön finde ich auch das »Zehn-Minuten-Spiel«, das Stephanie Schneider in ihrem Buch *Warum Mama eine rosa Handtasche braucht* vorschlägt: »Es meint schlicht und ergreifend das kurze Aufräumen der Wohnung, nachdem die Kinder im Bett sind. Es geht darum, dass Sie gemeinsam die schlimmsten Spuren eines erfüllten Tages beseitigen und zwar schnell, effektiv und zeitlich begrenzt. (..) Wenn Sie also Punkte auf Ihr persönliches Spielkonto sammeln wollen, dann räumen Sie lieber den Küchentisch ab und hängen die verstreuten Kinderjacken an die Garderobe, als dass Sie endlich mal die hinteren Ecken des Vorratsschranks auswischen. Stellen Sie die Eieruhr auf zehn Minuten, und raffen Sie, was Sie können. Quatschen Sie nicht miteinander, essen Sie nicht, und gehen Sie nicht aufs Klo. Es wird das letzte Mal an diesem Tag sein, dass Sie sich beeilen müssen, denn was nach dieser Zeit noch nicht erledigt ist, muss ausnahmslos bis morgen warten. Ab jetzt hat Ihr wohlverdienter Feierabend Priorität. Sie werden sich wundern, wie viel gemütlicher Ihre Wohnung nach dieser kurzen Zeit aussieht. Und keine Alleingänge! Die überschaubare Zeitspanne von zehn Minuten können Sie auch einem zu Recht abgespannten Partner zumuten, den der Gedanke an Hausarbeit nicht besonders begeistert.«

Delegieren Sie Arbeiten, die Sie beide nicht mögen, wo immer möglich! Ihre Freizeit ist kostbar – Ihre gemeinsame Freizeit noch mehr. Sie sollten sie so weit wie möglich mit Dingen verbringen, die Ihnen *beiden* Spaß machen und sich nicht mit Arbeiten herumquälen, die Ihnen nicht nur die Zeit nehmen, sondern auch noch die Laune vermiesen. Leisten Sie sich eine Putzhilfe und/oder eine Hilfe für den Garten! Engagieren Sie Handwerker für anfallende Renovierungsarbeiten! Geben Sie die Wäsche ins Bügelstudio oder in die Reinigung! Ja, ich weiß, das kostet Geld – aber haben Sie mal die Stundensätze von Putzhilfen mit denen von Scheidungsanwälten verglichen? Es ist eine Tatsache, dass manche Menschen einfach mit einem anderen Ordnungs- und Sauberkeitsbedürfnis ausgestattet sind als andere. Ehe Sie einen jahrelangen, zermürbenden Kleinkrieg um die Frage nach der Häufigkeit, mit der Fenster von wem zu putzen sind, führen, sollten Sie solche Themen ein für alle Mal »outsourcen«, wie es neudeutsch so schön heißt. Wenn Ihnen das samstägliche Rasenmähen zwar einen Krach mit dem Menschen, mit dem Sie den Rest Ihres Lebens verbringen wollen, wert ist, aber nicht die paar Euro für den Studenten, der es ab sofort übernimmt, dann sollten Sie Ihre Prioritäten noch einmal hinterfragen. Anders sieht es natürlich aus, wenn Sie Gartenarbeit lieben oder sich nichts Schöneres vorstellen können, als gemeinsam die Garage zitronengelb zu streichen – dann handelt es sich dabei aber auch eher um ein Hobby als um eine ungeliebte Pflicht!

So, wie sieht es jetzt mit Ihren Körben aus? Haben Sie es geschafft, den »Veränderungskorb« auf drei Anliegen pro Partner zurückzustutzen? Wunderbar, dann können Sie sich jetzt zu Ihrer ersten Verhandlungsrunde über das erste Kärtchen verabreden! Auch das ist nämlich Teil Ihrer neuen Konfliktkultur: nicht einfach einen Streit vom Zaun zu brechen, wenn Sie gerade schlechte Laune haben oder sich aus irgendeinem Grund in der vorteilhafteren Ausgangsposition wähnen. Sondern sich – wie unter Bündnispartnern üblich – zu einem beiden Parteien passenden Zeitpunkt zu verabreden, um dann in guter Verfassung und mit genügend Zeit und Ruhe mit der Diskussion zu beginnen. Wenn Sie Ihren Partner dagegen beispielsweise gleich beim Nachhausekommen mit einem Anliegen überfallen oder ihn am Frühstückstisch in einen hitzigen Streit verwickeln, obwohl er ein ausgesprochener Morgenmuffel ist, dann haben Sie zwar beste Chancen, ordentlich Dampf abzulassen, aber die Prognose für eine echte Problemlösung ist eher schlecht. Und Sie wollen aneinander ja nicht Ihre schlechte Laune auslassen, sondern sich konstruktiv miteinander auseinandersetzen, oder? Also:

- »Ich würde mit dir gerne die Frage klären, wohin unser nächster Familienurlaub gehen soll. Das könnte ein bisschen dauern, weil wir ja erfahrungsgemäß ziemlich unterschiedliche Vorstellungen davon haben. Wann hast du mal eine Stunde Zeit dafür?«

- »Ich bin unzufrieden mit unserer Aufteilung der Hausarbeit. Ich denke, eine halbe Stunde müsste uns reichen, um das noch mal zu diskutieren. Hast du Samstagnachmittag schon was vor?«

Wenn der Zeitpunkt für Ihre erste Verhandlungsrunde am Küchentisch da ist, bitte schimpfen Sie nicht einfach so los! Sie erinnern sich an den Unterschied zwischen einer Kritik und einer Beschwerde? Hier folgt eine Formulierungshilfe für denjenigen von Ihnen, dessen Anliegen als Erstes diskutiert werden soll. Wahrscheinlich wirkt das Schema für Sie auf den ersten Blick etwas sperrig, aber versuchen Sie einmal, sich daran zu halten! Sie machen es Ihrem Partner damit um so vieles leichter, positiv und aufgeschlossen zu reagieren.

Übung: Beschweren und um Veränderung bitten – aber richtig!

»Wenn du ______________________________

______________________,

(Bitte ergänzen Sie hier ein konkretes Verhalten Ihres Partners, das Sie stört.)

dann fühle ich mich ______________________

______________________________________.

(Bitte erklären Sie hier Ihre emotionale Reaktion auf das Verhalten Ihres Partners.)

Ich möchte gern, dass du __________________

______________________________________.

(Bitte ergänzen Sie hier das erwünschte konkrete Verhalten Ihres Partners.)

Das würde mir sehr helfen, weil ____________________

____.

(Bitte erklären Sie hier, was die Veränderung in Ihnen bewirken würde.)

Bitte denken Sie daran: Sie können Ihren Partner um eine Veränderung bitten, aber Sie können diese nicht fordern. Ihr Partner ist schließlich nicht Ihr Untergebener, dem Sie einfach Befehle erteilen können. Er ist weder dazu verpflichtet, Sie glücklich zu machen (das können Sie ohnehin nur selbst), noch Ihnen bedingungslos zu gehorchen. Im Sinne einer guten Kooperation wird er sich sicher bemühen, Ihnen so weit wie möglich entgegenzukommen. Trotzdem muss es ihm erlaubt sein, Ihre Bitte abzulehnen. »Wenn ein Nein als Antwort zunächst einmal Abwehr und Empörung in Ihnen hervorruft«, mahnen die Autoren Susann Pásztor und Klaus-Dieter Gens in ihrem Buch *Ich höre was, was du nicht sagst,* »können Sie davon ausgehen, dass Sie zuvor eine Forderung ausgesprochen haben, ohne dass es Ihnen wirklich bewusst war. Forderungen erwecken beim anderen den Eindruck, er müsse sich unterwerfen – oder Widerstand leisten.« Eine Bitte dagegen lässt dem anderen eine Wahlmöglichkeit.

Auch für die Antwort auf die Bitte gibt es eine Formulierungshilfe:

Übung: Die Antwort auf die Beschwerde/ Bitte formulieren – aber richtig!

Im Folgenden zwei Alternativen:

1. »Ja, das kann ich gern so tun, wie du es dir wünschst.«
2. »Ich verstehe deinen Wunsch nach einer Veränderung. Ich kann das aber leider nicht so tun, weil ___
   ____.
   (Bitte ergänzen Sie hier Ihre Gründe.)
   Ich schlage dir deshalb vor, dass ich stattdessen ___
   ____.«
   (Bitte ergänzen Sie hier eine Alternative, mit der Sie sich einverstanden erklären könnten.)

Indem Sie Ihren Partner und seine Bitte nicht mit einem schlichten »Nein!« abschmettern, sondern ihm Ihre Gründe erklären und einen Alternativvorschlag machen, zeigen Sie ihm, dass Sie seinen Wunsch nach Veränderung ernst nehmen und signalisieren Entgegenkommen. Es kann gut sein, dass Sie beide bei einem Thema mehrere »Runden« durchlaufen müssen, bis Sie sich einigen können. Das vorgestellte Bitte-Antwort-Schema wird Ihnen aber dabei helfen, sich auf ein konkretes Verhalten zu konzentrieren und wertschätzend miteinander umzugehen. Und es ermöglicht Ihnen, sich in den jeweils anderen hineinzuversetzen und zu verstehen, was in ihm vorgeht. Dies ist eine wichtige Voraussetzung für das Wir-Gefühl, um das es im nächsten Kapitel noch einmal gehen wird!

Vorab aber nun noch eine Reihe weiterer Verhandlungstipps, denn schließlich haben Sie ja wahrscheinlich eine ganze Reihe Karteikärtchen, die noch auf ihre Chance warten, oder?

Stellen Sie offene Fragen, sogenannte W-Fragen: »Wie siehst du das?« – »Was schlägst du vor, wie wir das lösen?« – »Wie können wir das ändern?« Damit zeigen Sie Interesse an Ihrem Partner und seiner Meinung – eine sehr viel bessere Ausgangsposition für eine Konfliktlösung, als ihm einfach Ihre Meinung um die Ohren zu hauen und dann wutschnaubend den Kampfplatz zu verlassen.

Sprechen Sie in Ich-Botschaften, nicht in Du-Botschaften: »Mir tut es weh, dass wir in letzter Zeit so wenig Zeit miteinander verbringen.« – »Ich fühle mich allein.«

Bleiben Sie konkret: Verallgemeinern Sie nicht (»immer«, »nie« etc.). Bleiben Sie bei einer Situation bzw. einer Verhaltensweise, statt einen Rundumschlag zu starten. Wärmen Sie auch keine alten Geschichten auf.

Sagen Sie offen und direkt, was Sie wollen (besonders wichtig für Frauen!): Ihr Partner kann keine Gedanken lesen, das muss er aber auch nicht können, um eine gute Beziehung mit Ihnen zu führen. Erwarten Sie nicht, dass er errät, was Sie meinen, wenn Sie sagen: »Seit Wochen waren wir nicht mehr aus!« (= ein Vorwurf) oder »Die Einfahrt ist total verdreckt.« (= an sich erst mal nur die Feststellung einer Tatsache). Sagen Sie stattdessen: »Ich würde diese Woche gern noch mal mit dir ausgehen – wann passt es dir?« und »Würdest du bitte heute Abend die Einfahrt noch fegen?«

Bleiben Sie ruhig: Es ist für eine lösungsorientierte Verhandlung wichtig, dass Sie es schaffen, Ihre Gefühle zu kontrollieren (oder brüllen Sie Ihren Chef auch jedes Mal an, wenn er Ihrem Wunsch nach Gehaltserhöhung nicht sofort zustimmt?). Nehmen Sie sich eine Auszeit, wenn Sie während der Verhandlungen merken, dass der Zeitpunkt für das Gespräch schlecht gewählt war oder einer von Ihnen beiden zu angespannt ist. Lesen Sie sich aber das Kapitel »Ungebetene Gäste verabschieden« noch einmal durch, und achten Sie darauf, dass die Auszeit nicht als Mauern missverstanden werden kann! Wenn Verhandlungen zwischen Ihnen beiden regelmäßig sehr emotional verlaufen, ist es möglichweise gut, wenn Sie eine »Rote Karte« oder ein anderes Stoppsignal miteinander vereinbaren, auf das Sie zurückgreifen können, um eine beginnende Eskalation rechtzeitig abzubrechen. Mögliche Beruhigungssätze könnten zum Beispiel sein: »Bitte hör auf zu schreien. Ich kann dir so einfach nicht so gut zuhören.« – »Ich weiß, du fühlst dich jetzt kritisiert. Bitte vergiss nicht, dass ich dich sehr liebe.«

Lachen Sie miteinander – auch und gerade im Streit: Manche Paare schaffen es, ein »Zauberwort« dafür zu etablieren, bei anderen ist es ein »Zaubersatz«. Bei meinem Mann und mir ist es beispielsweise das englische Wort »apparently« – »offensichtlich«. Das geht auf die britische Fernsehserie »Coupling« zurück, in der vor einigen Jahren Beziehungsprobleme zwischen Männern und Frauen auf sehr witzige Weise thematisiert wurden. Einer der Darsteller, Steve, stellte in einer Folge fest, dass seine Freundin Susan ihm immer dann, wenn sie sehr, sehr wütend auf ihn war, auf seine zaghafte Frage: »Is something wrong, dear?« ein schmallippiges »Apparently!« zur Antwort gab. Dieses Wort wurde zu einer Art Code zwischen meinem Mann und mir, das – im richtigen Moment und mit einem verschmitzten Grinsen in einen Streit eingeworfen – die Atmosphäre sofort entkrampft und uns beide zum Lachen bringt. Humor kann eine drohende Eskalation wunderbar entschärfen! Wenn man erst einmal gleichzeitig losgeprustet hat, betrachtet man einander gleich wieder viel freundlicher. Ein solches »Zauberwort« muss allerdings für beide Partner bedeutungsvoll sein und darf auch nicht unzulässig inflationär gebraucht werden, sonst verliert es seine magische Kraft.

Lassen Sie das Schicksal entscheiden! Sie können sich über die Verteilung einer Arbeit oder eine Streitfrage überhaupt nicht einigen? Werfen Sie eine Münze! Wer verliert, erledigt diesmal die Arbeit oder gibt in dieser Frage nach.

Spielen Sie Schwarzer Peter! Wenn Ihnen die Sache mit dem Münzwurf unsympathisch ist, weil Sie Ihrem Glück nicht trauen, können Sie auch systematischer vorgehen: Jeder von Ihnen erhält eine zuvor festgelegte Anzahl »Schwarzer Peter«-Karten (pro Woche, pro Monat oder pro Jahr). Wie viele solche Karten Sie benötigen, variiert ziemlich, je nachdem, wie häufig Sie beide sich in Konfliktsituationen schwertun, einen für beide akzeptablen Kompromiss zu finden. Für manche Paare reichen fünf Karten im Jahr, andere verbrauchen drei pro Woche. Das müssen Sie selbst entscheiden. Wichtig ist nur, dass Sie zu Beginn jeweils gleich viele Karten zur Verfügung haben. In der nächsten Konfliktsituation haben Sie nun die Möglichkeit, Ihrem Partner einen »Schwarzen Peter« zu-

zuschieben und ihn damit zur Erledigung der Aufgabe bzw. zum Nachgeben in der Streitfrage zu nötigen. Wirklich interessant dabei sind natürlich die folgenden Fragen:

- Welche Streitfragen sind Ihnen wichtig genug, einen »Schwarzen Peter« dafür zu ziehen? (Denn: Sobald Ihr Kontingent aufgebraucht ist, war's das – Nachschub gibt es erst nach Ablauf der vereinbarten Zeitspanne!)
- Wer von Ihnen beiden hat sein Kartenkontingent schneller aufgebraucht? Woran könnte das liegen?
- Wie verändert das Bewusstsein um den »Schwarzen Peter« Ihr Streitverhalten insgesamt?

Entschuldigen Sie sich, wenn Ihnen der Gaul durchgegangen ist: »Es tut mir leid, dass ich dich angeschrien habe. Es hat mir Angst gemacht, dass wir so unterschiedliche Sichtweisen auf das Problem haben.« – »Ich wollte dich nicht kränken. Was kann ich tun, damit du mir verzeihst?« – »Entschuldige, dass ich dir die ganze Schuld zugeschoben habe. Ich weiß, dass das nicht stimmt.«

Wenn Sie feststellen, dass sich Ihre Gespräche trotz all Ihrer Bemühungen immer wieder um die gleichen Themen drehen:

Kann es sein, dass Sie aneinander vorbeikommunizieren, ohne es zu merken? Versuchen Sie es mehrere Tage hintereinander für eine festgelegte Zeit von 15 Minuten einmal mit dem sogenannten kontrollierten Dialog: Dazu beginnt einer von Ihnen beiden das Gespräch mit einem (!) Satz. Der andere wiederholt danach in seinen eigenen Worten das, was er verstanden hat. Ist der erste Partner der Meinung, dass er richtig verstanden wurde, bestätigt er das; ansonsten muss der Zuhörer es noch einmal versuchen. Erst, wenn der erste Partner sich genau verstanden fühlt, darf der zweite mit einem eigenen Satz antworten – den wiederum der erste Partner so lange mit seinen eigenen Worten wiedergeben muss, bis die Verständigung gelungen ist. Nach 15 Minuten werden die Rollen getauscht. Der kontrollierte Dialog ist anstrengend, aber oft sehr erhellend!

Vielleicht müssen Sie auch den geheimen Deal zwischen Ihnen beiden noch einmal ehrlich ausdiskutieren oder auf seine Aktualität hin hinterfragen? Sehr viele hartnäckige Schwierigkeiten zwischen Partnern resultieren aus nicht ausgesprochenen Diskrepanzen in den Idealvorstellungen beider, wie das gemeinsame Leben auszusehen hat. Möglicherweise gibt sich Ihr Partner nach außen hin zwar modern und aufgeschlossen hinsichtlich der Rollenverteilung zwischen Ihnen beiden, träumt aber insgeheim und unbewusst doch von einer Rundum-Vollversorgung durch eine reine Familienmutter, so wie er es von seiner eigenen Mutter gewohnt ist? Kein Wunder, dass er in solch einem Fall Ihre Bemühungen um gleiche Aufgabenverteilung latent torpediert, indem er sich der Hausarbeit konsequent verweigert und Ihre Teilzeitarbeit herablassend belächelt. Oder Ihre Partnerin hat insgeheim Ängste und Hemmungen, wieder arbeiten zu gehen, weil sie sich insgeheim vor den Herausforderungen und Frustrationen einer Rückkehr in den Beruf nach drei Jahren Auszeit fürchtet? Logisch, dass sie dann lieber jede Menge Gründe dafür aufzählt, warum sie keinen passenden Job finden kann, oder jammert, dass die Kindertagesstätte Ihrem Sohn einfach nicht guttut. Solche Grundsatzprobleme hinsichtlich des geheimen Deals drängen sich dann gerne als Bagatellstreitigkeiten verkleidet durch die Hintertür zurück in die Beziehung. Um sie wirklich zu klären, ist allerdings häufig die professionelle Unterstützung eines Paartherapeuten notwendig. Zögern Sie nicht, eine solche in Anspruch zu nehmen (auch Paartherapeuten sind deutlich billiger als Scheidungsanwälte)!

Prüfen Sie ehrlich, ob Sie, wenn Sie eine Aufgabe an Ihren Partner delegieren, gleichzeitig die Verantwortung und Kompetenz dafür an ihn mit abgeben! Denn ist dies nicht der Fall, so erteilen Sie Ihrem Partner nur einen Scheinauftrag zur Veränderung, bei dem er von vornherein auf verlorenem Posten steht. Frauen machen das zum Beispiel sehr gerne mit Männern beim Thema Kinderbetreuung: »Ich möchte, dass du dich am Samstagnachmittag drei Stunden allein mit den Jungs beschäftigst, damit ich Zeit für mich habe!« Der Mann kommt der Bitte nach – und wird dann entweder schon während der drei Stunden oder mindestens im Anschluss daran fortlaufend dafür kritisiert, was er alles »falsch« gemacht habe: die falschen Spiele oder insgesamt zu wild mit den Kindern gespielt, nicht den richtigen Snack besorgt, die falschen Jacken mitgenommen, zu viel Schmutz/Unordnung produziert … Nicht weiter verwunderlich, wenn er bei ihrer nächsten Bitte wenig begeistert reagiert, oder? Wenn Sie eine Aufgabe delegieren, dann müssen Sie Ihrem Partner schon die Freiheit lassen, diese so zu erfüllen, wie er es für richtig hält. Auch hier gilt nämlich: »Anders« bedeutet nicht »schlechter«!

Haben Sie den Eindruck, dass Sie bestimmte Dinge zwar miteinander verhandeln und auch zu Vereinbarungen gelangen, sich Ihr Partner jedoch immer wieder darüber hinwegsetzt? Kommt es einmal zu solch einer Grenzverletzung, ist das noch kein Problem; stellen Sie aber fest, dass Ihr Partner immer und immer wieder die Grenzen, die Sie in Verhandlungen für sich gezogen haben, überschreitet, dann müssen Sie sich fragen, weshalb Ihre Grenzen derart unwirksam und keines Respekts würdig zu sein scheinen und wie Sie diese in Zukunft anders – und wirksamer – ziehen können. Auch hier gilt im Zweifel: Suchen Sie sich Unterstützung durch einen guten Coach oder Paarberater!

There is no I in T-E-A-M! – miteinander statt gegeneinander

Das »Gegengift« zum Gefangenendilemma nennt der Sexualtherapeut David Schnarch eine »kollaborative Allianz« – man könnte es auch ganz einfach als Teamgefühl bezeichnen. »Eine kollaborative Allianz«, so erklärt es Schnarch, »ist ein informelles Einvernehmen aufgrund der Interessen beider Beteiligten, also eine nicht schriftlich festgehaltene Vereinbarung über Kooperation und Freundschaft, die Sie und Ihren Partner dazu anspornt, sich um der Beziehung willen größtmögliche Mühe zu geben. In Augenblicken, in denen zwischen Ihnen und Ihrem Partner eine kollaborative Allianz besteht, gelangt Ihre Partnerschaft durch Ihre Handlungen zum Ausdruck, also nicht nur in verbaler Form. Kollaborative Allianzen beinhalten, dass beide Partner zusammen auf gemeinsame Ziele und positive Resultate hinarbeiten, *auch wenn das schwierig, beängstigend oder mit Schmerzen verbunden ist*. Bei der Lösung von Problemen des (sexuellen) Verlangens ist eine kollaborative Allianz wesentlich wichtiger als perfekte sexuelle Technik«. Oder, einfacher ausgedrückt: Begreifen Sie sich beide als Team, anstatt als Gegner, leben Sie Ihr Wir-Gefühl als Paar jeden Tag; dann löst sich ein Gefangenendilemma zwischen Ihnen beiden rasch in Luft auf (oder besser noch: entsteht gar nicht erst) und im Idealfall mit ihm auch ein Gutteil Ihrer sexuellen Probleme und Lustlosigkeit. Dabei sollen Ihnen die nachfolgenden Übungen und Denkanstöße helfen.

Übung: Mein Stressmanhattan – dein Stressmanhattan (nach Weber/Bodenmann)

Nehmen Sie sich beide jeweils einen Zeichenblock oder ein großes Blatt Papier zur Hand. Malen Sie darauf bitte neun gleich große Säulen nebeneinander. Jede dieser Säulen steht für einen bestimmten Bereich Ihres Lebens und wird entsprechend beschriftet: Partnerschaft, Familie, Beruf, Kinder, Freizeit, Sozialbeziehungen, Finanzen, Gesundheit, Sonstiges. Bitte wenden Sie einander nun den Rücken zu und füllen Sie jeder die neun Säulen mit einem Farbstift jeweils so weit aus, wie Sie den jeweiligen Bereich Ihres Lebens im Moment als stressig und belastend erleben (ganz volle Säule = sehr stressig, ganz leere Säule = völlig entspannt). Nun sieht Ihr Blatt mit den unterschiedlich hohen Säulen aus wie die Silhouette einer Wolkenkratzerstadt (daher auch der Name der Übung). Wenden Sie sich nun wieder einander zu und tauschen Sie die Bilder untereinander.

- Was an dem Bild Ihres Partners überrascht Sie?
- Was an seinem Bild hätten Sie genau so auch erwartet?
- Ähneln sich Ihre Bilder, oder sind sie eher unterschiedlich?
- Gibt es noch Erklärungsbedarf hinsichtlich der Bilder?

Analysieren Sie im Anschluss an diese Übung die einzelnen Problembereiche im gemeinsamen Gespräch. Greifen Sie dazu abwechselnd eine Ihrer eigenen und eine der Säulen Ihres Partners, die jeweils eine hohe Stressbelastung anzeigen, heraus. Sammeln Sie anschließend gemeinsam mögliche Ursachen für den hohen Stresswert dieser Säule, und zwar *ohne* einander die Schuld dafür zu geben (also nicht: »Du hilfst mir nicht genügend im Haushalt, deswegen habe ich so viel Stress.«). Verbünden Sie sich stattdessen gegen das Problem als Feind Ihrer Beziehung. Welche äußeren Umstände erschweren es Ihnen, diesen Bereich Ihres Lebens entspannter und befriedigender zu gestalten? Bei Herrn und Frau S., einem Paar aus einem meiner Seminare, sah diese Ursachensammlung nach einer halben Stunde folgendermaßen aus:

- Familie S. fehlen an ihrem Wohnort familiäre Unterstützungssysteme (Die Eltern von Frau S. sind gesundheitlich zu angeschlagen, um helfen zu können, die Eltern von Herrn S. wohnen weit entfernt. In der Stadt, in der das Paar lebt, gibt es keine weiteren Verwandten.)
- Die Kinderbetreuungsmöglichkeiten in der Umgebung des Wohnorts von Familie S. sind mangelhaft – der einzige Kindergarten mit freien Kapazitäten schließt bereits um 12:30 Uhr; einen Hort für die Betreuung des älteren Sohnes nach der Schule gibt es nicht.
- Frau S. muss einen enormen täglichen Zeitverlust für Autofahrten durch den staugefährdeten Berufsverkehr in Kauf nehmen, da Schule und Kindergarten relativ weit voneinander und von ihrem Teilzeitarbeitsplatz entfernt liegen.
- Herr und Frau S. haben ständig mit Abstimmungsproblemen zu kämpfen, da Herr S. Schicht- und Wochenendarbeit leisten muss.
- Frau S. muss zusätzlich zu ihrer beruflichen Belastung und der Kinderbetreuung auch immer häufiger Unterstützung für ihre alten, gesundheitlich angeschlagenen Eltern organisieren bzw. selbst leisten.
- Das Paar gibt notgedrungen viel Geld für Kinderbetreuung aus, das an anderer Stelle fehlt. Das führt häufig zu Frustration und Auseinandersetzungen zwischen den beiden.
- Sowohl Herr als auch Frau S. hängen ihren in der Kindheit erlernten Rollenmodellen und Überzeugungen an (zum Beispiel »Familien- und Hausarbeit ist Frauensache«, »Der Mann ist der Ernährer der Familie«, »Män-

ner können nicht so gut mit Kindern umgehen wie Frauen«). Diese kommen ihnen bei ihrem Versuch einer partnerschaftlichen Aufgabenteilung immer wieder in die Quere.

Wenn Sie auf diese Weise Ursachenforschung betreiben, hören Sie auf, sich selbst oder Ihren Partner als Quelle des Problems zu betrachten und einander für dessen Beseitigung verantwortlich zu machen. Stattdessen können Sie nun gemeinsam nach Ansätzen zu dessen Lösung (oder wenigstens zu einer Teillösung) forschen – vielleicht mit Fragen wie den Folgenden:

- Wie können wir uns gegenseitig bei der Befreiung von überkommenen Rollenvorstellungen unterstützen?
- Wenn eine 50/50-Lösung (jeder arbeitet halbtags und macht die Hälfte der Hausarbeit) praktisch für uns nicht realisierbar ist (zum Beispiel weil da unsere Arbeitgeber nicht mitspielen) – wie können wir trotzdem eine faire Aufteilung finden, die uns beide zufriedenstellt?
- Müssen wir vielleicht unsere Anspruchshaltung überdenken und der Realität anpassen? (zum Beispiel indem wir akzeptieren, dass unser Haushalt mit zwei Kindern einfach nicht perfekt und reibungslos funktionieren kann und muss?) Oder überholte, problematische Überzeugungen (zum Beispiel die, dass ein kleines Kind nur bei seiner Mutter gut aufgehoben ist) auf den Prüfstand stellen?

- Können wir uns gemeinsam noch einmal auf die Suche nach zusätzlichen Unterstützungs- und Entlastungsmöglichkeiten für den Alltag begeben? Haben wir in dieser Hinsicht wirklich schon alle Optionen ausgeschöpft?
- Können wir wenigstens teilweise einen Ausgleich für reale oder empfundene Ungerechtigkeiten und Missverhältnisse in unserer Beziehung schaffen? (Zum Beispiel: »Ich danke dir für das, was du für mich tust – wie kann ich dir eine Freude machen?« – »Du kommst gerade wirklich zu kurz – was hältst du davon, wenn ich einen Tag Urlaub nehme und mich um die Kinder kümmere, während du einfach mal Zeit nur für dich selbst hast und etwas Schönes unternimmst?«)

Einen wichtigen Beitrag zu Ihrem Wir-Gefühl in der Beziehung haben Sie bereits geleistet, als Sie im Kapitel »Ungebetene Gäste verabschieden« den apokalyptischen Reiter der Verachtung aus Ihrer Beziehung verbannt und sich entschieden haben, auch in schwierigen Situationen loyal zueinander zu stehen. Auch jede Form der Hilfsbereitschaft Ihrem Partner gegenüber ebenso wie Lob und Anerkennung seiner Person, leisten einen positiven Beitrag zu Ihrem.

Der Stressforscher Guy Bodenmann empfiehlt Paaren darüber hinaus, eine Paar-Kommunikationsrunde von ein bis zwei Stunden pro Woche fest einzuplanen: »Tragen Sie diese Zeit in Ihre Agenda als ausgebuchten Abend ein, schalten Sie für diese Zeit das Telefon und sämtliche anderen möglichen Störquellen aus. (…) Diese Paar-Kommunikationsrunde soll dazu dienen, all die Themen zu bearbeiten, die einem von Ihnen oder Ihnen beiden wichtig sind. Besprechen Sie alle anstehenden Entscheide in dieser Sitzung. (…) Nutzen Sie die Paar-Kommunikationsrunden zum emotionalen Austausch, auch wenn Sie keine sachlichen Probleme haben oder wenn diese geregelt sind. Halten Sie sich übereinander auf dem Laufenden. Sprechen Sie über Ihre Pläne und Wünsche, Ihre Ziele und Anliegen, wie es Ihnen geht, was Sie im Alltag so beschäftigt etc. (…) Runden Sie die Sitzung mit einem für Sie beide positiven Schluss ab. Trinken Sie ein Glas guten Wein zusammen, kuscheln oder küssen Sie einander, machen Sie sich Komplimente, oder sagen Sie sich etwas Nettes, tauschen Sie Ihre Gefühle füreinander aus, sagen Sie Ihrem Partner, was Sie an ihm schätzen und mögen.«

Auch im Kapitel »Spare in der Zeit, dann hast du in der Not« haben Sie bereits zahlreiche Möglichkeiten kennengelernt, wie Sie einander ein Wir-Gefühl vermitteln und sich gegenseitig unterstützen können. Hier noch einmal auf einen Blick die Schlüssel zum alltäglichen Miteinander:

Teamgeist im Alltag

- Helfen Sie Ihrem Partner (auch ungefragt!) bei den Aufgaben, die er als belastend oder überfordernd erlebt, wo immer Ihnen das möglich ist.
- Machen Sie seine Probleme zu ihren, statt ihn damit alleinzulassen und zu denken »Das geht mich nichts an!«.

Bieten Sie ihm Unterstützung bei der Analyse und Lösung seiner Probleme an.

- Solidarisieren Sie sich mit den Gefühlen Ihres Partners, wenn es ihm nicht gut geht oder wenn er sich geärgert hat: »Das würde mich auch aus der Bahn werfen.« – »Ich verstehe, dass dich das ärgert.«
- Halten Sie in kritischen Situationen unbedingt zu Ihrem Partner, auch und vor allem im Beisein anderer.
- Wenn eine Aktivität oder ein Ereignis für Ihren Partner besonders wichtig ist, unterstützen Sie ihn dabei: »Ich merke, dass du wegen deines Vortrags morgen ein bisschen nervös bist. Würde es dir helfen, wenn wir ihn gemeinsam heute noch mal durchgehen?«
- Ermutigen Sie Ihren Partner, wenn er sich wegen etwas Sorgen macht oder Angst hat: »Ich finde, du machst das sehr gut!« – »Ich weiß, dass du das schaffen kannst!«
- Interessieren Sie sich aktiv dafür, wie es Ihrem Partner geht. Fragen Sie von sich aus nach: »Wie war dein Tag?« – »Wie geht es dir zurzeit?« – »Was beschäftigt dich gerade?« – und hören Sie dann auch wirklich zu!
- Helfen Sie Ihrem Partner dabei, Stress besser zu bewältigen und sich zu entspannen. Verschaffen Sie ihm Freiräume, in denen er sich erholen kann, bieten Sie ihm Ablenkung (»Hast du Lust, mit ins Kino zu kommen?«) oder entspannende Aktivitäten an (»Soll ich dich massieren?«).
- Feiern Sie Erfolge Ihres Partners, als wären es Ihre eigenen! Seien Sie stolz auf ihn und sagen/zeigen Sie ihm das auch!

»Liebe [besteht] nicht darin, dass man einander ansieht, sondern dass man gemeinsam in gleicher Richtung blickt.«, hat Antoine de Saint-Exupéry einmal geschrieben. Am besten ist es jedoch, Sie tun beides! Deshalb hier eine letzte schöne Übung, die das Wir-Gefühl stärkt:

Übung: Der Brief aus der Zukunft

Versetzen Sie sich beide jeder für sich gedanklich zehn Jahre in die Zukunft. Stellen Sie sich vor, in diesen Jahren sind Ihnen beiden alle wichtigen beruflichen und privaten Vorhaben gelungen. Ihre Partnerschaft hat sich wunderbar weiterentwickelt; Sie beide sind rundum glücklich.

- Welche Ihrer gemeinsamen Träume und Fantasien haben Sie beide bis dahin miteinander verwirklicht?
- Wo leben Sie beide zu diesem Zeitpunkt? Welche wichtigen Menschen gehören dann zu Ihrer beider Leben? Wie fühlen Sie sich?
- Was tun Sie beide zu diesem Zeitpunkt beruflich? Welche privaten Engagements und Projekte beschäftigen Sie?
- Welche Veränderungen gab es in den vergangenen zehn Jahren, seit Sie dieses Buch gelesen haben? Wie ist es zu diesen Veränderungen gekommen, wer hat was dazu beigetragen?

Lassen Sie Ihrer Fantasie freien Lauf – Denkverbote gibt es bei dieser Übung nicht! Alles ist erlaubt, alles ist möglich. Wenn Sie das Bild Ihres gemeinsamen idealen Lebens in zehn Jahren ganz klar vor Ihrem inneren Auge sehen, dann schreiben Sie Ihrem Partner einen Brief aus der Zukunft, in dem Sie ihm von Ihrem gemeinsamen wunderbaren Leben erzählen. Nehmen Sie sich dafür ausreichend Zeit. Tauschen Sie die Briefe dann aus, oder lesen Sie sich die Briefe gegenseitig vor.

- Ähneln sich Ihrer beider Visionen der Zukunft? Welche Unterschiede gibt es?
- Wie können beide Visionen zu einer Einheit verschmelzen, und welche allerersten kleinen Schritte in diese Richtung können Sie beide ab morgen gemeinsam unternehmen?

Wenn Ihnen die Übung Spaß gemacht hat und Sie Lust darauf haben, dann können Sie Ihre gemeinsame Vision von der Zukunft in einem zweiten Schritt visualisieren. Besorgen Sie sich dazu einen Stapel Zeitschriften, Postkarten, Zeichenstifte, Fotos, Schere, Kleber und einen großen Bogen festen Zeichenkarton. Gestalten Sie nun gemeinsam eine Collage, die Ihre Zukunftsvision abbildet. Natürlich können Sie auch noch weitere Materialien verwenden, die Sie passend finden. Auch hier gilt: Alles ist erlaubt! Hängen Sie Ihre Zukunftscollage an einem schönen Platz in Ihrer Wohnung auf, damit sie Sie immer wieder daran erinnert, welche schönen Dinge noch auf Sie beide warten!

Erotische (Neu-)Entdeckungen

Nicht nur im Alltag, auch in Sachen Sexualität und Erotik gehen wir nach einer gewissen Zeit davon aus, einander in- und auswendig zu kennen. Wir entwickeln unsere ganz speziellen Rituale und spulen ein gewohntes Drehbuch ab, nach dem unsere sexuellen Begegnungen ablaufen. Wir glauben zu wissen, wann der Partner Interesse an Sex hat, und wann wir gar nicht versuchen müssen, ihn zu verführen, weil er einfach nicht in Stimmung ist. Ulrich Clement nennt das »sexuelle Umgangsformen«, die von Paar zu Paar verschieden ausgehandelt werden. Dazu gehört auch die sexuelle Komfortzone, in der wir es uns im Laufe der Jahre gemütlich – oder ungemütlich – machen. Clement spricht vom »kleinsten gemeinsamen Nenner«, auf den sich ein Paar in sexueller Hinsicht einigt, und meint damit die Schnittmenge aus Vorlieben, Praktiken und Umständen, von denen beide sicher wissen, dass sie sie teilen – der Bereich also, in dem sie sicher sein können, vom anderen nicht brüsk zurückgewiesen zu werden oder den anderen zu kränken.

Das ist in Langzeitbeziehungen in zweierlei Hinsicht problematisch: Zum einen bleiben auf diese Weise sehr viele erotische Facetten beider Partner ungelebt. Und zum anderen wird eine solche Schmalspurroutine auf die Dauer schnell langweilig, weil sie keinen Raum für spielerisches Experimentieren und Entwicklungen lässt. Dies ist umso bedauerlicher, als diese Selbstbeschränkung in bester Absicht erfolgt. Sehr viele Langzeitpaare haben sich – wie Clement es nennt – im Laufe der Zeit »rücksichtsvoll und schonend eine Vermeidungssexualität zugelegt, die keinem wehtut, die aber auch keinen befriedigt.« Und alles nur, weil beide sich entweder nie getraut haben, wirklich offen miteinander über Sexualität zu sprechen. Speziell am Anfang einer Beziehung glaubt man ja gerne, das sei gar nicht nötig, weil alles ohnehin gut funktioniert. Vielleicht findet man das Thema auch einfach zu peinlich, da man sich noch nicht so lange kennt. Und irgendwann scheint dann der richtige Zeitpunkt verpasst worden zu sein – was wird der Partner bloß von einem denken, wenn man ihm nach einem halben Jahr plötzlich eröffnet, dass man die Stellung, die er am liebsten mag, gar nicht so gut findet? Möglicherweise haben auch einer oder beide Partner einmal einen Versuch in dieser Hinsicht gewagt, der aber gescheitert ist, weil der Partner verletzt oder schockiert reagierte und man selbst sich wie ein perverser Lüstling vorkam – was man anschließend verständlicherweise nie wieder riskieren wollte.

Speziell in langen Beziehungen gehört viel Mut dazu, an diesem kleinsten gemeinsamen Nenner in Sachen Sex zu rütteln. Niemand kann Ihnen garantieren, dass Ihr Partner positiv auf Ihren Vorstoß reagiert und im Bett anschließend alles viel spannender und befriedigender zwischen Ihnen beiden läuft. Und derjenige von Ihnen, der den ersten Schritt wagt, macht sich damit sehr verletzlich und angreifbar, denn er gibt einen sexuellen Aspekt (einen Wunsch, eine Fantasie, eine Vorliebe) von sich preis, den er bisher wahrscheinlich aus guten Gründen verborgen gehalten hat: weil er befürchtete, den Partner damit zu kränken oder eine Abfuhr zu kassieren. Jede Veränderung kostet einen Preis. Wenn Sie beschließen, fünf Kilo abzunehmen, kostet Sie das Disziplin beim Essen und vielleicht Zeit und Energie, mehr Sport zu treiben. Wenn Sie in eine neue Wohnung umziehen möchten, müssen Sie die alte dafür aufgeben, ebenso wie die vielleicht mit ihr verbundenen Vorteile (der Bäcker direkt um die Ecke und die in zwei Minuten erreichbare Straßenbahnhaltestelle ebenso wie die nette Nachbarin, mit der Sie gerne auf einen Kaffeeklatsch zusammenkamen).

Beim Thema Sex ist es nicht anders. Wenn Sie das vertraute, eingespielte Terrain verlassen, riskieren Sie vielleicht lieb gewordene Gewohnheiten – und mit diesen ein hohes Maß an Bequemlichkeit und Berechenbarkeit. Sie müssen Aufwand und Anstrengungen investieren. Außerdem geben Sie Ihre »Deckung« auf, Sie machen sich verletzlich. Andererseits hätten Sie dieses Buch vermutlich nicht gekauft, wenn Sie nicht ein gewisses Maß an Unzufriedenheit mit Ihrer Beziehung verspüren würden. Und hier liegt natürlich der mögliche Gewinn verborgen, wenn Sie sich trauen und den sexuellen Status quo zwischen Ihnen beiden vorsichtig infrage zu stellen beginnen.

Es ist an Ihnen zu entscheiden, ob Sie sich an die nachfolgenden Übungen heranwagen wollen. Sie sind wunderbar dazu geeignet, den begrenzten Handlungsspielraum, auf den Sie und Ihr Partner sich in den letzten Jahren zunehmend geeinigt haben, zu erweitern und wieder mehr Spiel- und Experimentierfreude zwischen Ihnen beiden aufkommen zu lassen. Wie Sie sich denken können, enthalten die Übungen allerdings unter Umständen auch einiges an Sprengpotenzial. Ich würde Ihnen dennoch raten, sich nicht zu sehr von Ihren Ängsten und Befürchtungen ausbremsen zu lassen und sich zumindest einmal mit den Übungen auseinanderzusetzen. Wie heißt es so schön? »Wenn du willst, was du noch nie gehabt hast, musst du tun, was du noch nie getan hast!« In diesem Sinne:

Übung: Wenn du denkst, du denkst, dann denkst du nur, du denkst …

Eine wichtige Technik in der systemischen (Paar-)Therapie nennt sich »zirkuläres Fragen«. Dabei richtet man eine Frage nicht direkt an denjenigen, den sie eigentlich betrifft (»Frau X, welche sexuelle Praktik mögen Sie am liebsten?«), sondern man fragt stattdessen jemand anderen – in Anwesenheit des Betroffenen (»Herr X, was vermuten Sie, welche sexuelle Praktik Ihre Frau am liebsten mag?«). Auf diese Art und Weise kommen oft interessante Vermutungen (sowohl falsche als auch richtige) ans Tageslicht, die Partner darüber hegen, was im Kopf des jeweils anderen so vorgeht. Nicht selten ist der direkt Betroffene völlig überrascht von dem, was sein Partner glaubt, was er selbst mag, denkt, will, erwartet oder ablehnt. Diese Übung ist eine gute Methode, um neue Seiten aneinander zu entdecken! Probieren Sie's aus! Beantworten Sie dazu getrennt voneinander die folgenden Fragen:

- Notieren Sie Ihre fünf wichtigsten erotischen Wünsche/Bedürfnisse/Vorlieben.
- Notieren Sie jeweils hinter dem Wunsch auf einer Skala von 1 bis 10, wie gern Ihr Partner Ihnen diesen Wunsch **Ihrer Meinung** nach erfüllt bzw. erfüllen würde, wenn er von diesem wüsste. (1 = gar nicht, 10 = sehr gern)
- Schreiben Sie nun auf, welches **Ihrer Meinung** nach die fünf wichtigsten erotischen Wünsche/Bedürfnisse/Vorlieben Ihres Partners sind.
- Notieren Sie auch hier jeweils hinter dem Wunsch auf einer Skala von 1 bis 10, wie gern Sie Ihrem Partner diesen Wunsch erfüllen bzw. erfüllen würden, wenn er sich trauen würde, ihn zu äußern.

Wenn Sie beide fertig sind, tauschen Sie sich über die Ergebnisse aus. Wie gut konnten Sie einander einschätzen? Was an den Antworten Ihres Partners hat Sie überrascht? Warum?

Eine Anmerkung noch: In dieser Übung geht es um Wünsche, nicht um Fantasien! Das kann deckungsgleich sein, muss es aber nicht. Das »Kopfkino«, mit dem wir beispielsweise spielen, wenn wir masturbieren, gelegentlich aber auch, während wir mit einem Partner Sex haben, enthält bei vielen Menschen Fantasien und Szenarien, die sie zwar in der Vorstellung sehr erregend finden, deren konkrete Verwirklichung ihnen aber keineswegs lustvoll erscheint. Ein typisches Beispiel dafür sind die Vergewaltigungsfantasien, die sehr viele Frauen als ausgesprochen aufregend empfinden. Das bedeutet mitnichten, dass sie sich auch in der Realität wünschen, vergewaltigt zu werden! Der Clou an einer Vergewaltigungsfantasie besteht ja gerade darin, dass die Frau dem Vergewaltiger nicht tatsächlich willenlos ausgeliefert ist, sondern die maximale Kontrolle über das Geschehen hat – es ist schließlich *ihre* Fantasie. Auch die sexuellen Fantasien vieler Menschen, die Prominente zum Gegenstand haben, beziehen ihren Reiz in aller Regel gerade aus ihrer Nicht-Realisierbarkeit – die meisten Männer würden vermutlich vor Schreck im Boden versinken, stünden plötzlich tatsächlich Madonna oder Shakira im Stringtanga vor ihrem Bett und machten ihnen ein eindeutiges Angebot! Wünsche dagegen wollen tatsächlich umgesetzt und gelebt werden. Sich über sie in einer Beziehung auszutauschen, ist deshalb wichtiger, als die geheimen Fantasien des Partners zu kennen (obwohl auch das manche Menschen durchaus erregend finden). Beschränken Sie sich also in dieser Übung bitte auf Wünsche, die Sie bzw. Ihr Partner tatsächlich *ausleben* wollen würden.

Auch bei der nächsten Übung geht es darum, wie viel Sie beide voneinander zu wissen glauben – und wie viel Sie tatsächlich voneinander wissen.

Übung: Partner-Landkartencheck – Teil 1

Vervollständigen Sie die nachfolgenden Sätze zunächst jeder für sich, und setzen Sie sich anschließend zusammen, um die Richtigkeit Ihrer Antworten zu überprüfen, und natürlich, um miteinander ins Gespräch zu kommen über alles, was Ihnen jetzt wichtig und interessant erscheint!

1. Wenn wir Liebe machen, gefällt es meinem Partner besonders gut, wenn ...
2. Die erotische Begegnung zwischen uns, an die sich mein Partner am liebsten erinnert, ist ...
3. Wenn mein Partner Lust auf Sex mit mir hat, zeigt er mir das durch ...
4. Als Kind/Jugendlicher hat mein Partner gelernt, dass Sex ...
5. Um in Stimmung zu kommen, braucht mein Partner vor allem ...
6. Es würde meinem Partner gefallen, an den folgenden drei ungewöhnlichen Orten mit mir Sex zu haben: ...
7. Es törnt meinen Partner am meisten ab, wenn ich ...
8. Sex hat mein Partner am liebsten zu folgender Tageszeit: ...

Um einander immer wieder neu entdecken zu können, ist es auch und gerade in Langzeitbeziehungen wichtig, neben der Nähe zueinander auch eine gewisse Unabhängigkeit und Eigenständigkeit zu pflegen. Wenn Sie sich das, was Sie in diesem Buch über den Widerspruch zwischen Vertrautheit und Erotik gelernt haben, noch einmal kurz in Erinnerung rufen, wird Ihnen das sicher einleuchten. Eine gesunde Distanz schafft neue Nähe. Mutieren Sie also bei aller Liebe zueinander nicht zu »Wirlingen« – also zu einem dieser Paare, die es immer und überall in der Freizeit nur im Doppelpack zu haben gibt. Immer alles gemeinsam zu unternehmen, ist für eine Beziehung ein fast ebenso tödliches Gift wie nie etwas gemeinsam zu unternehmen. Gemeinsame und getrennte Erfahrungen und Erlebnisse müssen in einer guten Balance zueinander stehen, damit Sie beide langfristig füreinander interessant bleiben und sich gegenseitig immer wieder inspirieren können. Sonst bremsen Sie einander auf Dauer aus und langweilen sich bald miteinander. Das bedeutet: Probieren Sie allein ein neues Hobby aus, für das Ihr Partner sich nicht unbedingt auch begeistert. Belegen Sie Kurse, Vorträge und Veranstaltungen ohne ihn, entweder allein oder auch mit anderen Freunden zusammen. Pflegen Sie die eine oder andere Freundschaft unabhängig von Ihrem gemeinsamen Freundeskreis – vielleicht den regelmäßigen Kaffeeklatsch mit Ihrer Freundin aus Schulzeiten, die Ihr Partner nicht ausstehen kann, oder die Angeltouren mit Ihrem Freund, über die Ihre Partnerin verständnislos den Kopf schüttelt. Gönnen Sie sich hin und wieder ohne schlechtes Gewissen einen Wochenendtrip allein, vielleicht mit Freunden, ganz ohne Partner und Kinder – und gönnen Sie eine solche Auszeit auch Ihrem Partner immer wieder einmal. Manche Paare machen gute Erfahrungen damit, einen festen Abend in der Woche zu vereinbaren, an dem jeweils ein Partner »familienfrei« bekommt und alleine unternehmen kann, wozu er gerade Lust hat. Geben Sie einander Gelegenheit, sich zu vermissen! Danach freuen Sie sich umso mehr wieder aufeinander und haben sich viel Neues zu erzählen. Finden

Sie gemeinsam heraus, was Ihnen beiden und Ihrer Beziehung guttut und was Ihnen hilft, Nähe und Distanz zwischen Ihnen am besten auszubalancieren. Dies ist ganz sicher ein lohnendes Thema für Ihre nächsten »Verhandlungen am Küchentisch«!

Grundsätzlich sollten Sie nie damit aufhören, einander Fragen zu stellen – nicht nur danach, was es morgen zu essen geben wird oder was Ihr Sohn in der Mathearbeit für eine Note bekommen hat. Am Anfang einer Beziehung bekommen wir nicht genug davon, so viel wie möglich übereinander herauszufinden. Irgendwann glauben wir dann, einander in- und auswendig zu kennen. Dabei lassen wir außer Acht, dass Menschen sich verändern und viel zu komplexe Lebewesen sind, als dass wir jemals wirklich alles übereinander in Erfahrung bringen könnten. Unser Partner bleibt für uns auch nach Jahren in vielerlei Aspekten seines Seins »terra incognita«, unbekanntes Land. Und auch bei den Gebieten, die wir an ihm wirklich gut zu kennen glauben, lohnt sich ab und zu ein Abgleich zwischen unseren selbst erstellten »Partner-Landkarten« und der Wirklichkeit. Es könnte ja sein, dass unsere Landkarte Druckfehler enthält oder dass seit ihrer Erstellung irgendwo ein von uns unbemerkter Erdrutsch das Gelände vollkommen neu geformt hat. So richtig schön hat mir das ein befreundetes Ehepaar vor Augen geführt, das mein Mann und ich vor einiger Zeit zum Essen eingeladen hatten. Da ich von früheren Essen wusste, dass der Ehemann nicht alle Gemüsesorten mag, rief ich am Tag davor seine Frau an, um nicht versehentlich ausgerechnet eine von ihm nicht geschätzte Sorte als Beilage zu kochen. »Ich weiß, dass er Blumenkohl nicht leiden kann, aber was isst er denn gerne?«, fragte ich sie. »Ach«, erwiderte sie, »eigentlich sonst so ziemlich alles. Brokkoli mag er aber besonders gerne, das bestellt er immer in Restaurants.« Am Abend darauf schaute unser Freund allerdings etwas unglücklich drein, als ich ihm die Schüssel mit dem Brokkoli reichte. Es stellte sich heraus, dass er Brokkoli keineswegs mochte – wie seine Frau in vier Jahren Ehe zu der Überzeugung gelangen konnte, es sei sein Lieblingsgemüse, konnten wir an diesem Abend nicht abschließend klären. Auf jeden Fall wies ihre Partner-Landkarte an dieser Stelle eindeutig Fehler auf – wer weiß, wo sie sonst noch überall falsch lag!

Nun mag die Frage nach dem Lieblingsgemüse nicht gerade entscheidend für eine dauerhaft glückliche Ehe sein. Aber versuchen Sie doch mal, ob Sie die nachfolgenden Fragen wirklich alle richtig beantworten könnten, und lassen Sie Ihren Partner anschließend prüfen, ob Sie Recht hatten:

Übung: Partner-Landkartencheck – Teil 2

- Worin unterscheidet sich Ihre Beziehung in den Augen Ihres Partners von anderen (im Guten wie im Schlechten)?
- Wie wohl fühlt sich Ihr Partner in Ihrer beider Zuhause?
- Hat Ihr Partner ein Vorbild?
- Welches ist die größte Angst Ihres Partners?
- Welches ist die größte Sehnsucht Ihres Partners?

- Wenn eine gute Fee käme und Ihr Partner drei Wünsche frei hätte – was würde er sich wünschen?
- Wie stellt sich Ihr Partner Ihre Beziehung im Alter vor?
- Hat Ihr Partner ein(e) Lieblingstier/Lieblingsessen/Lieblingsfarbe?
- Welche Träume würde Ihr Partner gerne noch verwirklichen?
- Welche Ihrer Freunde bereichern in den Augen Ihres Partners Ihre Beziehung, welche belasten sie eher?
- Was ist die liebste Kindheitserinnerung Ihres Partners? Was die schlimmste?
- Welche Familienrituale (Weihnachten, Geburtstage, Familientreffen etc.) sind Ihrem Partner wichtig, und welche würde er am liebsten abschaffen?
- Wenn Sie beide morgen im Lotto gewinnen würden – wofür würde Ihr Partner das Geld ausgeben wollen?
- Welchen seiner Verwandten mag Ihr Partner am liebsten?
- Wenn Ihr Partner auf einer einsamen Insel stranden würde – welche fünf Bücher, Filme und Musikstücke hätte er am liebsten bei sich?
- Womit könnten Sie Ihrem Partner jederzeit eine Freude machen?

Ein Teil dieser Fragen stammt übrigens aus dem schönen Spiel »BeziehungsKiste« von Frédéric Hirschi und Werner Troxler. Es enthält 32 Dialogkarten und eine Anleitung, wie Sie mithilfe der Karten das Gespräch zwischen Ihnen beiden wieder neu beleben können. Ich kann es Ihnen als Kommunikationshilfe für Ihre Partnerschaft nur wärmstens empfehlen!

Make love, not war – Sexmythen ade!

Kommen wir an dieser Stelle noch einmal auf das Gefangenendilemma in der Langzeitbeziehung zurück, das Sie bereits kennengelernt haben. Das Tückische an diesem Dilemma ist, dass den wenigsten Paaren überhaupt jemals bewusst wird, dass sie in einer solchen Situation feststecken. Im Alltag ist jeder der Partner für sich der Überzeugung, dass allein die Kooperationsunwilligkeit des anderen die Ursache aller Probleme darstellt. Und erst recht, wenn es um das Thema Sex geht: »Wenn sie öfter mit mir schlafen würde, hätte ich vielleicht auch öfter mal Lust mit ihr zu reden!« – »Wenn er mehr mit mir reden würde, hätte ich auch öfter Lust auf Sex!« – Keiner kommt auf den Gedanken, dass er den Teufelskreis vielleicht dadurch durchbrechen könnte, indem er selbst kooperiert und dadurch auch die Kooperationsbereitschaft des anderen wieder zurückgewinnt. Und selbst wenn dieser Gedanke auftaucht, wird er schnell wieder beiseitegeschoben. Denn das würde ja bedeuten, ein Risiko einzugehen; in Vorleistung zu gehen, ohne zu wissen, ob es sich auszahlen wird. Was, wenn ich kooperiere, der andere aber weiterhin auf Konkurrenz setzt? Meine Situation würde sich verschlimmern! Um im Bild des Gefangenendilemmas zu bleiben: Ich bekäme die Höchststrafe, der Partner aber würde sich mit seiner Kronzeugenregelung ins Fäustchen lachen. Nein, auf gar keinen Fall! Lieber verliere ich selbst etwas – solange nur du auch verlierst!

Um sich aus diesem Dilemma befreien zu können, müssen Sie eine bewusste Entscheidung *für* Ihre Partnerschaft treffen. Und Sie müssen sich von ein paar Mythen zum Thema Sex verabschieden, die es Ihnen erlauben, sich weiterhin gemütlich hinter Ihren Lustvermeidungsstrategien zu verstecken.

Mythos Nr. 1: Sex sollten Partner nur haben, wenn beide Lust darauf haben

»Wer hat eigentlich festgelegt, dass Lust immer die Voraussetzung für Sex sein muss?«, fragt die Aachener Sexualwissenschaftlerin Dr. Ulrike Brandenburg. »Und warum wiegt der Satz ›Ich habe keine Lust‹ immer schwerer als ›Gemeinsamer Sex würde uns mal wieder guttun‹?« Sie wissen nach dem Lesen dieses Buches (hoffentlich) viel mehr als zuvor darüber, warum es eher unwahrscheinlich ist, dass zwei Erwachsene mit unterschiedlichen Biorhythmen und Tagesabläufen außerhalb der allerersten Verliebtheitsphase zufällig im selben Augenblick Lust auf Sex verspüren. Das Warten auf den perfekten Zeitpunkt, zu dem die Lust Sie beide übermannt, ist in einer Langzeitbeziehung deshalb nichts anderes als eine heimliche Sexvermeidungsstrategie. Sobald Sie sich das eingestanden haben, eröffnen sich Ihnen jede Menge neuer Möglichkeiten für ein erfülltes Sexualleben!

Mythos Nr. 2: Sex sollte spontan stattfinden

Die verständnislosesten und ablehnendsten Reaktionen ernte ich immer dann von Paaren, wenn ich ihnen vorschlage, feste Zeiten für sexuelle Aktivitäten in den wöchentlichen Terminkalender einzutragen. Geplanter Sex?!? Sehr gerne entgegnen Paare in diesen Fällen: »Aber das ist doch total unromantisch!« Ist es das? Ich möchte sogar das Gegenteil behaupten! Es kann äußerst romantisch sein, wenn man diesen Gedanken einmal zulässt. Auch Sie haben Sex in gewisser Weise schon einmal »geplant«: Denken Sie einfach zurück an den Anfang Ihrer Beziehung, die ersten Verabredungen und die Suche nach einem Termin, einer Örtlichkeit, einer Aktivität, die beiden recht ist. Was soll man nur anziehen? Und vor allem welche Unterwäsche? Denn es könnte ja sein, dass es nicht beim Ausgehen bleibt, und dann will man/frau ja nicht gerade die weißen Feinripp-Liebestöter präsentieren, richtig? Schnell noch ein bisschen aufräumen, vielleicht sogar das Bett frisch beziehen, für den Fall der Fälle … Hab' ich noch ein paar Kerzen da, eine Flasche Wein, und wo ist überhaupt die verdammte Kuschelrock-CD abgeblieben? Würden Sie das wirklich alles als »spontan« bezeichnen? Da steckt doch eine ganze Menge Planung drin, oder? Und zwar im positiven Sinne – mit aufgeregter Vorfreude, Spannung, Kribbeln im Bauch und schweißnassen Händen. Beste Voraussetzungen also für einen erotischen Abend, denn Vorfreude ist ein wichtiger Bestandteil jedes Genusses, das gilt nicht nur beim Sex!

Mythos Nr. 3: Sex ist die schönste Nebensache der Welt

Wenn Sie diesem Mythos anhängen, dann sind Sie in Sachen Sexvermeidung schon fast auf der sicheren Seite. Sex ist keineswegs Nebensache! Auch und gerade nicht in einer Langzeitbeziehung. Für alles andere in unserem Leben sind wir bereit, feste Zeiten einzuplanen – Zeiten, in denen wir damit rechnen können, dass wir nicht gestört werden, und dass wir uns dem, was wir tun, mit unserer ganzen Energie widmen können. Nur beim Thema Sex wollen die meisten Menschen von fester (Ein-)Planung nichts wissen. »Die Erotik in den eigenen vier Wänden erfordert aktives Engagement und Vorsätzlichkeit«, erklärt die Sexualtherapeutin Dagmar O'Connor. Und das bedeutet für Sie ab sofort, Sex in der Priorität ganz weit oben auf die Liste Ihrer Aktivitäten zu setzen, statt ihn als beiläufige Nebensache zu betrachten.

Mythos Nr. 4: Sex sollte immer harmonisch und befriedigend für beide Partner sein (und möglichst mit einem gleichzeitigen Orgasmus enden)

Ähnlich wie Mythos Nr. 1 erzeugt dieser Mythos eine unerfüllbare und kontraproduktive Anspruchshaltung in Ihnen, die als perfekte Sexvermeidungsstrategie funktioniert. Im Schlafzimmer geht es nicht um Diplomatie und Eierkuchen. »Im wahren Leben ist wahrer Sex nicht immer sexy«, stellt Charla Muller in ihrem Buch *365 Nächte* nüchtern und zutreffend fest. »Man muss sich dabei genauso durchwursteln wie bei allem anderen auch.« Realer Sex ist in den seltensten Fällen leinwandtauglich. Oder, wie der Aphoristiker Karl Kraus es einmal lakonisch formulierte: »Das erotische Vergnügen ist ein Hindernisrennen.« Es ist also weder schlimm noch außergewöhnlich, wenn einer von Ihnen beiden mal nicht auf seine Kosten kommt. Solange die Bilanz auf lange Sicht gesehen für Sie beide ausgewogen erscheint, ist alles in Ordnung. Mit jeder anderen Erwartungshaltung machen Sie sich und Ihrem Partner das Leben unnötig schwer. Man kann auch durchaus mal ein Problem *durch* Sex lösen, anstatt mit dem Sex zu warten, bis das Problem gelöst ist. »Wenn es bei allem im Leben nicht um das Ziel, sondern um den Weg geht, dann gibt es für Sex keinen besseren Zeitpunkt als den gegenwärtigen Moment«, fasst es Charla Muller sehr scharfsichtig zusammen.

Mythos Nr. 5: Sex bedeutet Geschlechtsverkehr

Nun ja, Geschlechtsverkehr ist ein Teil von Sex, und sicher kein unwichtiger. Wenn Sie aber Sex mit Geschlechtsverkehr gleichsetzen, dann fällt Sex ja an all den Tagen, an denen Geschlechtsverkehr einem von Ihnen beiden nicht möglich oder nicht erstrebenswert erscheint, schon mal mit Sicherheit flach (zum Beispiel weil sie ihre Periode hat, er keine Erektion bekommt oder einer von beiden zu müde für körperliche Anstrengung ist). Dabei kann man sich im Bett doch auch ohne Geschlechtsverkehr wunderbar nahekommen und guttun. Man kann sich gegenseitig berühren, streicheln, massieren, küssen, manuell und/oder oral stimulieren, sich selbst oder einander sogar zum Höhepunkt bringen – alles ohne Penetration. Wenn Sie sich aber (selbst oder gegenseitig) dazu verpflichten, dass bei jeder sexuellen Begegnung zwischen Ihnen Geschlechtsverkehr stattfinden *muss*, damit es »echter« Sex war, dann bringen Sie sich um eine Menge Genussmöglichkeiten – und um viele schöne Gelegenheiten zu wunderbarem Sex. Das glauben Sie nicht? Dann denken Sie doch auch hinsichtlich dieses Themas noch mal weit, weit zurück, an Ihre allerersten sexuellen Gehversuche. Gab es damals etwas Aufregenderes als ein bisschen Fummeln in einer dunklen Toreinfahrt? Oder heimlich-verstohlenes Petting auf dem Autorücksitz? Warum sollten diese Dinge Ihnen heute keinen Spaß mehr machen?

Wenn Sie sich nun erstens dazu entschlossen haben, Ihr Beziehungsmonopoly nicht länger im Bett auszutragen, und zweitens die obigen fünf Sex-Mythen energisch aus Ihrem Kopf verabschiedet haben, dann ist der Weg hoffentlich endgültig frei aus dem Oversexed-and-underfucked-Tal in befriedigendere, genussreichere Gefilde. Im Folgenden werde ich Ihnen hierzu einige Übungen vorstellen, die Ihnen ganz konkret dabei helfen sollen, Ihre Paarsexualität anders zu gestalten als bisher. Manche davon werden Ihnen wahrscheinlich auf den ersten Blick ziemlich seltsam erscheinen, vielleicht sogar absurd. Probieren Sie sie trotzdem aus! Es handelt sich um Interventionen, die von Paar- und Sexualtherapeuten seit Jahrzehnten erfolgreich eingesetzt werden und für deren

Wirksamkeit ich mich verbürgen kann. Und unter uns gesagt: Wahrscheinlich werden Sie bei den meisten Übungen früher oder später sogar richtig viel Spaß haben …

Übung: Heute mal richtig mieser Sex! (in Anlehnung an Ulrich Clement)

Verabreden Sie sich an einem Abend mit Ihrem Partner gezielt zu richtig schlechtem Sex! Die Aufgabe lautet dabei nicht, eine Rolle zu spielen oder sich völlig zu verstellen; es geht auch nicht darum, Sie und/oder Ihre Sexualität lächerlich zu machen. Überlegen Sie sich einfach, was Sie tun bzw. wie Sie sich verhalten müssten, wenn Sie sicherstellen wollten, dass Ihr Partner auf keinen Fall Lust auf oder gar Spaß am Sex mit Ihnen haben sollte. Betonen Sie an diesem Abend einfach bewusst die Seiten an sich, die Sie zu einem langweiligen, unerotischen und unaufmerksamen Sexualpartner machen. Tun Sie dabei nichts, was Sie sonst nicht auch tun würden – es ist, wie gesagt, keine Theateraufführung und kein Rollenspiel. Akzentuieren Sie nur das, was ohnehin Ihre »unerotische« Seite ausmacht, etwas mehr als sonst. Wie würden Sie das jeweils anstellen?

Die Übung wird Sie wahrscheinlich (unter anderem) auch zum Lachen bringen – im Idealfall lachen Sie gemeinsam mit Ihrem Partner über sich selbst und Sie beide als Paar. Sie hat aber einen durchaus ernsten Hintergrund: Diese

Übung soll Ihnen noch einmal deutlich vor Augen führen, welche Möglichkeiten Ihnen zur Verfügung stehen, um aktiv dafür zu sorgen, dass Ihr Sexualleben unbefriedigend oder nicht existent ist. Meist machen wir uns nämlich nicht bewusst, wie sehr das in unserer eigenen Hand liegt. Wir denken, ein Mangel an sexueller Erregung und Spaß am Sex läge nahezu ausschließlich in den Umständen begründet – der falsche Moment, der falsche Ort, der falsche Partner. Das ist aber nur zu einem sehr kleinen Teil richtig. Unseren eigenen Anteil daran, dass wir ein unbefriedigendes Sexualleben führen, blenden wir gerne aus. Dabei stecken, wie Sie jetzt wissen, sehr oft bewusste oder unbewusste Sexvermeidungsstrategien hinter unserer scheinbaren Unlust. Die Übung soll Ihnen einen ersten Schritt in Richtung Verantwortungsübernahme beim Thema Sex ermöglichen. Denn genauso, wie Sie über Mittel und Wege verfügen, sich selbst und Ihren Partner *ab*zutörnen, verfügen Sie über Möglichkeiten, sich und ihn *an*zutörnen. Und wenn Sie genau wissen, wie richtig schlechter Sex zwischen Ihnen beiden aussieht, wissen Sie gleichzeitig genau, was Sie beide besser bleiben lassen sollten, wenn der Sex gut sein soll!

Im Kapitel über die »Währung Sex« haben Sie einiges darüber erfahren, wie Sexualität in der Partnerschaft oft bewusst oder unbewusst als Druckmittel zur Konfliktlösung eingesetzt wird: »Verhalte dich so, wie ich es von dir erwarte, und ich belohne dich mit Sex – wenn nicht, dann nicht!« Egal, wie ausgeprägt und eingefahren dieser Mechanismus in Ihrer Partnerschaft bereits ist, es gibt ein sehr einfaches Mittel, ihn zu unterbrechen und damit die

Verknüpfung zwischen Sex und Macht in Ihrer Beziehung aufzuweichen – wenn Sie sich beide darauf einlassen:

Übung: Das Schicksal hat entschieden!

Werfen Sie in den kommenden zwei Monaten jeden Tag zu einem bestimmten Zeitpunkt eine Münze. Wechseln Sie sich dabei ab – an einem Tag werfen Sie, am nächsten Ihr Partner, aber Sie müssen dabei beide anwesend sein. Liegt Kopf oben, schlafen Sie an diesem Tag miteinander, egal, ob Sie darauf Lust haben oder nicht. Bei Zahl gibt es an diesem Tag keinen Sex zwischen Ihnen.

Wohlgemerkt: Die Verpflichtung lautet nicht, dass Sie oder sogar Sie beide Spaß an dem durch die Münze verordneten Sex haben müssen! Wenn doch, umso besser, aber das ist dann nur das Sahnehäubchen auf dem Kuchen. Die Übung zielt lediglich darauf ab, Ihnen *beiden* die Entscheidung darüber, ob Sie an einem bestimmten Tag miteinander schlafen werden oder nicht, aus der Hand zu nehmen. Damit wird die Frage, ob heute zwischen Ihnen Sex stattfindet oder nicht, losgelöst von Fragen wie Ihrer beider aktuellen Befindlichkeit und auch und vor allem von der Frage, ob Sie bzw. Ihr Partner diese »Belohnung« sich heute durch sein/Ihr Verhalten »verdient« hat/haben oder nicht. Lassen Sie sich überraschen, was sich dadurch zwischen Ihnen beiden verändert!

Übung: Briefe schreiben

Schreiben Sie Ihrem Partner einen Brief, in dem Sie ihm sagen, was er/sie als Liebhaber/in besonders gut kann. Lassen Sie dazu alles beiseite, was Sie eventuell an ihm/ihr stört, und konzentrieren Sie sich nur auf die positiven Aspekte.

- Was schätzen Sie besonders an ihm/ihr?
- Welches sind seine/ihre herausragendsten sexuellen Qualitäten?
- Wenn Sie mögen, beschreiben Sie auch eine Szene aus Ihrer gemeinsamen sexuellen Vergangenheit, an die Sie sich besonders gerne erinnern. Was war es, was Sie damals an Ihrem Partner besonders angemacht hat?

Lassen Sie sich für das Schreiben des Briefes ruhig eine oder zwei Wochen Zeit. Tauschen Sie die Briefe zu einem vereinbarten Zeitpunkt aus, und lesen Sie sie getrennt voneinander (also ohne sich dabei gegenseitig über die Schulter zu schauen und auf eine Reaktion zu warten!). Sprechen Sie bitte nicht miteinander über die Briefe, sondern lassen Sie sie im Stillen bei sich wirken. Wie ist das für Sie, sich von Ihrem Partner als Liebhaber/in so gewürdigt zu fühlen? Waren Sie überrascht über das, was Sie gelesen haben?

Einen wichtigen Entwicklungsschritt in der Langzeitbeziehung stellt, wie schon mehrfach erwähnt, das Aushalten von Unterschieden zwischen den Partnern dar. Das gehört auch in der Sexualität dazu. Die Idee, dass zwei erwachsene Menschen mit unterschiedlicher Biologie, unterschiedlichen Tagesabläufen und unterschiedlicher Persönlichkeit zufälligerweise im gleichen Moment spontan gleich viel Lust auf die gleiche Form von Sexualität haben *müssen,* ist im Grunde genommen – zumindest jenseits der ganz frühen Kennenlernphase, wo man sowieso andauernd übereinander herfällt – absurd.

Übung: Unterschiede aushalten!

Ziehen Sie Streichhölzchen, um zu entscheiden, wer mit dieser Übung anfängt. Der mit dem längeren Hölzchen ist an diesem Tag der aktive Gestalter der sexuellen Begegnung zwischen Ihnen, der andere bleibt passiv und lässt sich führen. Der aktive Part übernimmt die Initiative: Er entscheidet über Beginn, Verlauf und Ende des Sex. Dies kann er verbal tun (indem er beispielsweise konkrete Wünsche äußert und Anweisungen gibt) oder nonverbal (indem er bestimmte Dinge einfach tut, ohne ausdrücklich über diese zu sprechen). Der passive Partner hat die Aufgabe, auf die Vorgaben, das Tempo und die Wünsche seines Partners einzugehen, soweit ihm das irgend möglich ist. Er ergreift von sich aus keine Initiative und äußert auch keine eigenen Wünsche. Er hat aber jederzeit das Recht, einen Wunsch seines Partners abzuschlagen, den er absolut nicht erfüllen will oder kann (dies hier ist schließlich keine Vergewaltigung!). Beim nächsten Mal tauschen Sie die Rollen; der aktive Partner übernimmt nun die Rolle des passiven und umgekehrt.

Das Hauptziel dieser Übung ist es übrigens nicht, furchtbar ausgefallene tantrische Verrenkungen auszuprobieren (wenngleich Sie das natürlich dürfen, wenn Sie Lust darauf haben). Es geht in erster Linie darum, die festgefahrene Routine zwischen Ihnen beiden zu unterbrechen. Außerdem werden Sie durch die zufällige Zuweisung klarer Aufgaben (aktiv/passiv) aus Ihren sonst üblichen Rollenmustern (in denen möglicherweise überwiegend meist einer von Ihnen beiden aktiv ist) herausgerissen. Wahrscheinlich werden Sie während der Übung überrascht feststellen, dass der aktive Part der schwierigere von beiden ist – keine Sorge, das geht den meisten so. Zu sehr haben wir alle in unseren Köpfen die Idee verankert, dass Sex politisch korrekt zu sein hat, dass wir die Wünsche unseres Partners über unsere eigenen stellen sollten und dass Rücksichtnahme oberstes Gebot ist. Jetzt aber müssen Sie Farbe bekennen: Wenn es nur nach Ihnen geht, wie läuft der Sex dann ab? Was wünschen Sie sich, wenn einmal nur Sie am Ruder sind? Und wie wirkt das auf Ihren Partner? Trauen Sie sich, sich selbst und Ihre Bedürfnisse so unverhüllt und ehrlich zu zeigen? Und wenn nicht – warum nicht, und wie könnten Sie das ändern?

Zum Abschluss dieses Abschnitts noch eine Übung, die Ihnen hoffentlich viel Gesprächsstoff und ein paar positive Anregungen liefern wird:

Übung: Metamorphose – You and Me Baby Ain't Nothing But Mammals …

Bitte stellen Sie sich vor, Sie sollten eine typische sexuelle Begegnung zwischen Ihnen und Ihrem Partner als die Begegnung zweier Tiere beschreiben. Grübeln Sie nicht zu lange – legen Sie einfach los.

- Welches Tier wären wohl Sie, welches Ihr Partner?
- Wie geht es den beiden Tieren während der Begegnung? Fühlen Sie sich beschützt oder bedroht? Haben Sie eher Angst oder Vertrauen? Und Ihr Partner?
- Stellen Sie sich vor, Sie könnten sich in ein Tier verwandeln, das besser mit dem Ihres Partners harmoniert, welches Tier wäre das? Wie würde die Begegnung zwischen Ihnen beiden dann ablaufen?
- Was glauben Sie: Würde sich Ihr Partner ebenfalls gern in ein anderes Tier verwandeln?
- Können Sie Ihre Erkenntnisse aus dieser Übung bei der nächsten sexuellen Begegnung zwischen Ihnen vielleicht irgendwie nutzen?

Sexual Wellness – Übung macht den Meister

Wenn Sie es bis hierhin geschafft haben, das Buch aufmerksam zu lesen und die Übungen sorgfältig zu absolvieren, dann ist es Ihnen hoffentlich gelungen, den Teufelskreis zu durchbrechen und Sex in Ihrer Beziehung nicht länger als Machtinstrument zu missbrauchen. Sehr gut! Das war wahrscheinlich der wichtigste Schritt, den Sie aufeinander zu machen konnten. Eigentlich haben Sie damit das Schwierigste – nicht länger »oversexed and underfucked« durchs Leben zu gehen – schon erreicht. Im Folgenden erhalten Sie noch ein paar zusätzliche Anregungen, wie Sie Ihr neu erwachtes Sexleben vielleicht noch abwechslungsreicher gestalten können. Denn warum sollten Sie sich nur mit der Pflicht begnügen, wo doch die Kür so viel mehr Spaß machen kann?

Übung: Ein Abend im Bett

Vor allem, wenn Ihr Hauptargument gegen Sex sich selbst und Ihrem Partner gegenüber »zu wenig Zeit« lautet: Wählen Sie gemeinsam einen Abend in der Woche aus, an dem Sie beide spätestens um 20 Uhr mit allen Erledigungen des Tages (inklusive Kinder-ins-Bett-Bringen) fertig sein können. Schalten Sie alle Telefone und die Türklingel ab, und gehen Sie direkt ins Bett. Sorgen Sie dafür, dass es im Schlafzimmer warm ist. Nehmen Sie sich etwas zum Knabbern und Getränke mit. Wenn Sie keine Kinder haben oder diese auswärts übernachten, können Sie auch das ganze Abendessen für Sie beide zu einem Picknick im Bett umfunktionieren. Ziehen Sie sich aus – entweder nackt oder bis auf die Unterwäsche, wie es Ihnen lieber ist. Unterhalten Sie sich, kuscheln Sie, lesen Sie sich gegenseitig etwas vor, massieren Sie sich, hören Sie Musik. Erzählen Sie von sich. Lassen Sie den

Abend sich langsam entwickeln – so wie früher, als Sie sich gerade kennengelernt hatten. Sex kann Bestandteil des Abends werden, muss es aber nicht. Körperliche Zärtlichkeit und Zuwendung in irgendeiner Form sollten aber auf jeden Fall dazugehören. Wiederholen Sie dieses Ritual einen Monat lang jede Woche. Entscheiden Sie dann, ob Sie es beibehalten möchten.

Im vorigen Kapitel haben Sie sich bereits von dem Mythos verabschiedet, dass guter Sex spontan sein muss. Mit der folgenden Übung steigern wir im Vorfeld bewusst Spannung und Erregung.

Übung: Vorfreude ist die schönste Freude

Ein gutes Vorspiel beginnt nicht mit dem Entkleiden, sondern lange vorher! Wählen Sie einen Tag in der Woche aus, an dem Sie beide tagsüber nicht zusammen sein werden. Bevor Sie sich morgens trennen (zum Beispiel um zur Arbeit zu gehen), nehmen Sie Ihren Partner in den Arm und flüstern ihm ins Ohr: »Heute Abend will ich Sex mit dir haben, bis dir Hören und Sehen vergeht!« Nutzen Sie den Tag über dann jede Möglichkeit, bei sich selbst und Ihrem Partner die Spannung steigen zu lassen. Sie können ihn anrufen und ihm erzählen, was Sie für heute Abend an erotischen Wünschen in petto haben. Oder ihm eine erotische SMS oder E-Mail schicken (aber Vorsicht, falls er neugierige Kollegen um sich herum hat!). Sie können selbst tagsüber in einem erotischen Roman lesen. Sie können sich ein Eis kaufen und es genussvoll auf eine eindeutig-zweideutige Weise lecken. Oder sich einem Tagtraum hingeben und sich an aufregende Liebesabenteuer aus Ihrer Vergangenheit erinnern. Tun Sie einfach alles, was Sie und ihn in regelmäßigen Abständen daran erinnert, was Sie heute Abend vorhaben. Wenn Sie mögen, ziehen Sie das Ganze auch abends, wenn Sie wieder zusammenkommen, noch weiter in die Länge: Gehen Sie miteinander essen (lassen Sie den Slip weg, und erzählen Sie Ihrem Partner erst während der Vorspeise, dass Sie keinen anhaben), duschen Sie gemeinsam, und seifen Sie Ihren Partner dabei zärtlich von oben bis unten ein. Kuscheln Sie intensiv, wie Sie es getan haben, als Sie frisch verliebt waren. Und schlafen Sie erst dann miteinander, wenn Sie es überhaupt nicht mehr erwarten können!

20 Ideen, wie Sie Ihr Sexleben aufregender gestalten können:

1. *Besuchen Sie gemeinsam einen schönen Erotikshop – es gibt mittlerweile in vielen größeren Städten solche, die sich auf Frauen und/oder Paare spezialisiert haben und statt Schmuddelatmosphäre ein wirklich ansprechendes, exklusives Ambiente und Sortiment bieten. Adressen finden Sie im Internet zuhauf. Warum nicht gleich im Rah-*

men eines schönen Romantikwochenendes in der Stadt Ihrer Wahl? Paris zum Beispiel – das Geschäft »Le Passage du Désir« in der Nähe des Pont Neuf ist auf jeden Fall einen Abstecher wert!

2. *Legen Sie sich ein paar erotische Romane zu – Sie können Sie sich gegenseitig vorlesen oder allein darin schmökern, um in Stimmung zu kommen. Klassiker dieses Genres stammen zum Beispiel von Henry Miller, Anaïs Nin oder Lucy Palmer (siehe auch Anhang).*
3. *Kochen Sie doch mal ein erotisches Menü füreinander! Als ausgesprochene Aphrodisiaka gelten traditionell zum Beispiel Gewürze wie Chili, Muskatnuss, Vanille oder Knoblauch. Austern, Spargel und Erdbeeren dürfen natürlich ebenfalls nicht fehlen. Und fürs Dessert empfiehlt sich etwas mit Granatapfel oder auch Feigen. Oder belegen Sie gemeinsam einen Erotic Food-Kochkurs bei einem der zahlreichen Eventveranstalter! Liebe geht ja bekanntlich auch durch den Magen …*
4. *Finden Sie heraus, ob erotische Filme Sie antörnen. Gemeinsam solche Filme zu schauen ist etwas ganz anderes als der einsame Pornokonsum vor dem Computer! Unter dem Stichwort »Heartcore« finden Sie Pornofilme speziell für Frauen, die ganz anders daherkommen als der übliche Standardporno, etwa indem sie eine sich langsam steigernde Handlung beinhalten.*
5. *Nutzen Sie jede Gelegenheit, um Zärtlichkeiten im Alltag auszutauschen: Halten Sie Händchen, wenn Sie gemeinsam unterwegs sind, knutschen Sie während der roten Ampelphase, lassen Sie im Café die Hand auf dem Schenkel des anderen ruhen, umarmen Sie sich in der Warte-*

schlange an der Supermarktkasse … Peinlich? Aber nicht doch – die anderen werden Sie allenfalls beneiden!

6. Besuchen Sie gemeinsam eine Erotikmesse (es gibt eine ganze Reihe davon in verschiedenen Städten), und wählen Sie gemeinsam ein oder mehrere Sexspielzeuge aus, die Sie gerne mal ausprobieren würden.
7. Legen Sie eine »Wunschbox« mit kleinen Zettelchen an, auf die Sie Orte schreiben, an denen Sie gerne mal Sex miteinander hätten (im Garten, in der Küche, im Hotel, am Strand, unter der Dusche, im Wald …). Lassen Sie die Flugzeugtoilette dabei lieber gleich weg – zu unbequem und außerdem verboten! Ziehen Sie abwechselnd ein Kärtchen, und erfüllen Sie den jeweiligen Wunsch, wenn Ihr Partner einverstanden ist. Natürlich können Sie in die Wunschbox auch Zettelchen mit Liebespraktiken stecken, die Sie gerne mal ausprobieren würden.
8. Stöbern Sie gemeinsam im Internet – auch hier gibt es mittlerweile spezielle Frauen-Erotik-Versandhäuser wie zum Beispiel eva.de oder femmefatal.de.
9. Besuchen Sie einen Tantrakurs für Paare.
10. Schaffen Sie sich ein erotisches Brettspiel an (zum Beispiel »Rausch der Sinne«, »Hot Affair« oder »EXXXtase«).
11. Buchen Sie ein Wochenende für zwei in einer Stadt Ihrer Wahl. Das Angebotsspektrum in diesem Bereich ist ausgesprochen vielfältig: Erotikwochenenden, romantische Wellness-Wochenenden und Ähnliches für jeden Geschmack.
12. Gehen Sie miteinander tanzen!
13. Belegen Sie einen Partnermassagekurs für zwei, und in-

vestieren Sie ein paar Euro in sinnlich duftende Massageöle und Körperbutter.

14. *Experimentieren Sie mit Federn und Pinseln.*
15. *Buchen Sie ein Fotoshooting für Paare – wahlweise mit oder ohne erotische Note.*
16. *Finden Sie heraus, ob Sie Spaß an Rollenspielen haben. Wenn Sie unsicher sind und eine Einstiegshilfe benötigen: Das Spiel »Partnerlink« erleichtert Ihnen den Anfang!*
17. *Besuchen Sie gemeinsam eine Burlesque-Show (vielleicht ist das ja ein passendes Geschenk zum Valentinstag?).*
18. *Speziell Frauen sind beim Sex eher auditiv veranlagt – sie sind besonders empfänglich für geflüsterte Zärtlichkeiten, Komplimente und erotische Anspielungen. (Der Kabarettist Bernhard Ludwig behauptet nicht ganz zu Unrecht, bei Frauen müsse man von einem »Ohrgasmus« sprechen!) Probieren Sie auch aus, welche Musik Sie am besten in Stimmung bringt – »Je t'aime« oder doch eher etwas von »Massive Attack«? Gibt es vielleicht Songs aus Ihrer Anfangszeit als Paar, die Sie an besonders aufregende Stunden erinnern?*
19. *Schaffen Sie sich Gleitmittel an. Für viele Paare aus meiner Praxis bedeutete das die Wende in ihrem Sexleben.*
20. *Gönnen Sie sich ein romantisches Abendessen zu zweit – ein »Dinner in the Dark« oder ein »Candle Light Dinner« empfinden die meisten Frauen als das beste Vorspiel überhaupt. Auch hier existieren zahllose Angebote diverser Veranstalter!*

Im Folgenden finden Sie noch ein paar allgemeine Tipps für Ihre Sexual Wellness:
Sprechen Sie über Ihre Verhütungsmethode. Ist sie (noch) die richtige für Sie beide? Wäre es sinnvoll, sie zu wechseln? In den letzten Jahren sind viele alternative Methoden entwickelt worden – lassen Sie sich gegebenenfalls zu diesem Thema von einem Arzt Ihres Vertrauens beraten.

Tipps für SIE

Einer Studie zufolge verschweigen 44 Prozent aller deutschen Frauen dem Partner ihre erotischen Tagträume. Wie schade! Liebe Damen, sagen Sie Ihrem Partner ehrlich, was Ihnen gefällt und was nicht. Streichen Sie den Satz »Wenn er mich wirklich lieben würde, wüsste er doch, was ich mag/will« aus Ihrem Sprachschatz – am besten nicht nur beim Thema Sex, sondern ganz allgemein! Es ist noch kein guter Liebhaber vom Himmel gefallen. Woher soll er wissen, wie Ihr Körper funktioniert, wenn Sie es ihm nicht sagen? Sein männlicher Körper tickt ganz anders! Dies ist übrigens einer der Gründe, warum viele bisexuelle Männer Sex mit Männern entspannender finden als Sex mit Frauen – da können sie nämlich einfach von ihrem eigenen Lustempfinden auf das des Partners schließen und fühlen sich deshalb sicherer.

Seien Sie egoistisch. Denken Sie beim Sex an sich und Ihren Spaß, nicht an seinen. Er hat sowieso welchen, wenn er merkt, dass Sie welchen haben. Eine *erregte* Partnerin ist nämlich für einen Mann automatisch auch eine *erregende* Partnerin! Machen Sie sich keine Gedanken, ob Ihr Hintern zu dick oder Ihre Brüste zu klein sind. Ihr Partner findet Sie sexy, sonst würde er ja nicht mit Ihnen ins Bett wollen!

Sagen Sie nicht jedes Mal reflexartig »Nein«, wenn er Sex möchte und Sie gerade müde sind oder keine Lust haben. Lassen Sie sich öfter mal überreden. Der Appetit kommt oft beim Essen, das ist beim Sex nicht anders.

Wenn Sie öfter Probleme mit Blasenentzündungen oder Vaginalinfektionen haben, kann Ihnen das den Spaß am Sex sehr verleiden. Stehen Sie nach dem Sex auf und gehen Sie Ihre Blase entleeren. Durch den Geschlechtsverkehr können nämlich Bakterien in die (bei Frauen ohnehin nur kurze) Harnröhre gelangen, die beim Wasserlassen hinausgespült werden. Benutzen Sie zur Empfängnisverhütung besser weder ein Diaphragma noch Spermizide, und verzichten Sie bei der Genitalhygiene auf Intimsprays oder Scheidenspülungen. All diese Maßnahmen können die Scheidenflora irritieren, wodurch Vaginal- und Blaseninfekte begünstigt werden. Um das natürliche Gleichgewicht der Vaginalschleimhaut zu unterstützen und Infektionen vorzubeugen, gibt es auch spezielle Zäpfchen – fragen Sie Ihren Arzt oder Apotheker danach, wenn Sie häufiger unter derartigen Problemen leiden.

Sprechen Sie mit Ihrem Gynäkologen, wenn Sie mit wechseljahresbedingten körperlichen Veränderungen zu kämpfen haben, die Ihre Libido beeinträchtigen (zum Beispiel zunehmende Scheidentrockenheit, gelegentliche Harninkontinenz etc.). Sie müssen diese heute nicht mehr schicksalsergeben hinnehmen (endlich ein echtes Plus der modernen Zeiten in Sachen Sex!). Mithilfe von Ernährungsumstellung, Homöopathie und gegebenenfalls auch Hormontabletten oder -salben können Sie aktiv dagegen angehen.

Tipps für IHN

Fragen Sie Ihre Partnerin, was ihr gefällt und was sie sich wünscht. Erzählen Sie ihr umgekehrt, wovon Sie träumen und was Sie gerne einmal ausprobieren würden, wenn sie einverstanden ist. Haben Sie keine Angst vor Zurückweisung oder davor, sie zu schockieren. Die meisten Frauen sind eher froh, wenn ihre Männer mit der Sprache herausrücken!

Bitten Sie Ihre Partnerin, sich in Ihrer Anwesenheit einmal selbst zu befriedigen. Achten Sie sehr genau darauf, was sie tut. Eine bessere Lehrstunde erleben Sie nie wieder!

Halten Sie sich prinzipiell an die Regel: Ladies first! Wenn Ihre Partnerin jedes Mal genauso viel Spaß am Sex hat wie Sie, stehen die Chancen viel besser, dass Sie beide gar nicht erst in die »Heute nicht, Liebling!«-Spirale hineinrutschen. Und Sie wissen ja jetzt, dass das für Ihre Partnerin schwieriger ist als für Sie. Also geben Sie sich Mühe!

Sie bringen Ihre Partnerin nicht in erotische Stimmung, indem Sie fünf Minuten, bevor Sie mit ihr ins Bett wollen, drei Teelichter anzünden. Gegen Teelichter ist an sich nichts einzuwenden, aber Sie sollten früher und anders anfangen, sie zu umwerben. Schenken Sie ihr Zärtlichkeit, so oft Sie können. Kuscheln und schmusen Sie wenigstens ab und zu mit ihr, ohne dabei auf Sex hinauszuwollen. Drehen Sie sich nach dem Sex nicht gleich um und schlafen ein. Sonst geben Sie Ihrer Partnerin damit das Gefühl, dass sie jetzt, wo Sie ihr »Ziel« erreicht haben, Ihrer Aufmerksamkeit nicht mehr wert ist.

Denken Sie an die Sache mit dem weiblichen O(h)rgasmus, und reden Sie so viel wie möglich mit Ihrer Partnerin. Ein »Zuviel« an Kommunikation gibt es für Frauen nicht! Sagen Sie ihr vor allem bei jeder Gelegenheit, was Sie für sie empfinden. Was finden Sie schön, aufregend oder sexy an ihr? Falls Sie rauchen – hören Sie damit auf! Eine britische Studie ergab, dass Männer, die rauchen, nur halb so viel Sex im Monat haben wie Nichtraucher. Ursache dafür ist wahrscheinlich ihre weniger gute körperliche Fitness und Gesundheit. Das ist doch ein wunderbarer Grund, diesem Laster endlich abzuschwören, oder?

Sprechen Sie mit einem Arzt, wenn Sie regelmäßig mit sexuellen Funktionsstörungen zu kämpfen haben. Die männlichen Wechseljahre (Andropause) sind zwar noch weit weniger erforscht als die weiblichen – dass es sie gibt, ist jedoch mittlerweile unumstritten. Da der Prozess schleichender und mit weniger markanten Symptomen einhergeht als bei Frauen, wird er oft übersehen. Ein guter Hausarzt oder Urologe kann Ihnen helfen!

Und wieder die lieben Kleinen …

Keine Frage, ein Säugling ebenso wie ein krankes Kind brauchen auch nachts die Nähe ihrer Eltern. Für alle anderen Kinder lautet die Regel klipp und klar: Raus aus dem Elternschlafzimmer und rein ins Kinderzimmer!

Kinder im Elternschlafzimmer sind ein Erotikkiller par

excellence. Zum einen können Sie schlecht hemmungslos übereinander herfallen, während Ihr Vierjähriger staunend daneben steht. Zum anderen hindert Sie die Anwesenheit Ihres Kindes an dem für den Sex nötigen inneren Rollenwechsel (der in häuslicher Atmosphäre ohnehin oft schwierig zu vollziehen ist), nämlich dem von »Mama« oder »Papa« zurück zu »Elke« und »Stefan«. Die Elternrolle als solche ist keine sexy Rolle – sexy sollten Sie sich aber schon fühlen, damit Sie auch Spaß am Sex haben können. Wer seine Kinder jede Nacht bei sich im Schlafzimmer hat, schlüpft niemals aus der Elternrolle, nicht mal für ein paar Minuten oder eine Stunde. Tun Sie sich und Ihrer Beziehung das nicht an! Ich habe Paare kennengelernt, bei denen Zehnjährige noch regelmäßig mit im Elternbett schlafen durften. Gar nicht selten ist auch das Modell, dass Mutter und Kind im Elternschlafzimmer gemeinsam nächtigen, während der Vater im Gästezimmer oder auf der ausgezogenen Couch schläft. Eine bessere Sex-Vermeidungsstrategie gibt es nicht!

Wir reden hier nicht von gelegentlichen Sonntagmorgen-Kuschelorgien, wenn es sich sämtliche Familienmitglieder für eine Stunde gemeinsam im großen Ehebett gemütlich machen, Geschichten vorgelesen oder Kissenschlachten ausgetragen werden. Solche Momente sind ein sehr schöner und hoffentlich selbstverständlicher Bestandteil der meisten Familien.

Die Rede ist von Nächten, die die meisten Kinder auch noch im Alter von einem oder mehreren Jahren natürlich am liebsten bei Mami und Papi im Bett verbringen würden. Um dieses Ziel zu erreichen, haben die lieben Kleinen jede Menge Strategien auf Lager, von »Da sind Monster unter meinem Bett!« über »Ich hab Bauchweh!« bis hin zu »Kann ich noch ein Glas Wasser haben?« oder – vor allem, wenn sie noch klein sind – schlichtem Wutgebrüll, sobald man die Kinderzimmertür hinter sich schließt. Wenn Sie sich durch diese Strategien dauerhaft manipulieren lassen, dann haben Sie den ersten Schritt in Richtung Beziehungsdrama schon getan.

Führen Sie frühzeitig strikte Zubettgeh- und Einschlafrituale ein, und behalten Sie diese konsequent bei. Mit »frühzeitig« meine ich nicht nur früh im Leben Ihres Kindes, sondern auch früh am Abend! Je regelmäßiger und ungestörter der Rhythmus, umso besser, einfacher (und auch gesünder!) für Ihr Kind. Und für Ihre Beziehung. Ihrem Kind schadet es ganz sicher nicht, zeitig ins Bett zu gehen. Ihrer Beziehung aber schadet es ganz gewaltig, wenn Sie jeden Abend erst um halb zehn völlig erschöpft auf dem Sofa zusammenbrechen, weil Ihr süßer, einzigartiger und dickköpfiger Dreijähriger partout keine Ruhe geben wollte! Denken Sie bitte immer daran: Wenn Ihre Beziehung leidet und Sie beide sich irgendwann unter anderem deshalb trennen, weil vor lauter Kind keine Zeit und Energie füreinander mehr vorhanden war, ist das für das Kind der Super-GAU schlechthin und *erheblich* schlimmer, als täglich ins (eigene) Bett zu müssen, obwohl »alle anderen Kinder immer viiiiiiel länger aufbleiben dürfen«.

Schließen Sie die Schlafzimmertür ab, zumindest ab dem Zeitpunkt, ab dem das Kind selbstständig aus seinem Bett krabbeln und zu Ihnen laufen kann. Lassen Sie das

Babyfon ruhig auch bei älteren Kindern im Zimmer stehen, so bekommen Sie auf jeden Fall rechtzeitig mit, wenn das Kind nach Ihnen ruft, ohne dass Sie die Türen angelehnt lassen müssen. Gehen *Sie zu ihm*, nicht umgekehrt. Wenn Ihr Kind erst einmal bei Ihnen im Bett liegt, haben Sie es viel schwerer, es wieder in sein eigenes zurückzubringen (und die Chance, dass Sie dann nachgeben … und wieder nachgeben …. und wieder nachgeben … ist dann sehr, sehr groß!). Eine verschlossene Schlafzimmertür ist für ein Kind, das schon so groß ist, dass es von seinem Zimmer zu Ihrem laufen kann, kein traumatisches Erlebnis, ebenso wenig wie eine verschlossene Badezimmertür – solange Sie es nicht eine halbe Stunde weinend davor stehen lassen, versteht sich! Es geht nicht darum, dass Sie Ihren Zweijährigen ignorieren sollen, wenn er Sie nachts braucht, sondern darum, Ihnen den Freiraum zu verschaffen, der für entspannten Sex in Ihrem Schlafzimmer unabdingbare Voraussetzung ist. Wenn Sie beide ständig lauschen müssen, ob Kindergetrappel den Flur entlangkommt, ist das dem Spaß an der Sache sehr abträglich. Wenn Sie aber wissen, dass Klein-Lara zwar jederzeit an der Tür rütteln und/oder nach Ihnen rufen kann, aber *nicht* plötzlich direkt neben Ihnen stehen wird, während Sie gerade intensiv miteinander beschäftigt sind, ist das sehr viel angenehmer. Außerdem zwingt die verschlossene Tür Sie im Zweifel selbst, aus dem Bett aufzustehen – und wenn Sie erst einmal stehen, ist die Wahrscheinlichkeit auch höher, dass Sie das Kind liebevoll in sein eigenes Bett zurückbegleiten, statt sich im Halbschlaf umzudrehen und »na gut, dann komm eben her zu mir!«

zu murmeln. In jedem Fall gilt: Schuldgefühle sind *nicht* angebracht! Übrigens auch dann nicht, wenn Sie im leidenschaftlichen Rausch einmal vergessen haben sollten, die Tür abzuschließen und Klein-Lara dummerweise *doch* mittendrin mit großen Augen neben Ihrem Bett auftaucht. Machen Sie kein Drama draus, dann ist es für Klein-Lara auch keins.

Schaffen Sie sich Freiräume für Sie als Paar, wann immer Sie können. Diese müssen keineswegs immer unbedingt mit Sex gefüllt werden – jedes schöne Erlebnis, das Sie beide miteinander haben, verbindet Sie und tut Ihrer Beziehung gut. Spannen Sie Großmütter, Tanten und sonstige Familienmitglieder regelmäßig als Babysitter ein, falls Sie sich in der privilegierten Situation befinden, solche Menschen in der Nähe zu haben. Mit Freundinnen und Freunden kann man oft gut auf Quid-pro-quo-Basis handelseinig werden: Dienstagabend nehmen Sie die Kinder Ihrer besten Freundin in Obhut, Donnerstagabend bringen Sie Ihre Schätzchen dafür bei ihr vorbei. Zögern Sie nicht, sich einen Babysitter gegen Bezahlung zu leisten, auf jeden Fall für zwei Abende pro Monat, gerne auch öfter! Das Honorar für einen Babysitter beträgt selbst in Ballungsgebieten wie Berlin oder München nicht mehr als 10 bis 15 Euro pro Stunde. Ein Scheidungsanwalt kostet Sie in derselben Zeit locker 200 Euro!

Finden Sie heraus, zu welchen Zeiten Sie beide besonders leicht in Stimmung kommen. Wenn Sie sich abends vor Müdigkeit nur noch lustlos anstarren können, obwohl die Kinder bei Omi gut untergebracht sind und Sie sturmfreie Bude haben, dann ist es vielleicht eine bessere Idee, Omi das nächste Mal Samstagnachmittag mit Ihren Herzblättchen zwei Stunden in den Zoo zu schicken, während Sie frisch und energiegeladen durch die Laken tollen können. Oder Sie stellen den Wecker ab und zu einfach eine halbe Stunde früher, um mit einem Quickie in den Tag zu starten. Wenn Ihre Kinder noch sehr klein sind, könnten Sie sich auch bei unseren südeuropäischen Nachbarn die schöne (und erwiesenermaßen sehr gesunde!) Gewohnheit der Siesta abschauen – wenigstens an den Wochenenden. Ob Sie Ihren Mittagsschlaf mit einem Schäferstündchen einleiten oder beenden, können Sie ja dann jeweils spontan entscheiden; guttun wird er Ihnen in jedem Fall! Und noch ein ganz simpler, aber sehr wirkungsvoller Tipp: Abends duschen macht munter! Probieren Sie mal ein, zwei Wochen aus, was für einen Effekt es auf Ihr Liebesleben hat, wenn Sie statt morgens abends duschen, bevor Sie ins Bett gehen.

Wo tun wir's heute, Liebling?

Die amerikanische Paartherapeutin Dagmar O'Connor stellt in ihrem Buch *How to Make Love to the Same Person for the Rest of Your Life* sehr treffend fest: »Der unsexieste Platz der Welt ist Ihr Zuhause. (…) Unser Zuhause ist der Schauplatz unserer größten Sorgen, unserer wichtigsten Verpflichtungen und unserer aufwühlendsten Konflikte. (…) ›Wer kann sich schon sexy fühlen, während die Waschmaschine läuft?‹, sagte eine Frau einmal zu mir. (…) Ein besonders ›ungeeigneter Platz‹ für Sex ist unser Schlafzimmer, der sorgenlastigste Raum im ganzen Haus.

Im Schlafzimmer tragen wir unsere heftigsten Streite aus, weil es der einzige Rückzugsort ist, wo uns die Kinder nicht hören können. Dort debattieren wir darüber, wer als Erster aufsteht, wer zu viel oder zu wenig Platz oder zu viel oder zu wenig von der Decke in Anspruch nimmt. Dort jammern wir über Schnarchen und Nachttischlampen.« Geht es noch unerotischer?

Der einfachste Weg aus diesem Dilemma besteht natürlich darin, wenigstens ab und zu die Location für Sex ganz zu wechseln. Der Reiz einer neuen Umgebung wirkt oft elektrisierend, selbst auf Paare, deren Sexleben in den heimischen vier Wänden schon ziemlich eingeschlafen ist. Wochenendtrips sind hierfür eine gute Möglichkeit; es spricht aber auch nichts dagegen, sich einmal im Monat für eine Nacht ein Hotelzimmer zu gönnen. Man kann daraus auch ein Spiel machen, wenn beide Partner abwechselnd das Hotel auswählen und den anderen erst am Tag des Dates per SMS oder schriftlicher Einladung dorthin bestellen. Wenn Sie daran zweifeln, dass das funktioniert: Erinnern Sie sich an den letzten gemeinsamen Urlaub, den Sie beide in fremder Umgebung verbracht haben. Ich möchte fast wetten, dass Sie in dieser Zeit mehr Spaß am Sex hatten als zu Hause, nicht wahr? Das lag sicherlich daran, dass Sie mehr Zeit und keinen Alltagsstress um die Ohren hatten, aber auch von neuen Impulsen berührt worden sind. Das Durchbrechen der Routine wirkt erotisierend; und dazu brauchen Sie weder ein Luxushotel noch Champagner und Austern auf dem Zimmer.

Im Folgenden noch eine weitere Übung zu diesem Aspekt von Sex:

Übung: Meine persönliche Lustgrotte

Nehmen Sie sich ein Blatt Papier und einen Stift. Stellen Sie sich vor, Sie könnten in Ihrem Haus oder Ihrer Wohnung ein Zimmer nur als Lustgrotte, ganz nach Ihren Wünschen einrichten. Der Raum dient nur dem Zweck, erotischen Begegnungen zwischen Ihnen und Ihrem Partner einen angenehmen und prickelnden Rahmen zu bieten. Wie würde dieser Raum aussehen? Wie groß oder klein wäre er? Was wäre an Mobiliar vorhanden, was dürfte dagegen auf keinen Fall darin stehen? In welchen Farben wäre der Raum gestaltet? Hell oder dunkel? Wäre er beleuchtet, und wenn ja, wie? Welche Temperatur hätte der Raum? Welche Accessoires würden Sie für Ihre ganz persönliche Lustgrotte wählen – Bilder, Spiegel, Vorhänge, Dekoration, Teppich(e) … ? Welche Gegenstände sollten sich dagegen besser nicht darin befinden? Gäbe es eine Stereoanlage, und falls ja, welche Musik würden Sie gerne hören? Was dürfte sonst noch auf keinen Fall in Ihrem erotischen Zimmer fehlen?

Tauschen Sie sich mit Ihrem Partner über das Ergebnis dieser Übung aus. Wie unterschiedlich sind Ihre beiden Lustgrotten ausgefallen? Überlegen Sie gemeinsam, ob und welche Elemente Ihres erotischen Raums Sie vielleicht in Ihrer Wohnung umsetzen können. Vielleicht haben Sie ja sogar Lust bekommen, Ihr Schlafzimmer neu zu gestalten?

Übrigens: Ich erinnere mich an einen Klienten, der – nachdem ich in einer Paartherapie diese Übung als »Hausaufgabe« gegeben hatte, erzählte, nach dem Heimkommen habe er erst mal sämtliche Familienfotos, die seine Frau im Laufe der Jahre im Schlafzimmer aufgehängt und -gestellt habe, ins Wohnzimmer geräumt. »Mir ist aufgefallen, dass ich nicht entspannt mit meiner Frau Sex haben kann, während meine Schwiegermutter und meine Großmutter mich dabei von der Wand aus angrinsen«, war seine Begründung dafür. Bleiben durften dagegen Fotos, die nur das Paar selbst in glücklichen Momenten zeigten. So einfach kann das sein!

Last but not least: Blättern Sie noch einmal zurück zum Kapitel »Erotische (Neu-)Entdeckungen« und der Übung »Partner-Landkartencheck – Teil 1«. Welche Orte haben Sie bzw. Ihr Partner als besonders reizvoll für Sex genannt? Welche davon haben Sie tatsächlich schon ausprobiert; welche würden Sie beide reizen?

Ich schenk' dir täglich rote Rosen – Wertschätzung im Alltag

»Die Liebe lebt von liebenswürdigen Kleinigkeiten.«

Theodor Fontane

Das, was Ihnen das vorige Kapitel in Sachen Sexualität nahebringen sollte, wird im Folgenden im Hinblick auf Ihre gesamte Beziehung thematisiert: Wellness pur. Wobei durchaus eine Wechselwirkung zwischen beidem besteht:

Je mehr positive Aufmerksamkeit Sie den nicht sexuellen Aspekten Ihrer Beziehung schenken, desto weniger Gefahr besteht, dass Sie sich in einem neuen Gefangenendilemma wiederfinden, und desto einfacher wird es auch in sexueller Hinsicht zwischen Ihnen beiden werden. Letzten Endes geht es darum, dass Sie *beide* sich die meiste Zeit so wohl wie möglich miteinander und mit Ihrer Beziehung fühlen sollten – der Rest ergibt sich fast von selbst. Dabei sollen Ihnen die nachfolgenden Übungen helfen.

Übung: Live by the stranger standard

»Live by the stranger standard« ist eine der »goldenen Regeln«, die die Therapeutin Michele Weiner-Davis Rat suchenden Ehepartnern auf ihrer Anti-Scheidungs-Website (www.divorcebusting.com) mit auf den Weg gibt. Übersetzt heißt das Folgendes: Benehmen Sie sich Ihrem Partner gegenüber im Alltag nicht schlechter, unaufmerksamer oder unhöflicher, als Sie es einem Fremden gegenüber tun würden. Das ist natürlich sehr pointiert formuliert, trifft den Kern der Angelegenheit aber insofern, als dass Sie dieser Denkansatz davor bewahren wird, Ihren Partner irgendwann vor lauter Selbstverständlichkeit nachlässig zu behandeln. Fragen Sie sich deshalb am besten einmal wenigstens eine Woche lang mehrfach täglich, ob das, was Sie in Anwesenheit Ihres Partners tun oder sagen, diesem »stranger standard« entspricht. Wenn Sie dies als zu abstrakt empfinden, weil Ihr Partner nun mal kein Fremder für Sie ist, können Sie sich auch die Frage stellen, ob Ihr Tun oder Ihre Worte während der Zeit, in der Sie um Ihren Partner geworben haben, ebenso ausgefallen sind wie heute.

Zu diesem Thema gehört auch – Sie erinnern sich an den fünften Fallstrick, die verpassten Chancen –, dass Sie dafür sorgen, füreinander attraktiv zu bleiben. Natürlich ist das mit etwas Mühe und Aufwand verbunden. Sich zu pflegen und schön zu machen, kostet Zeit. In einem früheren Beziehungsstadium, etwa vor Verabredungen, war dies sicher eine Selbstverständlichkeit für Sie – warum sollte Ihnen Ihr Partner diesen Aufwand heute nicht mehr wert sein? Das Ganze bietet einen angenehmen Nebeneffekt: Wer gepflegt und körperlich gut in Form ist, fühlt sich selbst sexier – und das wiederum ist eine wichtige Voraussetzung für genussvollen Sex.

Niemand verlangt von Ihnen, dass Sie ständig perfekt gestylt sind, aber es gibt eine Grenze zwischen noch attraktiver Lässigkeit und Sich-Gehenlassen, die die meisten von uns sehr genau kennen. Überschreiten Sie diese nicht! Halten Sie sich mit Sport fit, und achten Sie auf Ihr Gewicht. Bequeme Kleidung für zu Hause ist natürlich völlig in Ordnung, aber eine uralte, zerlöcherte Jogginghose oder ein ausgeleierter Schlafanzug gehören entsorgt! Wenn Sie ein Mann sind, rasieren Sie sich regelmäßig, auch am Wochenende (es sei denn, Ihre Partnerin steht ausdrücklich auf Drei-Tage-Bärte und sagt Ihnen das auch so!). Und noch ein heißer Tipp für Sie: Frauen lieben Düfte und haben einen sehr feinen Geruchssinn! Lassen Sie Ihre Partnerin ein After Shave, ein Deo oder eine Body Lotion für Sie auswählen, die sie sexy findet, und benutzen Sie sie auch. Sie wird es Ihnen bestimmt danken!

Als Frau dagegen sollten Sie ruhig ein bisschen auf Ihre Unterwäsche achten. Es mag wie ein Klischee klingen, aber die von Comedians gerne aufgestellte Behauptung, dass die Slips einer Frau proportional zur Länge einer Beziehung zu wachsen pflegen, entbehrt nicht einer gewissen Grundlage. Natürlich hat es keinen Sinn, wenn Sie sich krampfhaft verbiegen und aufreizende Kleidung wählen, in der Sie selbst sich nicht wohl, sondern verkleidet fühlen. Sie sollten schon authentisch bleiben. Es geht nur darum, dass die Botschaft an Ihren Partner nicht lautet: »Das, was ich drunter trage, siehst eh nur du – und für dich lohnt sich kein Aufwand!« Für beide Geschlechter gilt übrigens, dass Rot eine Farbe mit ausgesprochen erotischer Signalwirkung ist – möglicherweise ein evolutionäres Überbleibsel, einst zeigte eine Rötung der Geschlechtsorgane durch verstärkte Durchblutung Brünstigkeit an. Eine Farbstudie belegt, dass rot gekleidete Menschen als besonders attraktiv wahrgenommen werden – in jenem Experiment wurde sogar ein Effekt erzielt, wenn ein Foto statt in einem blauen in einem roten Rahmen präsentiert wurde, um es attraktiver wirken zu lassen. Greifen Sie also bei der Kleiderwahl ruhig öfter einmal zu Rot!

Übung: Der Liebes-Detektiv

Tun Sie beide in den nächsten drei Monaten für Ihren Partner bewusst jeden Tag etwas, von dem Sie glauben, dass es ihm eine Freude bereitet – aber ohne darüber zu reden! Notieren Sie sich beide in dieser Zeit jeden Abend auf einer Liste (Datum nicht vergessen!) ...

- ... was Sie selbst heute für Ihren Partner getan haben, um ihm eine Freude zu machen.
- ... was Sie glauben, dass Ihr Partner für Sie heute getan hat, um Ihnen eine Freude zu machen.

Am Ende der drei Monate setzen Sie sich zusammen, und vergleichen Sie die Listen miteinander. Wie oft haben Sie richtig erraten, was Ihr Partner Ihnen an einem Tag Gutes getan hat? Welche guten Taten Ihres Partners haben Sie übersehen? Haben Sie umgekehrt Dinge »irrtümlich« als gute Taten registriert, von denen Ihr Partner gar nicht gedacht hätte, dass sie Ihnen eine Freude machen würden? Woran könnte das jeweils liegen? Tauschen Sie sich über diese Fragen intensiv miteinander aus!

Kennen Sie den? Ein Elternpaar bemüht sich seit Jahren, seinem fünfjährigen Sohn endlich sein erstes Wort zu entlocken. Was sie auch anstellen, der Kleine schweigt beharrlich. Sie schleppen das Kind zu mehreren Experten, aber keinem gelingt es, den Jungen zum Reden zu bewegen. Die Eltern sind verzweifelt. Ist ihr Sohn vielleicht geistig zurückgeblieben? Doch dann, eines Abends beim Abendbrottisch, geschieht ein Wunder! Der Junge öffnet den Mund und sagt: »An dem Rührei fehlt das Salz!« – Die Eltern geraten in einen Freudentaumel: »Ja sag mal, Junge, du kannst ja sprechen! Und dann gleich ein ganzer Satz! Wieso hast du denn die ganze Zeit über nie etwas gesagt?« Der Kleine aber erwidert nur trocken: »Bisher war in dem Laden hier ja alles einwandfrei in Ordnung.«

Die Geschichte illustriert ziemlich gut, wie wir gerne mit nahestehenden Menschen umgehen: Ist etwas in Ordnung oder gut, erwähnen wir es nicht weiter. Den Mund machen wir nur auf, wenn es etwas zu meckern, zu kritisieren oder zu korrigieren gibt. Genau diese Verhaltensweise gilt es, im Interesse Ihrer Beziehung mit der nachfolgenden Übung zu durchbrechen:

Übung: Ich schenk' dir täglich rote Rosen

Üben Sie sich darin, ab sofort die kommenden drei Monate über möglichst alles positiv zu kommentieren, was Sie jeden Tag an Schönem, Angenehmem, Erfreulichem oder Bewundernswertem wahrnehmen!

Jede Wette, dass Sie – wenn Sie erst einmal damit anfangen – eine Menge Positives entdecken werden! Und das, ohne übertreiben oder heucheln zu müssen. Oft *denken* wir nämlich Dinge wie die nachfolgenden, leider *sagen* wir sie jedoch viel zu selten:

- »Dieses Steak hast du wieder mal super hingekriegt. Das schmeckt viel besser als neulich im Restaurant!«
- »Ich bin froh, dass du das Elterngespräch mit Davids Lehrerin übernommen hast. Ich bin sicher, ich hätte dabei nie so ruhig bleiben können wie du. Du bist einfach ein guter Diplomat!«
- »Willst du gerade zum Joggen? Ich bewundere wirklich dein Durchhaltevermögen – ich wünschte, ich wäre beim Sport genauso konsequent wie du.«
- »Ich bin ganz schön stolz auf dich, dass du diese Beförderung bekommen hast! Ich finde, wir sollten das feiern!«
- »Das Kleid steht dir fantastisch! Das Blau lässt deine Augen richtig leuchten – was habe ich nur für eine schöne Frau geheiratet!«

Gewöhnen Sie sich auch an, ganz ausdrücklich »Danke!« zu sagen, wenn Ihr Partner etwas für Sie getan hat – auch dann und gerade, wenn Ihnen diese Dinge eigentlich selbstverständlich und nicht der Rede wert erscheinen:

- »Danke, dass du meine Freundin das Wochenende über ertragen hast. Ich weiß, dass sie dir auf die Nerven geht, weil sie so viel quasselt, aber ich mag sie wirklich, und ich habe mich gefreut, dass sie bei uns zu Besuch war.«
- »Danke, dass du an den Geburtstag meiner Mutter gedacht hast. Ich hätte es bestimmt vergessen oder nicht rechtzeitig ein Geschenk besorgt, und dann wäre sie wieder enttäuscht gewesen.«

- »Danke, dass du Verständnis dafür hattest, als ich letztes Wochenende ins Büro musste. Ich weiß es wirklich zu schätzen, dass du mir den Rücken im Beruf so freihältst.«

Komplimente können und sollen Sie Ihrem Partner nicht nur für Dinge machen, die er tut, sondern immer wieder auch für Eigenschaften, die Sie besonders an ihm mögen. Am Anfang einer Beziehung fällt es uns allen leicht, einen ganzen Sermon an Eigenschaften zu nennen, die den/die Auserwählte/n besonders auszeichnen und in unseren Augen zum unwiderstehlichsten Geschöpf unter der Sonne machen. Irgendwann kommt uns diese innere Liste positiver Eigenschaften dann im Alltag abhanden – oder schlimmer noch, sie verwandelt sich in eine Liste, die ausschließlich negative Eigenschaften des anderen umfasst. Dem steuern wir mithilfe der nächsten Übung gezielt entgegen.

Übung: Stadt-Land-Fluss der positiven Eigenschaften

Sie und Ihr Partner schreiben jeder den Vor- und Nachnamen des Partners von oben nach unten auf den linken Rand des Blattes. Anschließend suchen Sie für jeden Buchstaben im Namen Ihres Partners bitte möglichst viele Eigenschaften, die Sie an Ihrem Partner schätzen. Am Schluss sollten Sie mindestens zehn Eigenschaften gefunden haben, nach oben gibt es natürlich keine Grenze. Zeigen Sie einander die Listen bitte nicht, sondern behalten Sie diese für sich, und verwahren Sie sie jeweils an einem sicheren Ort. Ziehen Sie in den kommenden vier Wochen morgens nach dem Aufstehen jeweils Streichhölzchen: Wer von Ihnen beiden das längere erwischt, muss dem anderen irgendwann im Laufe des Tages ein Kompliment aus seiner Liste machen.

Die »doppelte Punktzahl« bekommen Sie übrigens für jedes Kompliment, das Sie Ihrem Partner im Beisein anderer machen! Sie dürfen an dieser Stelle aber auch gern Ihrer Kreativität freien Lauf lassen: Wie wär's mit einer Klebenotiz auf dem Badezimmerspiegel oder einer beschrifteten Toilettenpapierrolle (jede Wette, dass diese dann *nicht* zweckgemäß benutzt wird!)? Oder einer liebevollen Postkarte, die er in seinem Terminkalender findet, wenn er ihn aufschlägt? Oder gibt es Radiosendungen, die Sie beide regelmäßig hören und wo man Wünsche und Grüße loswerden kann? Die Möglichkeiten sind vielfältig – und Sie werden sehen: Es macht sogar richtig Spaß!

Gerade Frauen tun sich jedoch oft unglaublich schwer damit, ein nettes, ernst gemeintes Kompliment einfach anzunehmen. Stattdessen sind sie Weltmeisterinnen darin, ihre eigenen Qualitäten sofort zu relativieren und abzuwehren: »Ach, das war doch gar nichts!« – »Mag ja sein, dass meine Haare gut sitzen, aber sieh dir bloß mal meinen dicken Hintern an!« Hören Sie auf damit, meine Damen! Freuen Sie sich doch einfach über die Bewunderung Ihres Partners, das tut auch Ihrem Selbstbewusstsein gut. Außerdem wird selbst der hartnäckigste Komplimentemacher nach der x-ten Abfuhr, die Sie ihm erteilen, wahrscheinlich dem Irrtum erliegen, dass Ihnen Lob und Anerkennung unangenehm sind, und seine Bemühungen einstellen. Und das wäre doch schade!

Neben Lob und Komplimenten stellen auch Rituale eine wichtige Möglichkeit dar, einander im Alltag Liebe und Wertschätzung zu vermitteln. Die folgende Übung soll Ihnen eine kleine Hilfestellung hierzu bieten.

Übung: Rituale zelebrieren

Rituale und sichtbare Merkmale der Zusammengehörigkeit spielen eine wichtige Rolle in Partnerschaften. Sie wirken stabilisierend, weil sie nach innen und außen hin den Stellenwert demonstrieren, den die Beziehung für beide Partner besitzt. Es spricht dabei überhaupt nichts dagegen, diese Rituale ganz individuell zu entwickeln und zu gestalten, im Gegenteil! Im Grunde gilt: Je individueller und origineller das Ritual, desto mehr unterstreicht es die Einzigartigkeit Ihrer Partnerschaft. Wenn Ihnen der Valentinstag zu kommerziell ist, dann überraschen Sie Ihre Liebste doch stattdessen immer am Jahrestag Ihres Kennenlernens mit einer Kleinigkeit. Oder zelebrieren Sie den Tag, an dem Sie in Ihre erste gemeinsame Wohnung gezogen sind, jedes Jahr mit einem Essen in einem schönen Restaurant. Wenn Ihnen Trauringe unsympathisch sind, wählen Sie ein anderes Schmuckstück, das Sie beide tragen – vielleicht lassen Sie es ja sogar speziell für Sie beide nach eigenem Entwurf anfertigen?

Paar-Rituale können auch – für Außenstehende völlig unsichtbar – in den ganz normalen Alltag integriert werden: die Tasse Kaffee, die er ihr jeden Morgen ans Bett bringt, der *Tatort* am Sonntagabend mit Rotwein und Käse für zwei, bei dem Telefon und Handys ausgeschaltet bleiben, der alljährliche Familienurlaub im gemeinsamen Lieblingshotel in Italien. Solche Dinge sind es, die die Paaridentität immer wieder festigen und zelebrieren und damit gleichzeitig zu ihrem Erhalt beitragen. Zum einen natürlich deshalb, weil man sich auf diese Weise regelmäßig seiner Verbundenheit bewusst wird, zum anderen aber auch, weil auf diese Weise nach und nach ein Schatzkästchen an gemeinsamen schönen Erinnerungen entsteht, an dem man sich immer wieder zusammen erfreuen kann.

Zu den Paar-Ritualen, die Sie pflegen sollten, gehören deshalb auch regelmäßige »Weißt-Du-noch?«-Gespräche zwischen Ihnen und Ihrem Partner. Rufen Sie sich dabei gezielt schöne Episoden aus Ihrer gemeinsamen Vergangenheit ins Gedächtnis und schwelgen Sie in Erinnerungen, die Sie beide verbinden. Ob Sie dabei in alten Fotoalben blättern, sich gegenseitig alte Briefe oder Mails vorlesen oder zusammen noch einmal zu der Musik, die Sie mit Ihrem ersten Date verbinden, eng umschlungen durchs Wohnzimmer tanzen – Ihrer Fantasie sind keine Grenzen gesetzt. All das und noch viel mehr ist Ihre gemeinsame Geschichte als Paar und zeigt, dass Sie beide zusammengehören.

So gut war's noch nie!

»Liebesgeschichten stoßen uns nicht einfach zu. Wir erschaffen sie selbst, wir schreiben sie, wir entdecken sie. Und es liegt in meiner Verantwortung, meine Liebesgeschichte mit Brad zu erschaffen.«

Charla Muller in *365 Nächte*

Wenn es Ihnen beiden gelingt, sich in Ihrer Partnerschaft lebenslang als Entdecker und Erschaffende zu fühlen, dann sind Sie beide auf einem sehr guten Weg. Ein wahrer Entdecker wird im Fremden, ihm Unbekannten nämlich nie das Bedrohliche sehen, das er bekämpfen und besiegen muss, sondern immer vor allem das Geheimnisvolle, Inspirierende und Neue, das es zu erleben und zu begreifen gilt. Und wenn Sie zugleich akzeptieren, dass Ihrer beider Partnerschaft von niemandem als Ihnen beiden erschaffen wird, dann bedeutet das auch, dass Sie beide wirklich *jeden Tag* immer wieder aufs Neue *alle* Möglichkeiten und Freiheiten haben, sie gut und erfüllend zu gestalten.

Damit enden die Zeiten Ihres unbefriedigenden »Fremdenverkehrs« hoffentlich endgültig – stattdessen beginnt Ihre Abenteuerreise in eine spannende, glücklichere und sexuell erfülltere gemeinsame Zukunft als Paar. Wie alle Abenteuerreisen wird auch diese sicherlich immer ein bisschen anstrengender als ein All-inclusive-Urlaub sein und Arbeit, Kompromiss- und Einsatzbereitschaft von Ihnen fordern. Aber wie alle Abenteuerreisen wird sie ganz sicher auch die Mühe wert sein. »Weißt du, was das Schönste am langen Zusammenleben ist?«, lassen Elke Heidenreich und Bernd Schroeder in dem Buch *Alte Liebe* ihren Protagonisten Harry seine Ehefrau Lore fragen. »Der Satz ›Weißt du noch …‹ Den hab ich nur mit dir.« Besser kann man es nicht formulieren.

Literatur zum Nach- und Weiterlesen

Assig, Dorothea/Beck, Andrea: Frauen revolutionieren die Arbeitswelt (München: Vahlen, 1996)

Bach, George R.: Streiten verbindet: Spielregeln für Liebe und Ehe (Frankfurt a.M.: Fischer, 1999)

Baumeister, Roy F./Catanese, Kathleen R./Vohs, Kathleen D.: »Is there a gender difference in strength of sex drive?«, in: Personality and Social Psychology Review 5 (2001), 242–273.

Béjar, Sylvia de: Warum noch darauf warten? – Sextipps für Frauen (München: dtv, 2001)

Bodenmann, Guy: Stress und Partnerschaft (Bern: Huber, 2006)

Brand, Silke: Vergiss dein nicht! (Freiburg: Kreuz-Verlag, 2010)

Briggs Myers, Isabel/Myers, Peter B.: Gifts Differing. Understanding Personality Type (Boston: Davies-Black, 1995)

Brown, Douglas: 100 Tage Sex (München: Heyne, 2009)

Buss, David M.: Evolutionäre Psychologie (München: Pearson Studium, 2004)

Buss, David M.: Die Evolution des Begehrens (München: Goldmann, 1997)

Chapman, Gary: Die fünf Sprachen der Liebe (Marburg: Francke-Buchhandlung, 1994)

Chivers, Meredith L./Seto, Michael C./Blanchard, Ray: »Gender and sexual orientation differences in sexual response to sexual activities versus gender of actors in sexual films«, in: Journal of Personality and Social Psychology 93/6 (2007), S. 1108–1121.

Clement, Ulrich: Systemische Sexualtherapie (Stuttgart: Klett-Cotta, 2004)

Clement, Ulrich: Guter Sex trotz Liebe. Wege aus der verkehrsberuhigten Zone (Berlin: Ullstein, 2008)

Dreyfus, Nancy: Sprich mit mir, als wär ich jemand, den du liebst (Saarbrücken: Ryvellus medienverlag, 1998)

El Hachimi, Mohammed/Stephan, Liane: Paartherapie – Bewegende Interventionen (Heidelberg: Carl Auer Systeme, 2008)

Elms, Alan C.: »Der apokryphe Freud. Sigmund Freuds berühmteste Zitate und ihre wahren Quellen«, in: Luzifer-Amor/Zeitschrift zur Geschichte der Psychoanalyse 35 (2005), S. 92–108.

Glasl, Tina/Reger, Stefanie: Der Liebescoach (München: Graefe & Unzer, 2008)

Gottman, John/Silver, Nan: Die 7 Geheimnisse der glücklichen Ehe (Berlin: Ullstein, 2006)

Gray, John: Mars, Venus & Eros (München: Goldmann, 2003)

Gray, John: Männer sind anders. Frauen auch. (München: Goldmann, 1998)

Haarmann, Claudia: »Unten 'rum ...« – Die Scham ist nicht vorbei (Köln: Innenwelt Verlag, 2005)

Hallowell, Edward/Hallowell, Sue: Liebe in Zeiten der Ablenkung (Reinbeck: Rowohlt, 2011)

Heer, Klaus: Paarlauf (Zürich: Salis, 2005)

Heidenreich, Elke/Schroeder, Bernhard: Alte Liebe (Frankfurt a.M.: Fischer, 2011)

Hirschi, Frédéric/Troxler, Werner: BeziehungsKiste (München: Pendo, 2001)

Jellouschek, Hans: Die Kunst als Paar zu leben (Freiburg: Kreuz-Verlag, 1992)

Jellouschek, Hans: Liebe auf Dauer (Freiburg: Kreuz-Verlag, 2004)

Jellouschek, Hans: Wie Liebe, Familie und Beruf zusammengehen (Freiburg: Herder, 2004)

Jellouschek, Hans: Wie Partnerschaft gelingt – Spielregeln der Liebe (Freiburg: Herder, 2009)

Jung, C.G.: Der Kampf mit dem Schatten. In: Ebd., Zivilisation im Übergang, Gesammelte Werke 10 (Ostfildern: Patmos, 2011)

Kästner, Erich: »Sachliche Romanze«, in: Ebd., Lärm im Spiegel (© Atrium Verlag, Zürich 1929 und Thomas Kästner)

Kast, Bas: Die Liebe und wie sich Leidenschaft erklärt (Frankfurt a.M.: Fischer, 2004)

Kinsey, Alfred: Kinsey Report – Das sexuelle Verhalten der Frau (Frankfurt a.M.: Fischer, 1953)

Louden, Jennifer: Tut euch gut! Das Wohlfühlbuch für Paare (München: Goldmann, 2005)

Ludwig, Bernhard: Anleitung zur sexuellen Unzufriedenheit (Wien: Hoanzl, 2002)

Lukesch, Barbara: »Interview mit dem deutschen Sexualwissenschaftler Gunter Schmidt zur neuen sexuellen Weltordnung«, in: Das Magazin (24. Februar 1996)

Mackay, Judith: »Global sex: sexuality and sexual practices around the world«, in: Sexual and Relationship Therapy 16/1 (2001), S. 71–82.

Märtin, Doris: Gute Manieren sind wichtiger als guter Sex (Freiburg: Herder, 2010)

Mary, Michael: 5 Lügen die Liebe betreffend (Hamburg: Hoffmann & Campe, 2001)

Mary, Michael: Mythos Liebe (Bergisch Gladbach: Lübbe, 2004)

Miller, Henry: Stille Tage in Clichy (Reinbeck: rororo, 1983)

Miller, Henry: Wendekreis des Krebses (Reinbeck: rororo, 1979)

Muller, Charla: 365 Nächte (Zürich: Kein & Aber, 2009)

Nin, Anaïs: Das Delta der Venus (Frankfurt a.M.: Fischer, 2005)

Nuber, Ursula: Was Paare wissen müssen (Frankfurt a.M.: Krüger, 2005)

O'Connor, Dagmar: How to Make Love to the Same Person for the Rest of Your Life and still Love it (London: Guild Publishing, 1987)

Palmer, Lucy: Mach mich scharf! (Hamburg: blue panther books, 2010)

Pásztor, Susann/Gens, Klaus-Dieter: Ich höre was, was du nicht sagst (Paderborn: Junfermann, 2008)

Pease, Allan und Barbara: Warum Männer nicht zuhören und Frauen schlecht einparken. Ganz natürliche Erklärungen für eigentlich unerklärliche Schwächen (Berlin: Ullstein, 2004)

Perel, Esther: Wild Life. Die Rückkehr der Erotik in die Liebe (München: Pendo, 2006)

Roach, Mary: BONK: Alles über SEX – von der Wissenschaft erforscht (Frankfurt a.M.: Fischer Taschenbuch Verlag, 2009)

Saint-Exupéry, Antoine: Wind, Sand und Sterne (Düsseldorf: Karl Rauch Verlag, 2010)

Schirach, Ariadne von: Der Tanz um die Lust (München: Goldmann, 2008)

Schlumpf, Elisabeth/Werder, Heidi: Immer für andere da? (München: Goldmann, 2009)

Schmidbauer, Wolfgang: Die Rache der Liebenden (Reinbeck: Rowohlt, 2005)

Schmidbauer, Wolfgang: Mobbing in der Liebe (München: Goldmann, 2009)

Schmidt, Gunter/Matthiesen, Silja/Dekker, Arne/Starke, Kurt: Spätmoderne Beziehungswelten. Report über Partnerschaft und Sexualität in drei Generationen (Wiesbaden: VS Verlag für Sozialwissenschaften, 2006)

Schnarch, David: Intimität und Verlangen (Stuttgart: Klett-Cotta, 2011)

Schneider, Stephanie: Warum Mama eine rosa Handtasche braucht (München: Goldmann, 2008)

Tannen, Deborah: Du kannst mich einfach nicht verstehen! (München: Goldmann, 2004)

Tannen, Deborah: Job Talk (München: Goldmann, 1997)

Weber, Roland: Paare in Therapie (Stuttgart: Klett-Cotta, 2008)

Westermarck, Edvard A.: Die Geschichte der menschlichen Ehe. (Saarbrücken: Verlag Classic Edition, 2010)

Wile, Daniel: Couples Therapy (Hoboken, New Jersey: John Wiley & Sons, 1992)

Willi, Jürg: Die Zweierbeziehung (Reinbeck: rororo, 1990)

Willi, Jürg: Psychologie der Liebe (Reinbeck: rororo, 2004)

Register

Sachregister

Ablenkungen 70–73, 250
Absicht 137
Abwehr 174 f.. 188 ff.
Abwertungen 175
Achtsamkeit 119, 187
Adrenalin 25 f.
Affäre, Online- 67 f.
Aggressionen 169, 175
Akzeptanzkorb 228
Allianz, kollaborative 243 f.
Alltag 17, 23, 27 f., 33, 50, 65, 67, 117 ff., 124, 130, 133, 136, 142, 149, 152, 161 f., 164 ff., 173, 203, 210 f., 215, 217, 225, 249, 264, 294–304
Alterssicherung 50
Anal bleaching 63
Andropause 286
Anerkennung 147, 202, 224, 248, 303
Angst 39, 54, 113, 159, 216, 241
Anonymität 59, 63
Anorexia nervosa 62
Anorexie, sexuelle 61, 113
Anstrengung 73
Anteilnahme 140
Antipathie 131, 215
Arbeitsmann 51
Arbeitsteilung 153
Arbeitsverteilung 229 f., 241
Arpanet 57
Attraktivität 164, 296
Aufmerksamkeit 37, 72, 78, 98, 148 f., 224, 295
– fehlende 72
Auseinanderleben 72
Auseinandersetzung 212, 215
Autonomie 169

Babys 34, 36, 86, 153
– -geschrei 36
Barriere, erotische 32 f.
Bauchentscheidung 131
Behutsamkeit 215
Belastung 39, 161
Bequemlichkeit 63
Berufsorientierung 157
Berufstätigkeit 156
Beruhigungssätze 238
Beschimpfungen 175
Beschwerde 188
Beständigkeit 88
Betriebskindergärten 158
Betrug, emotionaler 67
Bewahrerkorb 228
Beziehungskonto 78–81, 84 f., 88, 93, 98, 103, 150, 195–206, 224
Beziehungsqualität 173, 229
Bilanzcheck 77

Bindung 82
Blasenentzündung 284
Bluthochdruck 14
Botenstoffe 26
Burka-Tradition 22
Burlesque-Show 282

Chancen, verpasste 161–172
Chatrooms 63
China 33
Computer 70
Coolidge-Effekt 24
Cyberaffäre 63 f., 66 f.
Cyberpornografie 58 f.

Dazulernen 217
Deal, geheimer 89, 91, 242
Defensive 191
Demütigung 65, 191
Desinteresse 78, 165
Destruktivität 169
Dialog, kontrollierter 240 f.
Diaphragma 284
Diskrepanz 241
Distanz 261
Disziplin 187 f.
Domino-Effekt 183
Dopamin 25
Du-Botschaften 237
Düfte 297

Ehe 49, 52 f., 193, 237
– -bruch 22
– Hausfrauen- 51
– Unauflöslichkeit der 52
Ehrgeiz 44, 157
Eifersucht 105, 160
Eigenständigkeit 259
Einsatzbereitschaft 202
Eisprung 45
Elternschaft 34
Elternzeit 156, 158
Emanzipation 51
Emotionalität 121, 213, 216
Empathie 141
Empfängnis 15
Energie 119
Entbindung 35
Entschlossenheit 187
Entschuldigung 174, 188 ff., 240
Erbkrankheiten 31
Erbschäden 32
Erektion 18
Erinnerungen 81
Erotik 30, 33, 39, 165, 253, 259, 267
– -filme 280
– -killer 30, 286
– -messe 281
– -shop 279
Erregung 18 ff., 23, 60
– weibliche 21
Erwartungshaltung 223 ff.
Erziehung 132, 154, 156 f., 223
Evolution 14 f., 19, 31, 43, 45, 47 f., 85 f.
– -druck 16

Familienfrau 51
Familiengestaltung 156
Familienmodell, modernes 50
Fantasien 257 f.
Fehlbildungen 31
Fehlgeburt 31

Fernsehen 54, 70
Filme 55
Fleiß 44
Flirtbörsen 63
Forderungen 235
Fortpflanzung 14
– -unwilligkeit 157
Fragen, zirkuläre 256
Frauengespräche 138
Freiheit 88
Fremdgehen 160
Freundschaft 243
Fruchtbarkeit 44
– -behandlung 38 f.
Frühgeburt, physiologische 85
Frühjahr, extrauterines 86
Frustration 28, 57, 60, 114, 153, 241
Fürsorge 142, 150, 224, 226

Geborgenheit 168 f.
Geburt 34 f., 37, 41, 153 f.
– -kontrolle 52, 87
Gefangenendilemma 92–99, 101, 152, 168, 173, 177, 182, 190, 194 f., 225, 237, 243 f., 264, 295
Gegenangriff 191
Gegenkritik 174
Gehirn 25, 27, 85, 132
– -hälfte, linke 132
– -hälfte, rechte 132
Gekränktheit 105
Gelassenheit 213, 237
Gene 31, 46 ff.
Genitalhygiene 284
Genitalverstümmelung 22
Geschenke 78, 148 f., 151 f.
Gesten 139
Gewalt
–, körperliche 123
–, seelische 123
Gewohnheit 164
Gleichgültigkeit 142, 166 f.
G-Punkt-Verdickung 62
Großfamilie 51
Großzügigkeit 237

Harmonie 130, 212, 215
Harninkontinenz 284
Hausfrauenehe 51
Haushalt 35., 153 f., 156 f.
Heimlichkeiten 67
Hierarchisierung 51, 138
Hilfsbereitschaft 149 f., 152, 196, 198, 224, 248
Höflichkeit 163
Hormontherapie 38
Hotelzimmer 292
Humor 239
– respektloser 175
Ich-Botschaften 237
Illoyalität 168–172, 176
Illusionen, positive 126
Immunsystem 31
Impulsivität 121
Insemination 38
Intelligenz 85
Internet 54 f., 57–70, 281
– -pornografie 59
Intimität 29 f., 33, 37, 67, 138, 165
Intimsprays 284
Intuition 131

In-vitro-Fertilisation 38
Inzest 31 f.
– -tabu 32
Iran 22, 32

Jugend 44

Karriereknick 159
Karriereorientierung 157
Kinder 34 ff., 43, 47, 50, 153 f., 155, 158, 160, 286–290
– -betreuung 158
– -losigkeit, ungewollte 38
Kindheit 107, 146
Kirche 55
Kommunikation 120 f., 136, 138 f., 141, 175, 177, 188, 206 f., 286
Komplimente 78, 147, 152, 214, 282, 301 ff.,
Kompromissbereitschaft 121
Kompromisskorb 228
Konflikte 120, 170, 194, 208, 210, 212, 237, 239
– -lösung 227–243, 271
Konkurrenz 99, 160
Kontrolle 137
Kooperation 99, 168, 243
– -bereitschaft 264
– -unwilligkeit 264
Kopfkino 257
Körpergeruch 31
Krabbenkorb-Phänomen 138
Kraft 73
Kränkung 78
Krise 84, 117, 139
Kritik 170, 174, 188, 213, 215
Kultur 22, 32, 82
Kuschelhormon 86

Lachen 238 f., 270
Lächerlich-Machen 175
Langzeitbeziehung 23–49, 72, 92–99, 108, 111, 113, 165, 253, 259, 264 f., 267, 273
Leidenschaft 167
Libidoverlust 60
Liebe 29–34, 49 f., 72, 77, 85, 87, 142, 145 ff., 149, 169, 196, 207, 225, 226, 303
– -beweise 198
– -Detektiv 298
– -entzug 142
– -Muttersprache 144, 146, 151, 153, 196–199, 201 f.
– Schwefelsäure der 175
Lob 147, 202, 214, 224, 248, 303
Loyalität 99, 170, 191, 248
– -konflikt 160
Lügen 67
Lust 19
– -losigkeit 20, 56, 103, 244
– -unterdrückung 114

Macht
– -ausübung 114
– -demonstration 177, 194 f.
– -instrument 276
– -kampf 217 f.
– -verlust 160
Männergespräche 137
Masturbation 61, 112, 257
Mauern 176, 192 f., 238
Medien 56

Mimik 139
Miteinander 130
Mitgefühl 191, 207
Monogamie 45 ff., 103
Moral 22
Müdigkeit 17, 35, 290
Mühe 202
Muslime 22
Mut 254
Muttersprache 145 f.

Nachkommen 40, 42, 44 f.
Nachlässigkeit 164 f.
Nähe 30, 32, 37, 259, 261
Neurotransmitter 25
Noradrenalin 25

One-Night-Stand 44
Online-Affäre 67 f.
Online-Seitensprung 63, 65
Orgasmus 15 f., 18, 21, 41, 86
– männlicher 14
– weiblicher 15
Oxytocin 86

Paar-Kommunikationsrunde 248 f.
Partner
–, verlangensschwächerer 108 ff.
–, verlangensstärkerer 108 f.
Partner-Landkartencheck 258 f., 262 f.
Partnerschaft, reale 65, 67
Patchworkfamilie 160
Penisvergrößerung 63
Persönlichkeitstyp 127
– fühlender 128, 130 ff., 136, 193, 210–214
– logischer 128, 130 f., 136, 210, 214–217
Pornografie 18, 54 f., 58–65, 112
– Cyber- 58 f.
– Internet- 59
Potenzpille 21
Potenzverlust 60
Printmedien 54
Prolaktin 35
Prostitution 112
Provokation 175

Qualitätszeit 147 f.
Quickie 28, 291

Rauchen 286
Reaktion
–, emotionsorientierte 141, 207 f.
–, problemlösungsorientierte 207
Rechtfertigung 174
Reibung 212, 219
Reiter, apokalyptische 170, 173–177, 187, 248
Reizschwelle 60
Religion 22
Reproduktionsmedizin 38
Respektlosigkeit 164
Reziprozität 82
Rituale 303 f.
Rollenspiele 282
Romantik 53, 166 f.
Rückzug 176, 192 ff., 213

Sandwichsituation 160
Sarkasmus 175
Schamhaarrasur 63
Schamlippenkorrekturen 62
Schatten 106
Scheidenspülungen 284
Scheidentrockenheit 284
Scheidung 52 f., 66, 126
– -risiko 161
– -statistik 40
Schimpansen 32, 45
Schönheit 44
– -operation 62
Schuldgefühle 290
Schwächen 126
Schwangerschaft 17, 38, 41
Schwarzer Peter 239 f.
Schweigen 176
Seitensprung 40, 46, 68 f., 79, 112, 119, 160, 184
– -Agenturen 68
– Online- 65
– virtueller 64
Selbstbehauptung 223
Selbstfürsorge 223 ff.
Selbstwertgefühl, niedriges 65
Serotoninspiegel, niedriger 26 f.
Sex, omnipräsenter 54–57
Sexentzug 104 f., 112
Sexkiller 165
Sexualität
–, männliche 13 f., 28
–, weibliche 13, 17, 28, 111
Sexvermeidungsstrategie 265, 267, 271
Sexverweigerung 110 f.
Sich-gehen-Lassen 165, 296
Solidarität 191
Sozialisation 21, 111, 132, 223
Spalt, synaptischer 26
Spermieninjektion, intractoplasmatische 38
Spermizide 284
Spontanität 266
Sprache 137, 145 f.
Status 44, 121, 137, 207
– -verlust 139, 159
Steinigung 22
Stillen 17, 41
Stimulation 15 f.
Streit 37, 160, 169, 192 f., 212, 215 f., 237 f.
– -verweigerer 212
Stress 17, 28, 104, 118, 136, 152, 161, 189, 193, 250
– -hormon 26
Sucht 123
– -potenzial 64
Sympathie 131, 215

Talkshows 55
Telefon 70
Testosteron 13, 132, 223
Tod 22
Toleranz 120, 227
Traditionalisierungsfälle 34
Trennungsrisiko 40
Treue 88

Übergewicht 164
Umarmung 78
Umgangsformen, sexuelle 251

Unabhängigkeit 87 f., 137, 169, 259
Unaufmerksamkeit 162
Unfruchtbarkeit 47
Ungepflegtheit 165
Ungezwungenheit 165
Unhöflichkeit 162 f.
Unpässlichkeit 104
Unterschiedlichkeit 120, 128, 136, 142, 207, 211, 217
Unterstützung 81, 87 f.,140, 149 f., 154, 169, 191
– emotionsorientierte 216
Unterwäsche 297
Untreue 123
– emotionale 44, 46
– sexuelle 46
– virtuelle 65
Unverkrampftheit 164
Unzufriedenheit 98, 102, 139, 255

Vagina 18 f.
– -verengung 62
Vaginalinfektion 284
Verachtung 175 f., 190 ff., 248
Veränderung 183, 208
– -korb 228 f., 233
Verantwortung 87, 182, 226, 242, 271
Verbote 22
Verbundenheit 138
Verhütungsmethoden 43, 50, 283
Verletztheit 65, 216
Verliebtheit 25, 27, 148
Vermeidungssexualität 254
Versöhnung 182
Verteidigungsreflex 189
Vertrauen 78, 81
Vertrautheit 165, 259
Verweigerungshaltung 104
Viagra 21
Vorfreude 278 f.

Wärme 121
Wechseljahre 17, 41. 284
Werbungsphase 147
Wertschätzung 303
Westermarck-Effekt 33
W-Fragen 237
Wiedergutmachung 187
Wir-Gefühl 170, 176, 236, 244, 248 f.
Wochenendtrip 292

Zärtlichkeit 37, 88, 150 ff., 280, 282, 285
Zeitschriften 56
Zeugung 31, 41
Zorn 65, 220, 225
Zuneigung 166, 207
– mangelnde 216
Zurechtweisung 170
Zusammengehörigkeit 87, 138, 140
Zuverlässigkeit 87
Zuwendung 88, 98, 149, 166, 169, 224 ff.
Zwangskranke 26
Zweisamkeit 147 f., 151 f., 196, 198
– symbiotische 37
Zynismus 175

Personenregister

Aristophanes 111

Bach, George R. 184
Beer, Ragnar 40
Bodenmann, Guy 161, 244, 248
Brand, Silke 226
Brandenburg, Ulrike 265
Buss, David M. 43 f., 62

Chapman, Gary 144 ff., 150
Chivers, Meredith 18 f.
Clement, Ulrich 30, 253, 270
Coolidge, Calvin 24

Deter, Ina 155
DeVito, Danny 171
Dietrich, Marlene 206
Douglas, Michael 171
Dove, Natalie 20

Ensler, Eve 55

Findlay, Bruce 67
Fontane, Theodor 294
Forst, Willi 55
Francis, Conny 75
Freud, Sigmund 12
Friedman, Tom 71

Gehlen, Arnold 85
Gens, Klaus-Dieter 235
Gordon, Thomas 78
Gottman, John 126, 166–170, 173 ff., 188, 193, 227
Gray, John 141 f., 210
Greenberg, Leslie 169

Haarmann, Claudia 22
Hallowell, Edward 71 ff.
Hallowell, Sue 71 ff.
Heer, Klaus 30
Hefner, Hugh 55
Heidenreich, Elke 306
Herman, Eva 51
Hilgers, Micha 56
Hirschi, Frédéric 263
Horx, Matthias 158

Ismail, Moulay 42

Jellouschek, Hans 49, 51, 80, 82 f.
Johnson, Susan 169
Johnson, Virginia 54
Jung, Carl Gustav 106, 127

Kästner, Erich 118
Keenan, Mark 66
Kinsey, Alfred 17
Knef, Hildegard 55
Kraus, Karl 268

Lampedusa, Giuseppe Tomasi di 179
Lloyd, Elisabeth 15
Ludwig, Bernhard 56, 140, 282

Mackay, Judith 56 f.
Märtin, Doris 163
Mary, Michael 87
Masters, William 54

Miller, Henry 55, 280
Millet, Catherine 55
Monroe, Marilyn 55
Muller, Charla 102, 267 f., 305
Müller, Ingrid 57
Murray, Sandra 126, 169

Nin, Anaïs 280

O'Connor, Dagmar 267, 291
Oshima, Nagisa 55

Palmer, Lucy 280
Pásztor, Susann 235
Perel, Esther 30

Roach, Mary 20
Roche, Charlotte 55
Rogers, William Penn Adair 161
Ropers, Hans-Hilger 31
Rosenberg, Marshall 229

Saint-Exupéry, Antoine de 251
Salomoni, Serenella 70
Schirach, Ariadne von 11
Schlumpf, Elisabeth 226
Schmidbauer, Wolfgang 36, 119
Schmidt, Gunter 25, 61
Schnarch, David 102, 104, 106–109, 243
Schneider, Stephanie 231
Schroeder, Bernd 306
Schweitzer, Albert 120

Tannen, Deborah 137, 140
Troxler, Werner 263
Tucker, Albert 93
Turner, Kathleen 171

Underwood, Heather 67

Weber, Roland 244
Weiner-Davis, Michele 295
Werder, Heidi 226
Westermarck, Edvard 32
Wiederman, Michael 20
Wile, Daniel 122 f.
Willi, Jürg 122
Wolf, Arthur P. 33
Wunderer, Eva 212

Die besten Tipps fürs Liebesleben

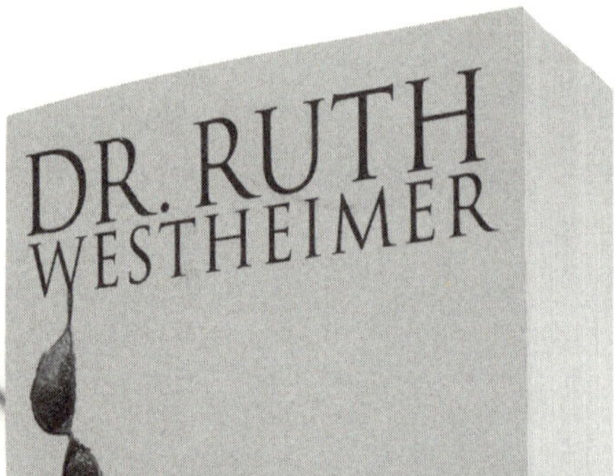

Die bekannteste Sex-therapeutin der Welt fasst die Essenz ihrer über 25-jährigen Erfahrung zusammen. Auf ihre unnachahmliche Art lehrt sie, die Liebe mit dem „Kama Ruthra" lustvoll zu genießen — für den besten Sex, den man sich vorstellen kann.

352 Seiten
ISBN 978-3-442-17221-4

www.goldmann-verlag.de
www.facebook.com/goldmannverlag

GOLDMANN
Lesen erleben